临床内科诊治要点解析

谭道青 ◎著

天津出版传媒集团

天津科学技术出版社

图书在版编目(CIP)数据

临床内科诊治要点解析 / 谭道青著. --天津：天
津科学技术出版社，2023.7
ISBN 978-7-5742-1315-9

Ⅰ.①临… Ⅱ.①谭… Ⅲ.①内科–疾病–诊疗
Ⅳ.①R5

中国国家版本馆CIP数据核字(2023)第113578号

临床内科诊治要点解析

LINCHUANG NEIKE ZHENZHI YAODIAN JIEXI

责任编辑：梁 旭

出版：天津出版传媒集团
　　　天津科学技术出版社
地址：天津市西康路35号
邮编：300051
电话：(022)23332400
网址：www.tjkjcbs.com.cn
发行：新华书店经销
印刷：山东道克图文快印有限公司

开本 787×1092　1/16　印张13　字数 304 000
2023年7月第1版第1次印刷
定价：79.00元

前 言

内科学是研究疾病的病因、诊断、治疗和预后的学科,在临床医学中占有极其重要的位置,是临床四大学科之一。近年来,随着对疾病病因和发病机制认识的不断深入,内科学得到了突破性进展,疾病诊断、治疗和预防方法得到较大改善。此外,循证医学、整合医学等也对临床内科学产生了巨大的影响,使得新理念和新方法不断涌现。为了全面总结先进的学术思想和丰富的临床经验,系统整理内科常见病的诊断、治疗方法,反映现代内科学发展的新成就,我们特组织专家精心编写了《临床内科诊治要点解析》一书,旨在规范临床内科疾病诊治工作流程。

本书从不同方位、多层次、多角度反映了近年来内科疾病基础研究与临床实践的最新成果。内容涵盖了急诊科疾病、呼吸内科疾病、心内科疾病、消化内科疾病、神经内科疾病、内分泌科疾病、肾内科疾病等,未对疾病的病因、发病机制、病理生理等基础知识进行赘述,而重点论述了临床表现、实验室检查、诊断方法、鉴别诊断、治疗原则及预后等与临床实际工作联系紧密的知识。本书立足临床实践,内容全面翔实、重点突出,层次清晰,具有实用性、系统性、科学性。希望本书能对培养内科医师良好的诊疗思维能力有所帮助。

在编写过程中,虽然尽了最大努力,但由于编者知识水平所限,书中难免有不足之处,敬请广大读者予以批评指正。

编 者

目 录

第一章 绪 论

第一节 现代内科学的发展

一、疾病谱演变

20 世纪上半叶之前,威胁人类生命的最主要疾病是传染性疾病。历史上曾出现多次鼠疫、霍乱等急性重大传染病大流行,其传染性强、流行面广、迅速致命的特点曾造成亿万人死亡。慢性传染病如疟疾、结核等也给人类造成了持续、巨大的生命和财产损失。因此,早期内科学面临的是以传染性疾病占主要地位的疾病模式。随着医学的不断进步,针对传染病的预防和治疗手段层出不穷,各种疫苗、抗生素以及化学药物的出现使大部分传染病得到了控制,甚至于 1979 年宣布天花在全球范围内被消灭。虽然传染病在一定程度上得到了有效防控,但新的全球健康问题随之而来,那就是与社会和自然环境变迁、人类寿命延长、生活水平提高、不良生活方式泛滥以及心理行为密切相关的心脑血管疾病、恶性肿瘤以及其他慢性病。因此,与慢性非传染性疾病的斗争成为当前医学以及内科学的首要任务。

然而,近十余年先后有严重急性呼吸综合征(SARS)、人感染禽流感、埃博拉病毒、寨卡病毒等在全球或者局部地区暴发流行,艾滋病、结核病等仍然位列当前全球致死主要病因之列,这都给我们的卫生工作敲响警钟:尽管全球疾病谱已转变为慢性非传染性疾病占主要地位,但是对传染性疾病的防控工作仍不能放松,而且还要不断加强。面对这些挑战,内科学任重而道远。

二、医学模式的变迁

医学模式是医学发展和实践活动中逐渐形成的观察和处理医学领域相关问题的基本思想和基本方法,是人们看待和研究医学问题时所遵循的总的原则,反映了特定时期人们认识健康和疾病及其相互关系的哲学观点,影响着这一时期整体医学工作的思维和行为方式。伴随科技文化的不断发展以及疾病谱的演变,医学模式也发生了深刻变化。从远古时代到 20 世纪70 年代以前,人类先后经历了神灵主义的医学模式、自然哲学的医学模式、机械论的医学模式以及生物医学模式。

生物医学模式极大促进了现代医学的发展,使人们对疾病的认识愈加深入,对疾病的预防和治疗更加有效。但是,这一模式本身的缺陷也不断暴露,尤其是"心身二元论"的观点使人们忽视了人的生理、心理以及诸多社会环境因素之间的关系和影响,致使诸多疾病仅从生物学角度难以解释,单纯依靠生物学手段也难以达到理想疗效。在此背景下,美国 George L.Engel 教授在《科学》杂志撰文,评价了传统生物医学模式的局限性,提出应该用"生物-心理-社会医学模式"取代生物医学模式,标志着医学模式发展进入新纪元。在生物-心理-社会医学模式中看待健康与疾病问题,既要考虑患者自身的生物学特性,还要充分考虑有关的心理因素及社会环境的影响；医疗工作从以疾病为主导转变为以健康为主导，从以医疗机构为基础转变为以社会为基础，从主要依靠医护人员和医学科技转变为需要全社会、多学科共同参与；卫生保健不仅面向个体更要面向群体，疾病防治的重点不仅是躯体疾病，也要重视与心理、社会和环境因素密切相关的疾病。新的医学模式的提出和建立使医疗工作发生了从局部到全身、从个体到群体、从医病到医人、从生物医学到生物-心理-社会整体医学的跨越，这对包括内科学在内的整个医学领域的发展都具有重要的理论和指导意义。

内科学作为医学的重要部分，临床工作中已经充分展现了生物-心理-社会医学模式的影响。例如，部分心血管病患者可能容易合并精神心理方面的问题，应激、焦虑等又会增加心血管事件的发生，因此在对待心血管病患者时，除了检查患者的心脏，还要注意了解其心理。消化性溃疡的发生也被认为与心理和社会因素密切相关，在临床药物治疗的基础上辅以适当的心理疏导和社会支持，可能取得更好的疗效。我们处在科学、技术、思想不断变革的时代，可以预见，未来的医学模式也不会一成不变，医师应该始终保持发展的眼光，并不断探寻每一个时期最合适的医学模式。

三、生命科学、临床流行病学的发展对内科学的促进作用

在过去的数十年，得益于生命科学的飞跃以及临床流行病学的创立、发展，我们对人类自身生命本质的认识，对疾病发生、发展规律的理解，对疾病预防、诊断和治疗手段的探索，都在不断进步。

基础医学研究的进步使越来越多内科疾病的病因和发病机制得到阐明，进而丰富了治疗手段。例如，心脏重构和神经内分泌系统不适当激活机制的发现使人们对心力衰竭（心衰）的认识不止停留在血流动力学异常的层面，进而大大促进了血管紧张素转化酶抑制剂、β受体阻滞剂等药物在心力衰竭中的应用，使射血分数降低的心力衰竭患者的预后得到了一定程度的改善；幽门螺杆菌与消化性溃疡关系的阐明也是内科疾病病因与机制研究取得突破的典型案例，根除幽门螺杆菌也成为当下消化性溃疡治疗方案的重点；分子生物学的发展也使对异常血红蛋白病的认识从过去的遗传病发展到现在的血红蛋白分子病，同时也使血红蛋白病的产前和基因诊断得以在临床实施。

在内科疾病诊断技术的发展中，细胞和分子生物学扮演了重要角色。高效液相层析、放射免疫和免疫放射测量、酶学检查技术、酶联免疫吸附测定、聚合酶链反应、生物芯片等技术的建立，使测定体液或组织中的微量物质、免疫抗体、微生物 DNA 或 RNA 等成为可能，大大提高了疾病诊断的敏感度和特异度。例如，高敏肌钙蛋白的测定使急性心肌梗死的诊断时间大大缩短，血乙型肝炎病毒 DNA 载量的测定为慢性乙型肝炎的治疗提供了重要参考等。医学、生命科学与物理学、化学、数学、机械工程等多学科交叉研究促成了多排螺旋计算断层扫描（CT）、磁共振成像（MRI）、正电子发射断层成像（PET）等辅助检查技术的开发和应用，使疾病的影像诊断条件发生了翻天覆地的改变，尤其是 PET 及正电子发射计算机体层显像（PET-CT）的问世，使肿瘤性疾病和部分心脑血管疾病在解剖和功能层面得到早期、快速、全面、准确的诊断，具有重大的临床意义。在细胞分子水平上针对致癌位点（特定蛋白或基因）设计的分子靶向治疗使肿瘤化学药物治疗（简称化疗）具有了更强的针对性和更好的效果，反映了肿瘤治疗理念的根本性转变，开创了肿瘤药物治疗的新局面，在内科药物治疗史上具有划时代的意

义。新近问世的 CRISPR-Cas9 基因编辑技术不但对生命科学研究中各种动物模型的构建提供了极大便利，而且医师和科学家也开始尝试将这种最新的技术应用到人类疾病的诊治中。

启动于 1990 年、由多国科学家合作开展、被誉为生命科学"登月计划"的人类基因组计划（HGP）是一项里程碑式的工作。通过长达 13 年的探索，HGP 测序了人类基因组三十亿碱基对，为探索生命奥秘迈出了重要一步。借助 HGP 的成果，我们可以了解基因如何在决定人类生长、发育、衰老、患病中发挥作用，从基因水平发现或者更深入认识一批遗传性疾病或与遗传有关的疾病，使基因诊断、基因治疗以及基于基因组信息的疾病识别、人群预防、危险因素干预等成为现实。作为 DNA 双螺旋结构提出者（之一）以及 HGP 主要领导者的 James D. Watson 教授于 2015 年在《自然》杂志撰文回顾 HGP 以及大生物学过去的 25 年，认为 HGP 不仅大力推动了生物医学研究的发展，还开启了科学探索的新途径，HGP 迄今仍在不断启发新的大规模医学与生命科学项目的探索，来源于 HGP 的六条重要经验在其中起到了重要作用，这些经验包括：通力合作、数据分享最大化、有计划地分析数据、优先发展技术、追踪研究进展带来的社会影响、大胆而灵活。这些经验对于当下我们内科学相关研究的开展同样值得借鉴。

与生命科学类似，临床流行病学的建立和发展也极大改变了内科学的面貌。临床流行病学于 20 世纪 70 年代开始兴起，是建立在临床医学基础上的一门关于临床研究的设计、测量和评价的方法学，以患病群体为研究对象，将流行病学、统计学、临床经济学以及医学社会学的原理和方法结合在一起探索疾病的病因、诊断、治疗和预后的规律。临床流行病学的发展反映了当代医学模式的转变，也促进了临床决策的科学化。医疗活动是一个不断决策的过程。既往医师决策主要依靠个人经验，但是经验决策的局限在于容易以偏概全和过于主观。例如，心脏科医师曾经一直认为 β 受体阻滞剂具有负性肌力作用而将其禁用于慢性心力衰竭的治疗，这种片面的认识直到 20 世纪 90 年代末三个经典的临床试验结果相继公布才被扭转，因为这三项大规模的研究一致证实 β 受体阻滞剂能够降低慢性心力衰竭患者的死亡率。这看似有悖常理的结论改变了慢性心力衰竭治疗的历史，β 受体阻滞剂作为能够明确改善心力衰竭患者预后的药物被写入国内外指南，成为以临床流行病学和循证医学为基础的"科学决策"代替"经验决策"的经典案例。所谓科学的临床决策，就是为了解决临床诊疗过程中遇到的各种问题，根据国内外医学科学的最新进展，在充分评价不同诊断或治疗方案的风险和收益之后做出对患者相对获益更多的选择。这其中蕴含了循证医学的概念。21 世纪的临床医学被认为是循证医学的时代，"任何医疗干预都应建立在新近最佳科学研究结果的基础上"这一核心思想已经深入人心，各种指南文件在疾病的诊疗中开始发挥巨大作用。需要注意的是，在临床实践中医师的个人经验并非不再重要，而是要与科学证据结合起来以使患者得到最佳的诊治。

四、微创、介入理念和技术为内科学带来的变革

内科学发展至今，已经不再是单纯依靠药物的传统学科，介入技术、内镜技术等掀开了"微创内科学"崭新的一页，其以创伤小、疗效好、风险低、康复快等优点，快速发展为与药物治疗、外科手术并驾齐驱的三大治疗手段之一，越来越多的内科疾病在微创手段的干预下得到了理想的诊断和治疗。心血管内科是成功运用微创介入诊疗技术的典范。1929 年德国 Werner Forssmann 医师在 X 线透视下通过自己的肘部静脉亲手成功将导管置入右心房，从此拉开了介入心脏病学时代的序幕，他也因为这一创举荣获 1956 年诺贝尔生理学与医学奖。之后，介

入心脏病学蓬勃发展:1977 年进行了世界首例经皮冠状动脉成形术,1986 年开展了世界首例冠状动脉支架植入术,2002 年药物洗脱支架应用于临床,2006 年完全可降解支架问世;此外,心律失常射频消融术、心脏起搏器植入术、先天性心脏病介入封堵术也都已广泛开展。当下,心脏介入治疗已经进入了后冠脉介入时代,新的技术不断涌现,包括经皮心脏瓣膜介入治疗、经皮左心耳封堵术、经皮左心室重建术、经皮肾动脉交感神经消融术等。心血管微创介入技术的发展解决了诸多既往单靠药物难以解决的临床问题,甚至某些外科认为的手术禁区,如今也可以尝试利用内科介入技术使难题迎刃而解。

此外,呼吸内科、消化内科等也都已经广泛开展微创诊疗。例如,纤维支气管镜在呼吸系统领域的应用已不再限于肺癌的诊断,在肺部感染、肺不张、弥漫性肺疾病及呼吸急诊中也得到广泛应用;支气管内超声将支气管镜与超声系统相结合弥补了肉眼的不足。消化内科内镜技术飞速发展,经历了硬式内镜、纤维内镜到目前的电子内镜三个阶段,在消化系统疾病的诊治中发挥了重要作用。微创介入理念和技术的兴起、发展是现代内科学变革的一个缩影,可以预见未来这仍将是内科学发展的重要方向。

第二节　内科学机遇和挑战

一、转化医学、整合医学的兴起给内科学带来新的机遇

过去半个多世纪,生命科学发展迅速,解答了人类关于自身的诸多不解,政府在政策和经济上的鼓励和资助在其中起到了重要的支撑作用。20 世纪末,美国国立卫生研究院每年支出的研究经费就高达 200 多亿美元。但是,生命科学和基础医学的飞跃,与疾病得到解决之间仍然存在巨大的沟壑,如何将实验室中尖端的科研成果转变为临床上疾病诊治的工具,成为新时期医师和科学家需要着重研究的问题。在这个背景下,转化医学的概念应运而生。转化医学并不是狭义的单一学科,而是一种理念、一个平台,重点在于从临床到实验室、再从实验室到临床,强调实验室科研成果的临床转化,联合基础医学研究者、医师、企业甚至政府,利用来源于临床的问题促进实验室更深入全面解析疾病,并进一步帮助实验室研究成果转化为临床应用的产品与技术,最终目的是促进基础研究、提高医疗水平、解决健康问题。药物研发、分子诊断、医疗器械、生物标志物、样本库等都属于转化医学的范畴。尽管转化医学的概念近十几年才提出,但是转化医学的思想和行为由来已久。例如,从 20 世纪 20 年代加拿大 Frederick Grant Banting 教授发现胰岛素,到 50 年代英国 Frederick Sanger 教授确定了胰岛素的完整氨基酸序列结构,到 60 年代我国科学家在世界上首次人工合成牛胰岛素,再到当前多种胰岛素制剂在临床糖尿病治疗上的广泛应用,胰岛素近百年的发展史其实也是践行转化医学的一个缩影。在坚持医学基础研究的同时,注重研究成果的临床转化,这是对新时期医学以及内科学的要求,同时也带来了学科发展的新机遇。

当前医学处在专科化的时期,内科学、外科学等都细化成诸多专科。专科化使疾病的诊疗越来越精细,但是也带来很多局限性,医师往往只看到"病",不能看到"人";只关注某一个器官,忽视了人的整体性。古人云"天下大势,分久必合,合久必分",在内科学的实践中,我们也

应该重视"分中有合、合中有分",使专科化与整体性和谐并存,这也是整体整合医学(简称整合医学)的观点。整合医学指在理念上实现医学整体和局部的统一,在策略上以患者为核心,在实践上将各种防治手段有机融合。它将医学各领域最先进的知识理论和临床各专科最有效的实践经验有机结合,并根据社会、环境、心理等因素进行调整,使之成为更加适合人体健康和疾病防治的新的医学体系。医学模式由最初的神灵主义变迁为今天的生物-心理-社会医学模式,经历的其实也是"整体-局部-整体"的过程,整合医学也是新的医学模式的要求。内科学的临床实践也需要整合医学思想的指导,不但实现内科学各专科之间相互交流、协作诊治,还要注重与外科、心理医学科等其他学科的沟通合作。目前很多医院已经在开展的多学科综合诊疗的模式(MDT)其实也是顺应整合医学潮流而产生的新的工作模式。从广义上讲,整合医学强调的是整体观、整合观和医学观,要求的是将生物因素、社会环境因素、心理因素整合,将最先进的科学发现、科学证据与最有效的临床经验整合,将自然科学的思维方式与医学哲学的思考方式整合。具体地讲,是把数据证据还原成事实,把认识共识提升成经验,把技术艺术凝练成医术,然后在事实、经验、医术这个层面反复实践,实践出真知,最后不断形成新的医学知识体系。整合医学不是一种实体医学,而是一种认识论、方法学,通过整合医学可以不断形成或完善新的医学知识体系。由于自然在变,社会在变,医学对人体的认识在积累,人类对健康的需求在增加,所以整合医学或医学整合是一个永恒的主题。整合医学的兴起和发展对内科学提出了新的要求,也必将会促进内科学的发展。

二、信息化、大数据与精准医疗背景下的内科学

处在信息时代的今天,信息化、网络化、数字化已经渗透到医学的各个领域,使传统医学的理论、思想、方法和模式发生了极大转变,为医学的发展不断注入新的内容与活力。当下我们的日常医疗活动中到处都有网络和信息技术的身影,包括移动医疗、远程医疗、电子病历、医疗信息数据平台、智能可穿戴医疗产品、信息化服务等,信息化、数字化武装下的医学和内科学的发展比以往任何一个历史阶段都迅速。同时不容忽视的是,在网络和信息技术的影响下内科学面临的挑战和机遇并存。我们应该注意到信息和技术资源享有的地域性差异导致的医疗资源分配不均和医疗质量参差不齐,注意到医学信息与网络环境的污染问题以及由虚假医学信息传播导致的社会问题,注意到网络化和信息化带来的医学伦理问题等。

互联网、云计算、超强生物传感器、基因测序等创造性技术喷涌而出,我们已不可避免地身处"大数据"时代。从人类文明萌芽到公元2003年,整个人类文明记录在案的数据量一共有5EB。而今天,全世界两天就能产生5EB的新增数据。生物与医学领域可能是下一轮更大的数据海啸发源地越来越多的人佩戴可穿戴医疗设备,持续发送个体生理数据,他们通过移动终端互动、下达指令、发送照片、在线视频甚至预约诊疗,这些活动的同时产生了大量的数据。同时环境中也存在智慧网络,交通、气候、水、能源等被实时监测,并不断被上传至云数据端。这些来源多样、类型繁多、容量巨大、具有潜在价值的数据群称为"大数据"。大数据好似"未来的石油",不加以挖掘利用,则永远沉睡于地下,但如果掌握了有效技术对它们进行开发,大数据将变得价值连城。在医学的方方面面,包括临床研究分析、临床决策制订、疾病转归预测、个体化治疗、医疗质量管控等,大数据的分析和应用都将发挥巨大的作用。大数据时代医师的日常诊疗已伴随产生大量患者信息数据,如果与他们的基因组学和其他个人资料相结合,利用信息分析技术,完全可以产生具有相当价值的医学信息,甚至可以部分替代传统的医学研究模式。

与大数据相对应的是"精准医学计划"。大数据的特点是全部数据,而非随机取样;反映的是宏观大体方向,缺乏适当的微观精确度;庞大繁杂的数据之间更多的是相关关系,而不是科学研究中更喜欢的因果关系。在这种背景下,西方和我国都开始倡导实施精准医学计划,旨在大数据时代注重个体化医学研究,强调依据个人信息(如基因信息)为肿瘤以及其他疾病患者制定个体医疗方案。狭义的精准医学指"按照基因匹配治疗方法",而广义的精准医学则可以认为是"集合现代科技手段与传统医学方法,科学认知人体功能和疾病本质,以最有效、最安全、最经济的医疗服务获取个体和社会健康效益最大化的新型医疗"。

精准医疗第一步是精准诊断。采集患者的个人情况、临床信息、生物样本,再通过基因测序、遗传学分析,进一步收集患者分子层面信息。除了传统的 DNA、RNA、染色体检测,目前还不断出现新型基因组学标志物,包括表达谱、小 RNA、表观遗传修饰、全基因组 DNA 序列、全外显子组 DNA 序列、蛋白质组、代谢组检测等。这些标志物深入不同维度,反映不同层面组学信息,帮助科研人员和临床医师更全面、深入、精确定位疾病的组学缺陷。第二步是精准治疗。对患者所有信息进行整合并分析,制定符合个体的治疗方案。尤其在分子层面,针对疾病的基因突变靶标,给予针对性治疗药物进行"精确打击"。精准医疗,在一定程度上可以理解为更为精确的个体化治疗,其在内科学的各个专业领域都是适合的,例如,肿瘤性疾病的基因诊断和靶向治疗,心血管疾病患者抗栓治疗前相关基因检测以及针对性选择药物等。虽然精准医学概念提出的时间并不长,但是国家已经在政策层面给予了高度重视和支持,以此为契机,内科学各学科可以探索适合自身的精准之路,在大数据时代做到有的放矢,为个体化的患者带来个体化的诊治策略与受益。

第二章　急诊科疾病

第一节　过敏性休克

过敏性休克是指某些抗原物质(特异性变应原)再次进入已经致敏的机体后,迅速发生的以急性循环衰竭为主的全身性免疫反应。过敏性休克是过敏性疾病中最严重的状况。

一、病因和发病机制

引起过敏性休克的抗原物质主要有以下几类。

(一)药物

主要涉及抗生素(如青霉素及其半合成制品)、麻醉药、解热镇痛消炎药、诊断性试剂(如碘化性 X 线造影剂)等。

(二)生物制品

异体蛋白,包括激素、酶、血液制品如清蛋白、丙种球蛋白等,异种血清、疫苗等。

(三)食物

某些异体蛋白含量高的食物,如蛋清、牛奶、虾、蟹等。

(四)其他

昆虫蜇咬、毒蛇咬伤、天然橡胶、乳胶等。

过敏性休克的发生是由于机体对于再次进入的抗原免疫反应过强所致,其发病的轻重缓急与抗原物质的进入量、进入途径及机体免疫反应能力有关。

二、病理生理

抗原初次进入机体时,刺激 B 淋巴细胞产生 IgE 抗体,结合于肥大细胞和嗜碱性粒细胞表面(致敏细胞);当抗原再次进入机体时,迅速与体内已经存在于致敏细胞上的 IgE 结合并激活受体,使致敏细胞快速释放大量组织胺、5-羟色胺、激肽与缓激肽、白三烯、血小板活化因子等生物活性物质,导致全身毛细血管扩张、通透性增加,多器官充血水肿;同时,由于液体的大量渗出使有效循环血量急剧减少,回心血量减少导致心排量下降,血压骤降,迅速进入休克状态。

三、临床表现

大多数患者在接触变应原后 30 分钟,甚至几十秒内突然发病,可在极短时间内进入休克状态。表现为大汗、心悸、面色苍白、四肢湿冷、血压下降、脉细速等循环衰竭症状。多数患者在休克之前或同时出现一些过敏相关症状,如荨麻疹、红斑或瘙痒;眼痒、打喷嚏、鼻涕、声嘶等黏膜水肿症状,刺激性咳嗽、喉头水肿、哮喘和呼吸窘迫等呼吸道症状,恶心、呕吐、腹痛、腹泻等消化道症状,烦躁不安、头晕、抽搐等神经系统症状。严重者可死于呼吸、循环衰竭。

四、诊断

过敏性休克的诊断依据:有过敏史和变应原接触史;休克前或同时有过敏的特有表现;有休克的表现。当患者在做过敏试验、用药或注射生物制剂时突然出现过敏和休克表现时,应立即想到过敏性休克的发生。

五、治疗

一旦出现过敏性休克,应立即就地抢救。患者平卧、立即吸氧、建立静脉通路。

(一)立即脱离变应原

停用或清除可疑引起变态反应的物质。结扎或封闭虫蜇或蛇咬部位以上的肢体,减少过敏毒素的吸收,应注意15分钟放松一次,以免组织坏死。

(二)应用肾上腺素

肾上腺素是抢救的首选用药。立即皮下或肌内注射0.1%肾上腺素0.5~1.0 mL,如果效果不满意,可间隔5~10分钟重复注射0.2~0.3 mL。严重者可将肾上腺素稀释于5%葡萄糖液中静脉注射。

(三)糖皮质激素的应用

常在应用肾上腺素后静脉注射地塞米松,随后酌情静脉点滴,休克纠正后可停用。

(四)保持呼吸道通畅

喉头水肿者,如应用肾上腺素后不缓解,可行气管切开;支气管痉挛者,可用氨茶碱稀释后静脉点滴或缓慢静脉注射。

(五)补充血容量

迅速静脉点滴右旋糖酐-40或晶体液(林格液或生理盐水),随后酌情调整。注意输液速度,有肺水肿者,补液速度应减慢。

(六)血管活性药的使用

上述处理后血压仍较低者,可给予去甲肾上腺素、间羟胺、多巴胺等缩血管药,以维持血压。

(七)抗过敏药及钙剂的补充

常用异丙嗪或氯苯那敏肌内注射,10%葡萄糖酸钙10~20 mL稀释后静脉注射。

六、预后

由于发病突然,如抢救不及时,病情可迅速进展,最终可导致呼吸和循环衰竭而危及生命。如得到及时救治,则预后良好。

第二节 低血容量性休克

低血容量性休克是指各种原因引起的急性循环容量丢失,从而导致有效循环血量与心排血量减少、组织灌注不足、细胞代谢紊乱和功能受损的病理生理过程。临床上创伤失血仍是发生低血容量休克最为常见的原因,而与低血容量性休克相关的内科系统疾病则以上消化道出血(如消化性溃疡、肝硬化、胃炎、急性胃黏膜病变、胆管出血、胃肠道肿瘤)、大咯血(如支气管扩张、结核、肺癌、心脏病)和凝血机制障碍(血友病等)较为多见,过去常称为失(出)血性休克。呕吐、腹泻、脱水、利尿等原因也可引起循环容量在短时间内大量丢失,从而导致低血容量性休克的发生。

低血容量休克的主要病理生理改变是有效循环血容量急剧减少、组织低灌注、无氧代谢增加、乳酸性酸中毒、再灌注损伤,以及内毒素易位,最终导致多器官功能障碍综合征(MODS)。低血容量休克的最终结局自始至终与组织灌注相关,因此,提高其救治成功率的关键在于尽早去除休克病因的同时,尽快恢复有效的组织灌注,以改善组织细胞的氧供,重建氧的供需平衡和恢复正常的细胞功能。

一、诊断

(一)临床表现特点

(1)有原发病的相应病史和体征。

(2)有出血征象。根据不同病因可表现为咯血、呕血或便血等。一般而言,呼吸系统疾病如支气管扩张、空洞型肺结核、肺癌等,多表现为咯血,同时可伴有咳嗽、气促、呼吸困难、发绀等征象。此外,心脏病也是咯血常见原因之一,可由左侧心力衰竭所致肺水肿引起,也可由肺静脉、肺动脉破裂出血所致,临床上以二尖瓣病变狭窄和/或关闭不全、原发性和继发性肺动脉高压、肺动脉栓塞和左侧心力衰竭多见。上消化道出血可表现为呕血和/或黑便,大量出血时大便也可呈暗红色,而下消化道出血多表现为便血。

(3)有休克征象和急性贫血的临床表现,且与出血量成正比。一般而言,成人短期内失血达750~1 000 mL时,可出现面色苍白、口干、烦躁、出汗,心率约100次/分,收缩压降至10.7~12.0 kPa(80~90 mmHg);失血量达1 500 mL左右时,则上述症状加剧,表情淡漠、四肢厥冷,收缩压降至8.0~9.3 kPa(60~70 mmHg),脉压明显缩小,心率100~120次/分,尿量明显减少;失血量达1 500~2 000 mL时,则面色灰白、发绀、呼吸急促、四肢冰冷、表情极度淡漠,收缩压降至5.3~8.0 kPa(40~60 mmHg),心率超过120次/分,脉细弱无力;失血量超过2 000 mL,收缩压降至5.3 kPa(40 mmHg)以下或测不到,脉搏微弱或不能扪及,意识不清或昏迷,无尿。此外,休克的严重程度不仅同出血量多少有密切关系,且与出血速度有关。在同等量出血的情况下,出血速度越快,则休克越严重。中华医学会重症医学分会有关《低血容量休克复苏指南》中,以失血性休克为例估计血容量的丢失,根据失血量等指标将失血分成4级(表2-1)。

表2-1　失血的分级

分级	失血量(mL)	失血量占血容量比例(%)	心率(次/分)	血压	呼吸频率(次/分)	尿量(mL/h)	神经系统症状
Ⅰ	<750	<15	≤100	正常	14~20	>30	轻度焦虑
Ⅱ	750~1 500	15~30	>100	下降	>20	>20	中度焦虑
Ⅲ	>1 500	>30	120	下降	>30	5~20	萎靡
Ⅳ	>2 000	>40	>140	下降	>40	无尿	昏睡

注:成人平均血容量约占体重的7%(或70 mL/kg),上表按体重70 kg估计。

(二)实验室和其他辅助检查特点

(1)血红细胞、血红蛋白和血细胞比容短期内急剧降低。但必须指出,出血早期(10小时内)由于血管及脾脏代偿性收缩,组织间液尚未进入循环以扩张血容量,可造成血细胞比容和血红蛋白无明显变化的假象,在分析血常规时必须加以考虑。

(2)对于一开始就陷入休克状态,还未发生呕血及黑便的消化道出血者,此时应插管抽取胃液及进行直肠指检,有可能发现尚未排出的血液。

(3)某些内出血患者如宫外孕、内脏破裂等可无明显血液排出(流出)体外迹象,血液可淤积在体腔内,对这一类患者除详细询问病史、体检外,必要时应作体腔穿刺,以明确诊断。

(4)根据出血部位和来源,待病情稳定后可作相应检查,以明确病因和诊断。如咯血患者视病情可作胸部 X 线检查、支气管镜检、支气管造影等;心源性咯血可作超声心动图、多普勒血流显像、X 线和心电图等检查;消化道出血者可作胃肠钡餐检查、胃镜、结肠镜、血管造影等检查;肝胆疾病可作肝功能和胆管镜检查,以及腹部二维超声检查,必要时作计算机 X 线断层摄影(CT)或磁共振成像检查;疑为血液病患者可做出、凝血机制等有关检查。

(三)低血容量性休克的监测和临床意义

《低血容量休克复苏指南》指出,以往主要依据病史、症状、体征,如精神状态改变、皮肤湿冷、收缩压下降或脉压减小、尿量减少、心率增快、中心静脉压降低等指标来诊断低血容量性休克,但这些传统的诊断标准有其局限性。近年发现,氧代谢与组织灌注指标对低血容量休克早期诊断有更重要的参考价值。有研究证实血乳酸和碱缺失在低血容量休克的监测和预后判断中具有重要意义。

1.一般监测

其包括皮温与色泽、心率、血压、尿量和精神状态等监测指标。这些指标虽然不是低血容量休克的特异性监测指标,但仍是目前临床工作中用来观察休克程度和治疗效果的常用指标。

(1)低体温有害,可引起心肌功能障碍和心律失常,当中心体温＜34 ℃时,可导致严重的凝血功能障碍。

(2)心率加快通常是休克的早期诊断指标之一,但心率不是判断失血量多少的可靠指标,比如年轻患者就可以通过血管收缩来代偿中等量的失血,仅表现为轻度心率增快。

(3)至于血压,将平均动脉压(MAP)维持在 8.0～10.7 kPa(60～80 mmHg)是比较恰当的。

(4)尿量间接反映循环状态,是反映肾灌注较好的指标,当尿量＜0.5 mL/(kg·h)时,应继续进行液体复苏。临床工作中还应注意到患者出现休克而无少尿的情况,例如,高血糖和造影剂等有渗透活性的物质可以造成渗透性利尿。

2.其他常用临床指标的监测

(1)动态观察红细胞计数、血红蛋白(Hb)及血细胞比容的数值变化,可了解血液有无浓缩或稀释,对低血容量休克的诊断、判断是否存在继续失血有参考价值。有研究表明,血细胞比容在 4 小时内下降 10% 提示有活动性出血。

(2)动态监测电解质和肾脏功能,对了解病情变化和指导治疗十分重要。

(3)在休克早期即进行凝血功能的监测,对选择适当的容量及液体种类有重要的临床意义。常规凝血功能监测包括血小板计数、凝血酶原时间(PT)、活化部分凝血活酶时间(APTT)、国际标准化比值(INR)和 D-二聚体等。

3.动脉血压监测

临床上无创动脉血压(NIBP)监测比较容易实施。对于有低血压状态和休克的患者,有条件的单位可以动脉置管和静脉置入漂浮导管,实行有创动脉血压(IBP)、中心静脉压(CVP)和肺毛细血管楔压(PAWP)、每搏量(SV)和心排血量(CO)的监测。这样可以综合评估,调整液体用量,并根据监测结果必要时使用增强心肌收缩力的药物或利尿剂。

4.氧代谢监测

休克的氧代谢障碍概念是对休克认识的重大进展,氧代谢的监测进展改变了对休克的评估方式,同时使休克的治疗由以往狭义的血流动力学指标调整转向氧代谢状态的调控。传统临床监测指标往往不能对组织氧合的改变具有敏感反应。此外,经过治疗干预后的心率、血压等临床指标的变化也可在组织灌注与氧合未改善前趋于稳定。

(1)指脉氧饱和度(SpO_2):主要反映氧合状态,在一定程度上反映组织灌注状态。需要注意的是,低血压、四肢远端灌注不足、氧输送能力下降或者给予血管活性药物等情况均可影响SpO_2的准确性。

(2)动脉血气分析:对及时纠正酸碱平衡,调节呼吸机参数有重要意义。碱缺失间接反映血乳酸水平,两指标结合分析是判断休克时组织灌注状态较好的方法。

(3)动脉血乳酸监测:是反映组织缺氧的高度敏感的指标之一,该指标增高常较其他休克征象先出现。持续动态的动脉血乳酸及乳酸清除率监测对休克的早期诊断、判定组织缺氧情况、指导液体复苏及预后评估具有重要意义。肝功能不全时则不能充分反映组织的氧合状态。

(4)其他:每搏量(SV)、心排血量(CO)、氧输送(DO_2)、氧消耗(VO_2)、胃黏膜内pH和胃黏膜CO_2张力($PgCO_2$)、混合静脉血氧饱和度(SVO_2)等指标在休克复苏中也具有一定程度的临床意义,不过仍需要进一步的循证医学证据支持。

二、治疗

(一)止血

按照不同病因,采取不同止血方法,必要时紧急手术治疗,以期达到有效止血之目的。

(1)对肺源性大咯血者可用垂体后叶素 5～10 U,加入 5% 葡萄糖液 20～40 mL 中静脉注射;或10～20 U,加入 5% 葡萄糖液 500 mL 中静脉滴注。也可采用纤维支气管镜局部注药、局部气囊导管止血及激光-纤维支气管镜止血。对于未能明确咯血原因和部位的患者,必要时行选择性支气管动脉造影,然后向病变血管内注入可吸收性明胶海绵作栓塞治疗。反复大咯血经内科治疗无效,在确诊和确定病变位置后,可施行肺叶或肺段切除术。

(2)心源性大咯血一般不宜使用垂体后叶素,可应用血管扩张剂治疗,通过降低肺循环压力,减轻心脏前、后负荷,以达到有效控制出血之目的。①对于二尖瓣狭窄或左侧心力衰竭引起的肺静脉高压所致咯血,宜首选静脉扩张剂,如硝酸甘油或硝酸异山梨醇的注射制剂。②因肺动脉高压所致咯血,则可应用动脉扩张剂和钙通道阻滞剂,如肼屈嗪25～50 mg,卡托普利25～50 mg,硝苯地平 10～15 mg,均每天 3 次。也可试用西地那非 25～100 mg,每天 3 次。③若肺动静脉压力均升高时可联用动静脉扩张剂,如硝酸甘油10～25 mg,加于 5% 葡萄糖液500 mL中缓慢静脉滴注;加用肼屈嗪或卡托普利,甚至静脉滴注硝普钠。④对于血管扩张剂不能耐受或有不良反应者,用普鲁卡因 50 mg,加于 5% 葡萄糖液 40 mL 中缓慢静脉注射,亦具有扩张血管和降低肺循环压力的作用,从而达到控制咯血之目的。⑤急性左侧心力衰竭所致咯血尚需按心力衰竭治疗,如应用吗啡、洋地黄、利尿剂及四肢轮流结扎止血带以减少回心血量等。

(3)对于肺栓塞所致咯血,治疗针对肺栓塞。主要采用以下治疗。①抗凝治疗:普通肝素首剂5 000 U静脉注射,随后第1个24小时之内持续滴注30 000 U,或者按80 U/kg静脉注射后继以18 U(kg·h)维持,以迅速达到和维持合适的APTT为宜,根据APTT调整剂量,保持APTT不超过正常参考值2倍为宜。也可使用低分子肝素,此种情形下无须监测出凝血指标。肝素或低分子肝素通常用药5天即可。其他的抗凝剂还包括华法林等,需要行INR监测。肝素不能与链激酶(SK)或尿激酶(UK)同时滴注,重组组织型纤溶酶原激动剂(rt-PA)则可以与肝素同时滴注。②溶栓治疗:SK负荷量250 000 U静脉注射,继以100 000 U/h静脉滴注24小时;或者UK,负荷量4 400 U/kg静脉注射,继以2 200 U/kg静脉滴注12小时;或者rt-PA 100 mg,静脉滴注2小时。国内"急性肺栓塞尿激酶溶栓、栓复欣抗凝多中心临床试验"规定的溶栓方案中UK剂量是20 000 U/kg,外周静脉滴注2小时。

(4)上消化道出血的处理:①消化性溃疡及急性胃黏膜病变所致的上消化道出血可用西咪替丁(甲氰咪呱)600~1 200 mg,加入5%葡萄糖液500 mL中静脉滴注;或雷尼替丁50 mg,或法莫替丁20~40 mg,加于5%葡萄糖液20~40 mL中静脉注射;或奥美拉唑40 mg稀释后静脉滴注,滴注时间不得少于20分钟,每天1~2次。必要时可在内镜下直接向病灶喷洒止血药物(如孟氏溶液、去甲肾上腺素)、高频电凝止血、激光光凝止血或注射硬化剂(5%鱼肝油酸钠、5%乙醇胺油酸酯、1%乙氧硬化醇)等。②肝硬化食管或胃底静脉曲张破裂出血可用垂体后叶素;对于老年肝硬化所致的上消化道大出血,有人建议垂体后叶素与硝酸甘油合用,即垂体后叶素加入生理盐水中,以0.2~0.4 mg/min的速度静脉滴注,同时静脉滴注硝酸甘油0.2~0.4 mg/min。垂体后叶素对"前向血流"途径减少门静脉血流,降低门静脉高压而止血,硝酸甘油则针对"后向血流"而加强垂体后叶素的作用。近年来多采用生长抑素(施他宁)治疗胃底-食管静脉曲张破裂出血,250 μg静脉注射后,继以250 μg/h静脉滴注,维持1~3天;或者使用奥曲肽100 μg静脉注射后,随后以25~50 μg/h静脉滴注,维持3~5天,对肝硬化等原因所致的上消化道出血,甚至下消化道出血也有效。亦可应用三腔二囊管压迫食管下段和胃底静脉止血。③对于急性上消化道大出血,若出血部位不明,必要时可施行紧急内镜下止血。方法是在适当补液后,使收缩压不低于10.7 kPa(80 mmHg)。此时可经内镜向胃腔喷洒止血药,0.8%去甲肾上腺素盐水50~100 mL,凝血酶1 000~8 000 U(稀释成20~50 mL液体),5%孟氏溶液20~40 mL。也可局部注射硬化剂;5%鱼肝油酸钠0.5~1.0 mL,血管旁(内)注射后喷洒凝血酶4 000 U(稀释成5 mL液体)。对于各种原因所致的大出血,除非患者并有凝血机制障碍,否则通常情况下目前临床上并不主张常规使用止血剂。中药三七粉、云南白药等可考虑试用。

(二)补充血容量

根据休克严重程度、失血情况,粗略估计需输入的全血量与扩容量。低血容量休克时补充液体刻不容缓,输液速度应快到足以迅速补充丢失的液体量,以求尽快改善组织灌注。临床工作中,常做深静脉置管,如颈内静脉或锁骨下静脉置管,甚至肺动脉置管,这些有效静脉通路的建立对保障液体的输入是相当重要的。

1.输血及输注血制品

对失血性休克者立即验血型配同型血备用。输血及输注血制品广泛应用于低血容量休克的治疗中。应引起注意的是,输血本身可以带来的一些不良反应,甚至严重并发症。失血性休克所丧失的主要成分是血液,但在补充血液、容量的同时,并非需要全部补充血细胞成分,也应考虑到凝血因子的补充。

(1)目前,临床上大家共识的输血指征为血红蛋白≤70 g/L。对于有活动性出血的患者、老年人及有心肌梗死风险者,血红蛋白保持在较高水平更为合理。无活动性出血的患者每输注1 U(200 mL 全血)的红细胞其血红蛋白升高约 10 g/L,血细胞比容升高约 3%。

(2)若血小板计数<50×10⁹/L,或确定血小板功能低下,可考虑输注血小板。对大量输血后并发凝血异常的患者联合输注血小板和冷沉淀可显著改善和达到止血效果。

(3)对于酸中毒和低体温纠正后凝血功能仍难以纠正的失血性休克患者,应积极改善其凝血功能,在输注红细胞的同时应注意使用新鲜冰冻血浆以补充纤维蛋白原和凝血因子的不足。

(4)冷沉淀内含凝血因子Ⅴ、Ⅷ、Ⅻ、纤维蛋白原等物质,对肝硬化食管静脉曲张、特定凝血因子缺乏所致的出血性疾病尤其适用。对大量输血后并发凝血异常的患者及时输注冷沉淀可提高血循环中凝血因子,以及纤维蛋白原等凝血物质的含量,缩短凝血时间、纠正凝血异常。

(5)极重度出血性休克,必要时应动脉输血,其优点:避免快速静脉输血所致的右心前负荷过重和肺循环负荷过重;直接增加体循环有效血容量,提升主动脉弓血压,并能迅速改善心脏冠状动脉、脑和延髓生命中枢的供血;通过动脉逆行加压灌注,兴奋动脉内压力和化学感受器,能反射性调整血液循环。由于动脉内输血操作较复杂,且需严格无菌操作,故仅适用于重度和极重度休克患者。

2.输注晶体溶液

(1)常用的是生理盐水和乳酸林格液等张平衡盐溶液。①生理盐水的特点是等渗但含氯高,大量输注可引起高氯性代谢性酸中毒。②乳酸林格液的特点在于电解质组成接近生理,含有少量的乳酸。一般情况下,其所含乳酸可在肝脏迅速代谢,大量输注乳酸林格液应该考虑到其对血乳酸水平的影响。③输注的晶体溶液中,约有 1/4 存留在血管内,其余 3/4 则分布于血管外间隙。晶体溶液这种再分布现象可以引起血浆蛋白的稀释,以及胶体渗透压的下降,同时出现组织水肿。因此,若以大量晶体溶液纠正低血容量休克患者时,这方面的不良反应应引起注意。

(2)高张盐溶液的钠含量通常为 400～2 400 mmol/L。制剂包括有高渗盐右旋糖酐注射液(HSD 7.5%氯化钠＋6%右旋糖酐-70)、高渗盐注射液(HS 7.5%、5% 或 3.5%氯化钠)及11.2%乳酸钠高张溶液等,以前两者多见。迄今为止,仍没有足够循证医学证据证明输注高张盐溶液更有利于低血容量休克的纠正。而且,高张盐溶液可以引起医源性高渗状态及高钠血症,严重时可导致脱髓鞘病变。

3.输注胶体溶液

在纠正低血容量休克中常用的胶体液主要有羟乙基淀粉和清蛋白。

(1)羟乙基淀粉(HES)是人工合成的胶体溶液,常用 6%的 HES 氯化钠溶液,其渗透压约为 773.4 kPa(300 mmol/L),输注 1 L HES 能够使循环容量增加 700～1 000 mL。使用时应注意对肾功能、凝血机制的影响,以及可能发生的变态反应,这些不良反应与剂量有一定的相关性。

(2)清蛋白作为天然胶体,构成正常血浆胶体渗透压的 75%～80%,是维持正常容量与胶体渗透压的主要成分,因此人血清蛋白制剂常被选择用于休克的治疗。

(3)右旋糖酐也用于低血容量休克的扩容治疗。

4.容量负荷试验

临床工作中,常遇到血压低、心率快、周围组织灌注不足的患者,分不清到底是心功能不全抑或血容量不足或休克状态,此时可进行容量负荷试验。经典的容量负荷试验的具体做法有以下几种。①在 10 分钟之内快速输注 50～200 mL 生理盐水,观察患者心率、血压、周围灌注和尿量的改变,注意肺部湿啰音、哮鸣音的变化;②如果有条件测量 CVP 和/或肺毛细血管楔压(PAWP),则可在快速输注生理盐水前后测量其变化值,也有助于鉴别;③快速输液后若病情改善则为容量不足,反之则为心功能不全,前者应继续补液,后者则应控制输液速度。对低血容量休克的患者,若其血流动力学状态不稳定时也应实施该项试验,以达到既可以快速纠正已存在的容量缺失,又尽量减少容量过度负荷的风险和可能的心血管不良反应的目的。

(三)血管活性药物的应用

若血容量基本纠正,又无继续出血,收缩压仍<10.7 kPa(80 mmHg),或者输液尚未开始却已有严重低血压的患者,可酌情使用血管收缩剂与正性肌力药物,使血压维持在 12.0～13.3 kPa(90～100 mmHg)为好。多巴胺剂量用至 5 μg/(kg·min)时可增强心肌收缩力,低于该剂量时有扩血管和利尿作用,剂量>10 μg/(kg·min)时有升血压作用。去甲肾上腺素剂量 0.2～2.0 μg/(kg·min)、肾上腺素或去氧肾上腺素仅用于难治性休克。如果有心功能不全或纠正低血容量休克后仍有低心排血量,可使用多巴酚丁胺,剂量 2～5 μg/(kg·min)。此外,保温,防治酸中毒、氧自由基对细胞和亚细胞的损伤作用,保护胃肠黏膜减少细菌和毒素易位,防治急性肾衰竭,保护其他重要脏器功能,以及对症治疗均不容忽视。

第三节　猝　死

猝死是指自然发生、出乎意料的突然死亡。世界卫生组织规定:发病后 6 小时内死亡者为猝死,多数学者主张将猝死时间限定在发病 1 小时内。猝死的特点为死亡急骤,出人意料,自然死亡或非暴力死亡。根据美国的统计资料,猝死是仅仅排在肿瘤死亡(占 23%)之后的第二大死亡原因。弗明翰心脏研究在长达 26 年的观察中发现,总死亡人群中 13% 是猝死,而猝死中有 75% 的患者为心脏性猝死(SCD)。SCD 是严重威胁人类生存的疾病之一,约占所有心脏疾病死亡数量的一半。美国 SCD 的发生率在 300 000～40 000/年。我国一项 SCD 的流行病学调查显示,SCD 的发生率为 41.84/100 000。

一、SCD 的病因和危险因素

各种心脏病均可导致猝死,非冠状动脉粥样硬化引起的冠状动脉异常少见,包括先天性冠状动脉畸形、冠状动脉栓塞、冠状动脉硬化、冠状动脉机械损伤或梗阻等,但这种冠状动脉异常具有较高的 SCD 的危险。SCD 常见的危险因素包括吸烟、缺乏锻炼、肥胖、高龄、高血压、高胆固醇血症、糖尿病等。

(一)冠心病和缺血性心脏病

病理解剖发现,多数 SCD 患者都有冠状动脉粥样硬化斑块形态学的急性病变(血栓或斑块破裂),所有 SCD 患者中约一半的患者有心肌瘢痕或活动性冠状动脉病变。在西方国家冠心病可能占猝死原因的 80%,20%~25% 的冠心病以猝死为首发表现。我国冠心病发病率低于美国和一些欧洲国家,但人口总基数大,所以绝对发病人数也很多。

SCD 患者常见的病理改变为广泛的多支冠状动脉粥样硬化,冠状动脉性闭塞导致心脏大面积严重急性缺血可引起 SCD。单支血管病变的冠状动脉内急性血栓形成及冠状动脉痉挛也可引起 SCD 发生。冠状动脉痉挛可引起严重的心律失常及猝死,冠状动脉痉挛可发生于动脉粥样硬化或正常冠状动脉。冠心病患者伴有左心室功能不全及频繁发生的窦性心律失常是 SCD 的高危人群,左心室射血分数明显下降对于慢性缺血性心脏病患者是一个最强的预测因子,尤其是心肌梗死后心功能不全和多形性室性期前收缩是最有力的猝死预测因子。在心肌梗死急性期,即使是之前心功能正常的患者,由于严重心肌缺血导致的心肌代谢及电学异常而触发心室颤动,可导致 SCD。慢性的梗死瘢痕是室性快速性心律失常发生折返的基础。其次为缓慢心律失常或心跳停搏(占 10%~30%)。其他少见的如电-机械分离、心脏破裂、心脏压塞、血流的急性机械性阻塞和大血管的急性破裂或穿孔等。

(二)心肌病和心力衰竭

研究显示,40% 左右的心力衰竭患者死亡是突然发生的,猝死发生的危险性随着左心功能恶化而增加。对于心肌病患者,心功能较好者(Ⅰ级或Ⅱ级)总死亡率较心功能差者(Ⅲ级或Ⅳ级)低,而猝死的发生在心功能较好者发生率更高,特别是中度心功能不全的患者。在室射血分数≤30% 是一个独立的 SCD 预测因子。对于左心室射血分数<30% 且发生过 SCD 的患者,即使电生理检查未能诱发出室性心律失常,随访3 年也有 30% 患者死于再次 SCD。

(三)心律失常

典型的 SCD 与恶性心律失常有关。心电图监测技术证实 SCD 基本机制包括电-机械分离、心脏停搏、心脏阻滞、室性心动过速和心室颤动等,医院外 SCD 多数是由心室颤动引起的。由于心脏停搏和高度房室阻滞也可导致室性心动过速和心室颤动,因此室性心动过速和心室颤动是最常记录到的心律失常。80% 以上的患者先出现室性心动过速,持续恶化发生心室颤动。由于心室颤动自行转复非常少见,所以决定 SCD 患者生存的最重要因素是从心室颤动发生到除颤治疗和紧急药物干预的时间。医院外心脏停搏的总病死率很高,大约 95% 的患者在到达医院或接受紧急救助之前死亡,主要由于不能得到及时有效的除颤治疗,如果在第一时间启动干预措施,存活率可高达 90%。多数心律失常是伴随器质性心脏病而出现的,但也有少数没有器质性心脏病史而发生猝死的病例。

(四)遗传因素

一些遗传性疾病,如先天性 QT 综合征,肥厚型梗阻性心脏病。Brugada 综合征及家族性婴儿和青年人猝死等都与 SCD 相关。原发性长 QT 综合征可导致不明原因的晕厥和心脏骤停,患者表现为无症状或有症状的、潜在的致命心律失常事件。60％的长 QT 综合征患者表现为长 QT 综合征家族史或心脏猝死。由于遗传因素,家庭其他成员同样具有危险性。心脏猝死是肥厚型心肌病患者死亡的最普遍的原因,大约 10％的肥厚型心肌病患者被认为具有心脏猝死的危险性。肥厚型心肌病是 35 岁以下运动员心脏猝死的最主要原因,＞50％的高危患者10 年内将发生心脏猝死。

二、SCD 的临床表现

SCD 的临床经过可分为 4 个阶段:前驱期、终末事件期、心脏骤停、生物学死亡。

(一)前驱期

在猝死前数天至数月,有些患者可出现胸痛、气短、疲乏、心悸等非特异性症状。但亦可无前驱表现,瞬即发生心脏骤停。

(二)终末事件期

终末事件期是指心血管状态出现急剧变化到心脏骤停发生前的一段时间,自瞬间至持续1 小时不等。SCD 所定义的 1 小时,实质上是指终末事件期的时间在 1 小时内。由于猝死原因不同,终末事件期的临床表现也各异。典型的表现包括严重胸痛、急性呼吸困难、突发心悸或眩晕等。若心脏骤停瞬间发生,事先无预兆,则绝大部分是心源性。在猝死前数小时或数分钟内常有心电活动的改变,其中以心率加快及室性异位搏动增加最为常见。因心室颤动猝死的患者,常先有室性心动过速。另有少部分患者以循环衰竭发病。

(三)心搏骤停

心搏骤停后脑血流急剧减少,可导致意识突然丧失,伴有局部或全身性抽搐。心搏骤停刚发生时脑中尚存少量含氧的血液,可短暂刺激呼吸中枢,出现呼吸断续,叹息样或短促痉挛性呼吸,随后呼吸停止。皮肤苍白或发绀,瞳孔散大,由于尿道括约肌和肛门括约肌松弛,可出现二便失禁。

(四)生物学死亡

从心搏骤停至发生生物学死亡时间的长短取决于原发病的性质,以及心搏骤停至复苏开始的时间。心搏骤停发生后,大部分患者将在 4～6 分钟开始发生不可逆脑损害,随后经数分钟过渡到生物学死亡。心搏骤停发生后立即实施心肺脑复苏和尽早除颤,是避免发生生物学死亡的关键。心脏复苏成功后死亡的最常见的原因是中枢神经系统的损伤,其他常见原因有继发感染、低心排血量及心律失常复发等。

三、SCD 的危险分层及无创性评价

对 SCD 进行危险分层,识别高危患者并对其进行干预措施能够预测和阻止心脏骤停患者发生 SCD。SCD 与下列因素有关。①左心室射血分数(LVEF):LVEF 是缺血性心脏病 SCD的最主要的独立危险因素。LVEF 低于 30％的患者 3 年内发生 SCD 的风险为 30％。②年龄:弗明翰心脏研究显示,45～54 岁,死亡的男性冠心病患者中 SCD 的比例为 62％,而在 55～54 岁与65～74 岁,这一比例分别下降至 58％与 42％,可见冠心病患者 SCD 的发生率与年龄呈负相关。③左心室肥厚:左心室肥厚是导致 SCD 的主要原因,其危险性与冠心病和心力衰竭的危险性相当。在弗明翰研究中左心室重量每增加 50 g/m²,SCD 的危险比增加 1.45。

心内电生理检查具有较高的诊断价值,而无创性技术因其安全、方便,可结合临床病史和

病因综合分析做出综合判断,仍具有一定的筛查价值。

(一)静息 12 导联心电图

静息 12 导联心电图是诊断室性心律失常最简单、最实用、最可靠的方法,ACC/AHA/ESC 室性心律失常的诊疗和心源性猝死的预防指南(简称指南)指出,进行室性心律失常评价的患者均应接受静息 12 导联心电图检查。常规静息 12 导联心电图能提供室性期前收缩、QRS 时限、QT 离散度、ST 段和 T 波异常等多种诊断信息。

1.室性期前收缩

80%~90%的急性期心肌梗死患者可记录到室性期前收缩,与残余缺血、冠脉狭窄程度、左心室受累程度及距心肌梗死时间有关,室性期前收缩可能会通过触发或折返机制诱发心室颤动而导致 SCD。Sajadieh 等也发现 55 岁以上正常人,多次发生的单个室性期前收缩,也是发生复杂室性期前收缩及各种原因死亡和急性心肌梗死的预测因素。资料表明,对通常认为是无害的功能性室性期前收缩应重新认识,尤其是高龄患者,应给予积极而稳妥的诊疗措施。

2.QRS 时限

QRS 时限延长可能继发于束支阻滞、异常传导(WPW 综合征或起搏心律)、左心室肥厚及其他传导系统疾病。在一般患者中,QRS 时限是强的心血管病死亡独立预测因素,QRS 时限每增加 10 毫秒,心血管疾病死亡率增加 18%。在 ST 段抬高的心肌梗死患者中 QRS 时限对于 ST 抬高型心肌梗死是强烈的预测因子。因此建议既往心肌梗死病史、左心室射血分数≤30%及 QRS 时限>120 毫秒者应置入 ICD。

3.QT 间期及离散度

55~68 岁 SCD 者猝死与 QT 间期程度相关,男性>450 毫秒,女性>470 毫秒是独立的预测 SCD 指标,超过 2/3 的猝死者有明显的 QT 间期延长。校正后的 QT>500 毫秒常导致严重致死性的室性心律失常。部分 QT 延长患者应用β受体阻滞剂有效,可能是复极离散及室性期前收缩期后除极减轻的结果。短 QT 综合征患者心房、心室有效不应期缩短,其 QT 间期不受心率影响,现在认为与基因和离子通道有关,患者易发生室性心律失常,常伴心房颤动家族史,此类患者应置入 ICD,同时辅以奎尼丁治疗。

QT 离散度是测定 8 个 QRS 波群的 QT 间期,最长 QT 和最短 QT 的差值,即 QTD。心脏复极时存在放射性离散及空间性离散,离散增加可诱发致命性心律失常。一般认为 QTD 基础值 40~60 毫秒,100 毫秒以上或超过基础值 1 倍则是危险信号。QT 离散度判断 SCD 危险分层尚存在争议,一些存在高危因素的患者 QTD 明显增大,原因可能与心率快慢、T 波形态异常或是 QT 延长所致。

(二)运动试验

运动试验广泛应用于室性心律失常患者的临床评价,包括:①临床表现,如年龄、性别、心肌缺血导致的症状等方面高度疑诊冠心病;②同时合并室性心动过速的成年患者;③已知或者疑诊由运动所诱发者,如儿茶酚胺依赖型室性心动过速及已经确定室性心律失常系由运动诱发。但是对于中老年、没有冠心病证据的特发性室性期前收缩患者或年龄、性别、症状判断冠心病可能性低的室性心律失常患者不推荐运动试验,有运动试验禁忌证的患者不能应用。冠心病或心肌病患者,运动中或运动后频发室性期前收缩与高危严重心血管事件发生相关,但对

SCD 无特异性。运动诱发的室性期前收缩可见于正常人,除非与心肌缺血或持续室性心动过速相关,否则无须治疗,除 β 受体阻滞剂外,没有其他抗心律失常药物可以减少运动诱发室性期前收缩患者猝死发生率的证据。同静息时存在室性期前收缩患者相比,运动诱发室性期前收缩患者 12 个月死亡率增加 3 倍,诱发单个室性期前收缩或室性心动过速的患者生存率低于诱发单个室性期前收缩的患者,因此,运动试验可对这些患者预后进行评估。

(三)动态心电图

动态心电图有助于确定心律失常的诊断,发现 QT 间期变化,T 波交替或 ST 改变,并可评价风险和判断治疗疗效。患者的症状(如晕厥)是否与一过性室性心律失常的发作相关,均应进行长时间事件记录。但是有些严重心律失常发作频率低,现有的体外心电装置不易捕捉心律失常事件,一些无症状性心律失常也不易评价,近年来出现的主要用于晕厥诊断的置入式环路记录仪(ILR)在此领域有独特优势。ACC/AHA/ESC 关于应用动态心电图监测指南及 ESC 关于晕厥患者处理指南中指出:如果怀疑与心律失常相关的一些症状(如晕厥)发作不频繁,应用常规检测手段难以建立症状-心律之间的联系时,置入 ILR 具有一定诊断价值。与心律失常相关的晕厥表现:晕厥突然出现,且几乎不伴有前驱症状;伴有短暂的意识丧失,在症状发生数秒或数分钟后,意识可完全恢复正常。为保证诊断的阳性率,最好在过去 1 年中有 2 次以上的晕厥发生。

(四)心脏自主神经功能检查

检查主要包括 T 波交替、信号平均心电网(SAECG)、心室晚电位、心率变异(HRV)等。

(五)左心室功能和影像

检查包括超声心动图、核素心肌灌注显像检查(SPECT)及 MRI 和多排 CT 等。对于所有可疑器质性心脏病的室性心律失常患者或者具有高室性心律失常风险的器质性心脏病患者均应进行超声心动图检查。无论男性或女性患者,心力衰竭均显著增加猝死和全因死亡率,心力衰竭患者 SCD 发生率是普通人群的 6~9 倍。减低的左心室射血分数是全因死亡率和 SCD 独立的、最强的危险因子,心肌梗死后左心室功能不全的患者与心力衰竭人群的相似。超声心动图和心电图证实左心室肥厚都具有独立的预测价值,两项检查同时提示左心室肥厚时危险性较其中单项异常者更大。SPECT 主要适用于疑诊冠心病的室性心律失常患者,常规心电图不能确定心肌缺血与室性心律失常的关系时,尤其是无法进行普通运动试验时,配合药物应激试验可以增加对运动受限或运动相关性高室性心律失常和猝死风险患者的诊断。在心脏超声不能准确评估左心室、右心室的结构或功能改变的情况下,使用 MRI 和多排 CT 不但能够测定心脏结构和心室功能,而且还能提供是否存在室壁结构异常或者冠脉解剖的信息。

四、SCD 的预防

已经证实,医院外发生 SCD 者多数是由心室颤动引起的,大部分患者先出现室性心动过速,持续恶化发生心室颤动。因为心室颤动自行转复非常少见,因此,决定心室颤动患者生存最重要的因素是从心室颤动发生至得到除颤治疗和紧急药物干预的时间。医院外心脏停搏的总病死率很高,大约 95% 的患者在到达医院或接受紧急救助之前死亡,主要由于不能得到及时有效的除颤治疗,如果从第一时间内启动干预措施,存活率可高达 90%。除了积极治疗冠心病等基础心脏病以外,近十几年来临床试验的结果充分证明埋藏式心律转复除颤器(ICD)

治疗是预防 SCD 最有效的方法。ICD 治疗能在十几秒内自动识别心室颤动和电击除颤,成功率几乎达到 100%。

(一)SCD 的二级预防

SCD 的二级预防主要是针对 SCD 的幸存者,防止其再次发生 SCD。近年来研究显示,ICD 治疗能明显降低 SCD 高危患者的病死率,是目前防止 SCD 的最有效方法。ICD 治疗二级预防临床研究包括 AVID 试验、CASH 试验和 CIDS 试验。20 世纪 90 年代末进行的 AVID 是第一个关于猝死的大规模多中心、随机性、前瞻性研究,其目的是比较心室颤动或只有血流动力学改变的顽固性室性心动过速患者应用 ICD 与应用抗心律失常药物(胺碘酮或索他洛尔)相比,是否可降低总病死率。研究平均随访(18.2±12.2)个月,结果显示,ICD 治疗与抗心律失常药物比较,ICD 治疗可降低病死率,提高生存率。对于心室颤动复苏者或持续性心动过速伴有症状和血流动力学障碍的患者,与传统的药物治疗相比,ICD 治疗使 SCD 患者 1 年,2 年的病死率分别下降 38% 和 25%。这三大试验 Meta 分析结果是,ICD 治疗和抗心律失常药比较,ICD 治疗后患者总死亡率减少 27%,心律失常患者死亡率减少 51%。无论是在中度危险因素人群还是存在左心室射血分数(LVEF)低或重度心力衰竭的患者,ICD 治疗都显示了优于抗心律失常药物的效果。

另外,其他临床试验,如 CASH、CIDS、MUSTT 等均证明,ICD 治疗与抗心律失常药物相比,可明显降低病死率。因此,对于致命性室性心律失常患者进行 ICD 治疗二级预防明显优于抗心律失常药物,应作为治疗的首选。

(二)SCD 的一级预防

SCD 的一级预防主要是指对未发生过但可能发生 SCD 的高危患者采取不同的措施以预防 SCD 的发生。由于大部分的 SCD 发生于冠心病患者,因此,针对冠心病患者进行的一级预防和二级预防可能有利于降低 SCD 的发生率。

1.危险因素的预防

危险因素的预防包括高血压、高脂血症、糖尿病的规范化治疗,改变不良生活方式及不健康饮食习惯,戒烟限酒,控制体重及规律运动等,以期降低患者发生冠心病的危险,从而减少发生 SCD 的可能。

2.药物治疗

目前已有多种药物显示出在冠心病 SCD 的一级预防中的益处,如 β 受体阻滞剂、血管紧张素转换酶抑制剂及他汀类药物。但是只有 β 受体阻滞剂对心律失常及猝死的预防作用在多项大样本临床随机对照试验中得到证实,并被推荐为室性心律失常一级预防的首选药物。β 受体阻滞剂不但可降低心肌梗死后的猝死发生率,还可明显降低慢性稳定性心力衰竭患者的猝死率及总病死率,而且对缺血性及非缺血性心力衰竭均有益处。血管紧张素转换酶抑制剂可明显降低近期急性心肌梗死患者的总死亡、心血管死亡及 SCD 的发生率。但抗心律失常药物中,CAST 试验已证明Ⅰc 类抗心律失常药物可增加心源性猝死的发生率。CHF-STAT 试验显示胺碘酮仅在抑制室性心律失常上有一定作用,而总死亡率及 SCD 发生率与安慰剂组无明显差异。

3.冠状动脉血运重建

冠状动脉血运重建包括介入治疗(PCI)或冠状动脉旁路移植术。冠状动脉血运重建能够解除冠状动脉的狭窄,恢复缺血心肌的血液供应,可降低冠心病患者 SCD 的风险。对急性心肌梗死患者进行急诊救治(溶栓、急诊 PCI 或急诊冠状动脉旁路移植术)有利于减少心肌坏死面积,改善心室重构,从而减少严重心律失常的发生,降低 SCD 的发生率。

4.ICD

ICD 治疗能够终止危及生命的室性快速型心律失常,适用于恶性心律失常的高危人群。各种研究猝死的一级预防大规模临床试验已经证实,高危 SCD 患者可从 ICD 治疗中获益,包括与冠心病心肌梗死高危患者有关的 MADIT 试验、MUSTT 试验、MAlDIT-Ⅱ试验等。MADIT 试验和 MADIT-Ⅱ试验证实,与传统药物治疗相比,ICD 治疗能够降低缺血性心脏病患者(包括心肌梗死后患者)总病死率,无论患者是否存在室性心动过速,而这种总病死率上的获益主要由于 ICD 治疗降低了 SCD 的发生。美国和欧洲心脏学会(ACC/AHA/ESC)因此修改了 SCD 危险患者的临床处理指南,建议对左心室射血分数降低的心肌梗死后患者预防性置入 ICD。

研究显示,近一半的心力衰竭患者死于心律失常,因此 ICD 治疗对心力衰竭患者而言非常重要。另外,部分肥厚型心肌病患者也会由于心律失常而发生猝死,同样可以从置入 ICD 中获益。这些患者是否需要置入 ICD 主要依据危险分层及患者的整体状况和预后,最终结果因人而异。

五、ICD 置入适应证

ICD 置入指南放宽了缺血性及非缺血性心肌病患者的 ICD 治疗适应证,更加强调 ICD 治疗对 SCD 的一级预防作用,特别是 ICD 治疗对缺血性及非缺血性心肌病、左心室射血分数(LVEF)≤35%、中度心力衰竭患者的作用。在置入 ICD 前应进行独立的危险因素评估和危险分层,同时应充分考虑患者的治疗意愿。ICD 治疗一级预防中的 LVEF 标准以制定指南所依据临床试验的入选标准为基础。

ICD 治疗指南是通过参考大规模、多中心、前瞻性临床研究制定的。在适应证的描述上,Ⅰ类适应证是指应该置入 ICD 的情况。Ⅱb 类适应证是指不建议置入,而Ⅲ类适应证指不应该置入。

(一)Ⅰ类适应证

(1)有器质性心脏病者无论血流动力学是否稳定,但有自发持续性室性心动过速。

(2)有晕厥史,电生理检查明确诱发血流动力学不稳定的持续性室性心动过速或心室颤动。

(3)心肌梗死 40 天后,左心室射血分数≤35%,NYHAⅡ或Ⅲ级。

(4)非缺血性扩张型心肌病,左心室射血分数≤35%,NYHAⅡ或Ⅲ级。

(5)心肌梗死前有左心室功能不全,心肌梗死 40 天后,左心室射血分数 30%,NYHA Ⅰ级。

(6)心肌梗死后,左心室射血分数≤40%,非持续性室性心动过速或电生理检查诱发出心室颤动或持续性室性心动过速。

（二）Ⅱa 类适应证

（1）原因不明的晕厥，伴有显著左心室功能障碍的非缺血性扩张型心肌病。

（2）心室功能正常或接近正常的持续性室性心动过速。

（3）肥厚型心肌病，有一项以上的 SCD 主要危险因素。

（4）致心律失常性右心室发育不良/心肌病，有一项以上 SCD 主要危险因素。

（5）服用 β 受体阻滞剂期间发生晕厥和/或室性心动过速的长 QT 综合征患者。

（6）在院外等待心脏移植的患者。

（7）有晕厥史的 Brugada 综合征患者。

（8）有明确室性心动过速记录但没有引起心脏骤停的 Brugada 综合征患者。

（9）儿茶酚胺敏感性室性心动过速，服用 β 受体阻滞剂后仍出现晕厥和/或室性心动过速。

（10）心脏结节病、巨细胞性心肌炎或 Chagas 病。

整合有 ICD 和心脏再同步化治疗（CRT）功能的 CRT-D 应用指征随着新试验结果的公布不断得以更新。CRT-D 应用原理基于充血性心力衰竭患者的猝死发生率很高。心力衰竭诊断和治疗指南提升了 CRT-D 的应用地位，将其列Ⅰ类适应证，不再要求患者满足 CRT 治疗适应证的同时必须满足 ICD 应用Ⅰ类适应证。CRT-D 置入适应证如下。

Ⅰ类适应证：①NYHAⅢ级或非卧床的Ⅳ级心力衰竭患者。②在最佳药物治疗基础上，LVEF≤35％者。③QRS 时限≥120 毫秒，尤其是呈左束支阻滞图形者。④窦性心律者。以上患者应接受有或无 ICD 功能的 CRT 治疗。

Ⅱa 类适应证：①NYHA 心功能Ⅲ级或非卧床的Ⅳ级心力衰竭患者。②在最佳药物治疗基础≤35％者。③QRS 时限≥120 毫秒者。④心房颤动患者。以上患者建议接受有或无 ICD 功能的 CRT 治疗。

第四节　药物中毒

一、概述

药物中毒是指进入人体的药物达到中毒剂量，产生组织和器官损害的急性综合征。最常见的药物中毒品种是镇静催眠药，分为苯二氮䓬类、巴比妥类、非巴比妥非苯二氮䓬类。其中以苯二氮䓬类（如地西泮）中毒最多见，次之为解热镇痛药和抗精神病药等。一般药源性中毒多是药物用法不当，如药物过量或滥用药物所致。

不同类型的药物中毒，其中毒特点与机制也各异。

（1）镇静催眠药及抗精神病药中毒严重时，可导致呼吸抑制、休克、昏迷。口服巴比妥类药物 2～5 倍催眠剂量可致中毒，10～20 倍可致深昏迷、呼吸抑制。苯二氮䓬类药物一次剂量达 0.05～1 g 可致中毒甚或致死。抗精神病药中，吩噻嗪类药物 2～4 g 可有急性中毒反应。三环类抗抑郁药中毒，易致恶性心律失常，1.5～3 g 可致严重中毒而死亡。对氯丙嗪类敏感者可能发生剥脱性皮炎、粒细胞缺乏症、胆汁淤积性肝炎。

（2）解热镇痛药中毒可致粒细胞减少、肾损害、出血倾向、胃肠道损害甚至出现消化道应激性溃疡出血,其中对乙酰氨基酚中毒可致明显肝功能损害。

(3)心血管系统用药中毒易致心律失常、低血压,其中洋地黄类中毒可致恶心、呕吐等胃肠道症状及室性期前收缩、室性心动过速和心动过缓等严重心律失常。胺碘酮中毒可致房室传导阻滞、室性心动过速等恶性心律失常及肺纤维化。降压药中毒可致严重低血压。抗胆碱药阿托品中毒可致口干、瞳孔扩大、心动过速甚至惊厥、昏迷。

二、判断

药物中毒判断要点如下。

(一)判断是否为药物中毒及药物种类

(1)由知情者提供药物接触史,是目前重要的诊断依据。

(2)通过典型症状判断,如嗜睡、昏迷者考虑镇静催眠药或抗精神病药中毒;惊厥者考虑中枢兴奋药过量;瞳孔扩大者怀疑为阿托品、麻黄碱等中毒。

(3)实验室检查:胃液、尿液、血液中药物浓度测定对诊断有参考意义。

(二)判断病情的轻重

大致分为轻、重两种程度,注意初期表现为轻症者病情可能会随着药物吸收发生进展,药物毒性、摄入量及药物半衰期对病情影响较大。

1.轻度中毒

无意识障碍或轻度意识障碍,呼吸、循环、氧合等重要生命体征及生理指标稳定。

2.重度中毒

出现严重意识障碍、呼吸抑制、呼吸衰竭、循环衰竭、心律失常等,或伴发严重并发症,或有严重生理功能紊乱及脏器功能不全。

三、急救

药物中毒需要及时进行现场急救,病情属于重度者或判断药物摄入量偏大者应送往医院做进一步救治。

(一)现场急救

重点在于维持呼吸循环功能及清除摄入药物。

1.维护呼吸功能

药物中毒常可导致意识障碍及呼吸抑制,所以应重视对呼吸衰竭的防治。

(1)保持气道通畅:有意识障碍或呼吸抑制者取平卧位,头偏向一侧,及时清除气道分泌物及呕吐物,避免误吸,必要时使用舌钳或置口咽管避免舌后坠。

(2)予吸氧治疗。

(3)建立人工气道:对深昏迷、气道分泌物多或已出现呼吸衰竭者,尽早行气管插管、人工通气。

2.监测循环功能

(1)监测血压水平,休克者可取平卧位或头低脚高位,以增加回心血量及改善脑供血。

(2)给予心脏监护,警惕发生恶性心律失常。

(3)尽快建立静脉通道,以便及时输液维持血容量,救治呼吸、循环衰竭,使用解毒剂。

3.清除摄入药物

(1)催吐:适用于口服中毒后神志清楚且生命体征稳定者。

(2)洗胃:对服药量大者及时洗胃,药物中毒后胃排空可能延迟,不可拘泥于常规洗胃时间,对中毒较久者仍应考虑洗胃。

(3)导泻:予50%硫酸镁或硫酸钠导泻以利药物尽快排出。

(4)药用炭吸附:有条件可于催吐、洗胃时使用或之后服用。

(二)药物治疗

重点在于稳定呼吸、循环功能及使用特效解毒剂。

1.稳定呼吸循环功能

在保持呼吸道通畅的基础上,可使用呼吸兴奋剂;呼吸衰竭者及时行气管插管、人工通气。血压低者,可补充血容量,必要时使用血管活性药物如多巴胺10～20 μg/(kg·min)和/或去甲肾上腺素0.05～1.5 μg/(kg·min)维持血压;注意吩噻嗪类及三环类抗精神病药物中毒,可通过对 α 肾上腺素能阻滞作用导致血管扩张及血压下降,不宜使用多巴胺,可用 α 受体兴奋剂,如重酒石酸间羟胺、去甲肾上腺素维持血压。心律失常者给予针对性处理。

2.使用特效解毒剂

(1)镇静与催眠药中毒:应立即予纳洛酮1～2 mg,静脉注射,2～5分钟重复,总量可用到20 mg,可缩短昏迷时间。

(2)苯二氮䓬类药物中毒:可用氟马西尼拮抗,先静脉注射0.2 mg,此后可每15分钟重复用一次,总量可达2.0 mg/d。

(3)吩噻嗪类药物中毒:可用盐酸哌甲酯(利他林)40～100 mg,肌内注射,并可重复使用。

(4)三环类抗抑郁药中毒:所致室性心律失常,可用利多卡因控制,静脉注射50～75 mg后以1～4 mg/min维持静脉滴注。

(5)洋地黄类、胺碘酮等抗心律失常药所致心动过缓、房室传导阻滞,可予阿托品、异丙肾上腺素控制。

(6)对乙酰氨基酚中毒:可用乙酰半胱氨酸减轻肝脏损害,具体用法为第一次口服140 mg/kg,之后每4小时口服70 mg/kg,共服17次。

(7)阿托品中毒:可用新斯的明拮抗,每次0.5～1.0 mg,肌内注射,每3～4小时重复。

3.加速药物排泄

可考虑在补液基础上碱化尿液、利尿。

4.对症支持疗法

中毒性脑病有脑水肿者可用甘露醇、地塞米松脱水;高热者物理降温;另注意防治肺部感染,维持内环境稳定,维护肝、肾等重要脏器功能。

5.特殊治疗

重症可考虑行血液透析、血液灌流、血浆置换等血液净化治疗。

四、注意

药物中毒初步急救中应注意以下要点。

（一）预防工作

加强镇静催眠药处方、使用、保管的管理，临床要慎重用药，规范用药。

（二）急救重点

1.初期

（1）注意对呼吸、循环衰竭的防治。

（2）尽量清除药物，减少后续吸收。

（3）使用拮抗剂。

2.后期

（1）加强对症支持疗法。

（2）注意并发症的防治。

第三章　心内科疾病

第一节　原发性高血压

高血压是一种以体循环动脉压升高为主要表现的临床综合征,是最常见的心血管疾病,可分为原发性及继发性两大类。在绝大多数患者中,高血压的病因不明,称之为原发性高血压,又称高血压病,占总高血压患者的95%以上;在不足5%的患者中,血压升高是某些疾病的一种临床表现,本身有明确而独立的病因,称之为继发性高血压。

一、病因和发病机制

原发性高血压的病因尚未完全阐明,目前认为是在一定的遗传背景下由于多种后天环境因素作用使正常血压调节机制失代偿所致。

(一)遗传和基因因素

高血压病有明显的遗传倾向,据估计人群中至少20%~40%的血压变异是由遗传决定的。流行病学研究提示高血压发病有明显的家族聚集性。双亲无高血压、一方有高血压或双亲均有高血压,其子女高血压发生率分别为3%、28%和46%。单卵双生的同胞血压一致性较双卵双生同胞更为明显。

(二)环境因素

高血压可能是遗传易感性和环境因素相互影响的结果。体重超重、膳食中高盐和中度以上饮酒是国际上已确定且亦为我国的流行病学研究证实的与高血压发病密切相关的危险因素。

国人平均体质指数(BMI)中年男性和女性分别为21.0~24.5和21~25,近10年国人的BMI均值及超重率有增加的趋势。BMI与血压呈显著相关,前瞻性研究表明,基线BMI每增加1 kg/m²,高血压的发生危险5年内增加9%。每天饮酒量与血压呈线性相关。

膳食中钠盐摄入量与人群血压水平和高血压病患病率呈显著相关性。每天为满足人体生理平衡仅需摄入0.5 g氯化钠。国人食盐量每天北方为12~18 g,南方为7~8 g,高于西方国家。每人每天食盐平均摄入量增加2 g,收缩压和舒张压分别增高0.3 kPa(2.0 mmHg)和0.2 kPa(1.2 mmHg)。我国膳食钙摄入量低于中位数人群中,膳食钠/钾比值亦与血压呈显著相关。

(三)交感神经活性亢进

交感神经活性亢进是高血压发病机制中的重要环节。动物实验表明,条件反射可形成狗的神经精神源性高血压。长期处于应激状态如从事驾驶员、飞行员、外科医师、会计师、电脑等职业者高血压的患病率明显增加。原发性高血压患者中约40%循环中儿茶酚胺水平升高。长期的精神紧张、焦虑、压抑等所致的反复应激状态及对应激的反应性增强,使大脑皮质下神经中枢功能紊乱,交感神经和副交感神经之间的平衡失调,交感神经兴奋性增加,其末梢释放儿茶酚胺增多。

(四)肾素-血管紧张素-醛固酮系统(RAAS)

体内存在两种 RAAS,即循环 RAAS 和局部 RAAS。Ang II 是循环 RAAS 的最重要成分,通过强有力的直接收缩小动脉或通过刺激肾上腺皮质球状带分泌醛固酮而扩大血容量,或通过促进肾上腺髓质和交感神经末梢释放儿茶酚胺,均可显著升高血压。此外,体内其他激素如糖皮质激素、生长激素、雌激素等升高血压的途径亦主要经 RAAS 而产生。近年来发现,很多组织,例如,血管壁、心脏、中枢神经、肾脏肾上腺中均有 RAAS 各成分的 mRNA 表达,并有Ang II 受体和盐皮质激素受体存在。

引起 RAS 激活的主要因素有肾灌注减少,肾小管内液钠浓度减少,血容量降低,低钾血症,利尿药及精神紧张、寒冷、直立运动等。

目前认为,醛固酮在 RAAS 中占有不可缺少的重要地位。它具有依赖于 Ang II 的一面,又有不完全依赖于 Ang II 的独立作用,特别是在心肌和血管重塑方面。它除了受 Ang II 的调节外,还受低钾、ACTH 等的调节。

(五)血管重塑

血管重塑既是高血压所致的病理改变,也是高血压维持的结构基础。血管壁具有感受和整合急、慢性刺激并做出反应的能力,其结构处于持续的变化状态。高血压伴发的阻力血管重塑包括营养性重塑和肥厚性重塑两类。血压因素、血管活性物质和生长因子,以及遗传因素共同参与了高血压血管重塑的过程。

(六)内皮细胞功能受损

血管管腔的表面均覆盖着内皮组织,其细胞总数几乎和肝脏相当,可看作人体内最大的脏器之一。内皮细胞不仅是一种屏障结构,而且具有调节血管舒缩功能、血流稳定性和血管重塑的重要作用。血压升高使血管壁剪切力和应力增加,去甲肾上腺素等血管活性物质增多,可明显损害内皮及其功能。内皮功能障碍可能是高血压导致靶器官损害及其并发症的重要原因。

(七)胰岛素抵抗

高血压病患者中约有半数存在胰岛素抵抗现象。胰岛素抵抗指的是机体组织对胰岛素作用敏感性和/或反应性降低的一种病理生理反应,还使血管对体内升压物质反应增强,血中儿茶酚胺水平增加。高胰岛素血症可影响跨膜阳离子转运,使细胞内钙升高,加强缩血管作用。此外,还可影响糖、脂代谢及脂质代谢。上述这些改变均能促使血压升高,诱发动脉粥样硬化病变。

二、病理解剖

高血压的主要病理改变是动脉的病变和左心室的肥厚。随着病程的进展,心、脑、肾等重要脏器均可累及,其结构和功能因此发生不同程度的改变。

(一)心脏

高血压病引起的心脏改变主要包括左心室肥厚和冠状动脉粥样硬化。血压升高和其他代谢内分泌因素引起心肌细胞体积增大和间质增生,使左心室体积和重量增加,从而导致左心室肥厚。血压升高和冠状动脉粥样硬化有密切的关系。冠状动脉粥样硬化病变的特点为动脉壁上出现纤维素性和纤维脂肪性斑块,并有血栓附着。随斑块的扩大和管腔狭窄的加重,可产生心肌缺血;斑块的破裂、出血及继发性血栓形成等可堵塞管腔造成心肌梗死。

(二)脑

脑小动脉尤其颅底动脉环是高血压动脉粥样硬化的好发部位,可造成脑卒中,颈动脉的粥样硬化可导致同样的后果。近半数高血压病患者脑内小动脉有许多微小动脉瘤,这是导致脑出血的重要原因。

(三)肾

高血压持续5~10年,即可引起肾脏小动脉硬化(弓状动脉硬化及小叶间动脉内膜增厚,入球小动脉玻璃样变),管壁增厚,管腔变窄,进而继发肾实质缺血性损害(肾小球缺血性皱缩、硬化,肾小管萎缩,肾间质炎性细胞浸润及纤维化),造成良性小动脉性肾硬化症。良性小动脉性肾硬化症发生后,由于部分肾单位被破坏,残存肾单位为代偿排泄废物,肾小球即会出现高压、高灌注及高滤过("三高"),而此"三高"又有两面性,若持续存在又会促使残存肾小球本身硬化,加速肾损害的进展,最终引起肾衰竭。

三、临床特点

(一)血压变化

高血压病初期血压呈波动性,血压可暂时性升高,但仍可自行下降和恢复正常。血压升高与情绪激动、精神紧张、焦虑及体力活动有关,休息或去除诱因血压便下降。随病情迁延,尤其在并发靶器官损害或有并发症之后,血压逐渐呈稳定和持久升高,此时血压仍可波动,但多数时间血压处于正常水平以上,情绪和精神变化可使血压进一步升高,休息或去除诱因并不能使之满意下降和恢复正常。

(二)症状

大多数患者起病隐袭,症状缺如或不明显,仅在体检或因其他疾病就医时才被发现。有的患者可出现头痛、心悸、后颈部或颞部搏动感,还有表现为神经官能症状如失眠、健忘或记忆力减退、注意力不集中、耳鸣、情绪易波动或发怒及神经质等。病程后期心脑肾等靶器官受损或有并发症时,可出现相应的症状。

(三)并发症

左心室肥厚的可靠体征为抬举性心尖冲动,表现为心尖冲动明显增强、搏动范围扩大及心尖冲动左移,提示左心室增大。主动脉瓣区第二心音可增加,带有金属音调。合并冠心病时可发生心绞痛,心肌梗死甚至猝死。晚期可发生心力衰竭。

脑血管并发症是我国高血压病最为常见的并发症,年发病率为120/10万~180/10万,是急性心肌梗死的4~6倍。早期可有短暂性脑缺血(TIA)发作,还可发生脑血栓形成、脑栓塞(包括腔隙性脑梗死)、高血压脑病及颅内出血等。长期持久血压升高可引起良性小动脉性肾硬化症,从而导致肾实质的损害,可出现蛋白尿、肾功能损害,严重者可出现肾衰竭。

眼底血管被累及可出现视力进行性减退,严重高血压可促使形成主动脉夹层并破裂,常可致命。

四、实验室和特殊检查

(一)血压的测量

测量血压是诊断高血压和评估其严重程度的主要依据。目前评价血压水平的方法有以下3种。

1.诊所偶测血压

诊所偶测血压(偶测血压)是由医护人员在标准条件下按统一的规范进行测量,是目前诊断高血压和分级的标准方法。应相隔2分钟重复测量,以2次读数平均值为准,如2次测量的收缩压或舒张压读数相差超过0.7 kPa(5 mmHg),应再次测量,并取3次读数的平均值。

2.自测血压

采用无创半自动或全自动电子血压计在家中或其他环境中患者给自己或家属给患者测量血压,称为自测血压,它是偶测血压的重要补充,在诊断单纯性诊所高血压,评价降压治疗的效果,改善治疗的依从性等方面均极其有益。

3.动态血压监测

一般监测的时间为24小时,测压时间间隔白天为30分钟,夜间为60分钟。动态血压监测提供24小时,白天和夜间各时间段血压的平均值和离散度,可较为客观和敏感地反映患者的实际血压水平,且可了解血压的变异性和昼夜变化的节律性,估计靶器官损害与预后,比偶测血压更为准确。

动态血压监测的参考标准正常值为24小时低于17.3/10.7 kPa(130/80 mmHg),白天低于18.0/11.3 kPa(135/85 mmHg),夜间低于16.7/10.0 kPa(125/75 mmHg)。夜间血压均值一般较白天均值低10%。正常血压波动曲线形状如长柄勺,夜间2~3时处于低谷,凌晨迅速上升,上午6~8时和下午4~6时出现两个高峰,尔后缓慢下降。早期高血压患者的动态血压曲线波动幅度较大,晚期患者波动幅度较小。

(二)尿液检查

肉眼观察尿的透明度、颜色,有无血尿;测比重、pH、蛋白和糖含量,并做镜检。尿比重降低(<1.010)提示肾小管浓缩功能障碍。正常尿液 pH 在 5.0~7.0。某些肾脏疾病如慢性肾炎并发的高血压可在血糖正常的情况下出现糖尿,是由近端肾小管重吸收障碍引起的。尿微量蛋白可采用放射免疫法(放免法)或酶联免疫法测定,其升高程度,与高血压病程及合并的肾功能损害有密切关系。尿转铁蛋白排泄率更为敏感。

(三)血液生化检查

测定血钾、尿素氮、肌酐、尿酸、空腹血糖、血脂,还可检测一些选择性项目,如 PRA、醛固酮。

(四)胸部 X 线片

早期高血压患者可无特殊异常,后期患者可见主动脉弓迂曲延长、左心室增大。胸部X线片对主动脉夹层、胸主动脉及腹主动脉缩窄有一定的帮助,但进一步确诊还需做相关检查。

(五)心电图

体表心电图对诊断高血压患者是否合并左心室肥厚、左心房负荷过重和心律失常有一定帮助。心电图诊断左心室肥厚的敏感性不如超声心动图,但对评估预后有帮助。

(六)超声心动图

超声心动图(UCG)能可靠地诊断左心室肥厚,其敏感性较心电图高7～10倍。左心室重量指数(LVMI)是一项反映左心肥厚及其程度较为准确的指标,与病理解剖的符合率和相关性较高。UCG还可评价高血压患者的心脏功能,包括收缩功能、舒张功能。如疑有颈动脉、外周动脉和主动脉病变,应做血管超声检查;疑有肾脏疾病的患者,应做肾脏B超。

(七)眼底检查

可发现眼底的血管病变和视网膜病变。血管病变包括变细、扭曲、反光增强、交叉压迫及动静脉比例降低。视网膜病变包括出血、渗出、视盘水肿等。高血压眼底改变可分为4级。

Ⅰ级:视网膜小动脉出现轻度狭窄、硬化、痉挛和变细。

Ⅱ级:小动脉呈中度硬化和狭窄,出现动脉交叉压迫症,视网膜静脉阻塞。

Ⅲ级:动脉中度以上狭窄伴局部收缩,视网膜有棉絮状渗出、出血和水肿。

Ⅳ级:视盘水肿并有Ⅲ级眼底的各种表现。

高血压眼底改变与病情的严重程度和预后相关。Ⅲ和Ⅳ级眼底,是急进型和恶性高血压诊断的重要依据。

五、诊断和鉴别诊断

高血压患者应进行全面的临床评估。评估的方法是详细询问病史、做体格检查和实验室检查,必要时还要进行一些特殊的器械检查。

(一)诊断标准和分类

如表3-1所示,根据世界卫生组织高血压专家委员会(WHO/ISH)确定的标准和中国高血压防治指南的规定,18岁以上成年人高血压定义为:在未服抗高血压药物的情况下收缩压≥18.7 kPa(140 mmHg)和/或舒张压≥12.0 kPa(90 mmHg)。患者既往有高血压史,目前正服用抗高血压药物,血压虽已低于18.7/12.0 kPa(140/90 mmHg),也应诊断为高血压;患者收缩压与舒张压属于不同的级别时,应按两者中较高的级别分类。

表3-1　WHO血压水平的定义和分类

类别	收缩压(mmHg)	舒张压(mmHg)
理想血压	<120	<80
正常血压	<120	<85
正常高值	130～139	85～89
1级高血压(轻度)	140～159	90～99
亚组:临界高血压	140～149	90～94
2级高血压(中度)	160～179	100～109
3级高血压(重度)	≥180	≥110
单纯收缩期高血压	≥140	<90
亚组:临界收缩期高血压	140～149	<90

1 mmHg=0.133 kPa

(二)高血压的危险分层

高血压是脑卒中和冠心病的独立危险因素。高血压病患者的预后和治疗决策不仅要考虑血压水平,还要考虑心血管疾病的危险因素、靶器官损害和相关的临床状况,并可根据某几项因素合并存在时对心血管事件绝对危险的影响,做出危险分层的评估,即将心血管事件的绝对危险性分为 4 类:低危、中危、高危和极高危。在随后的 10 年中发生一种主要心血管事件的危险性低危组、中危组、高危组和极高危组分别为低于 15%、15%～20%、20%～30% 和高于 30%(表 3-2)。

表 3-2　影响预后的因素

心血管疾病的危险因素	靶器官损害	合并的临床情况
用于危险性分层的危险因素:	(1)左心室肥厚(心电图、超声心动图或 X 线)	脑血管疾病:
(1)收缩压和舒张压的水平(1～3 级)	(2)蛋白尿和/或血浆肌酐水平升高 106～177 μmol/L(1.2～2.0 mg/dL)	(1)缺血性脑卒中
(2)男性>55 岁	(3)超声或 X 线证实有动脉粥样硬化斑块(颈、髂、股或主动脉)	(2)脑出血
(3)女性>65 岁	(4)视网膜普遍或灶性动脉狭窄	(3)短暂性脑缺血发作
(4)吸烟		心脏疾病:
(5)胆固醇>5.72 mmol/L (2.2 mg/dL)		(1)心肌梗死
(6)糖尿病		(2)心绞痛
(7)早发心血管疾病家族史(发病年龄<55 岁,女<65 岁)		(3)冠状动脉血运重建
加重预后的其他因素:		(4)充血性心力衰竭
(1)高密度脂蛋白胆固醇降低		肾脏疾病:
(2)低密度脂蛋白胆固醇升高		(1)糖尿病肾病
(3)糖尿病伴微量清蛋白尿		(2)肾衰竭(血肌酐水平>177 μmol/L 或 2.0 mg/dL)
(4)葡萄糖耐量降低		血管疾病:
(5)肥胖		(1)夹层动脉瘤
(6)以静息为主的生活方式		(2)症状性动脉疾病
(7)血浆纤维蛋白原增高		重度高血压性视网膜病变
		(1)出血或渗出
		(2)视盘水肿

高血压危险分层的主要根据是弗明翰研究中心的平均年龄 60 岁(45～80 岁)患者随访 10 年心血管疾病死亡、非致死性脑卒中和心肌梗死的资料。但西方国家高血压人群中并发的脑卒中发病率相对较低,而心力衰竭或肾脏疾病较常见,故这一危险性分层仅供参考(表 3-3)。

表 3-3　高血压病危险分层

危险因素和病史		血压(kPa)		
		1 级	2 级	3 级
Ⅰ	无其他危险因素	低危	中危	高危
Ⅱ	1～2 危险因素	中危	中危	极高危
Ⅲ	≥3 个危险因素或靶器官损害或糖尿病	高危	高危	极高危
Ⅳ	并存的临床情况	极高危	极高危	极高危

(三)鉴别诊断

在确诊高血压病之前应排除各种类型的继发性高血压,因为有些继发性高血压的病因可消除,其原发疾病治愈后,血压即可恢复正常。常见的继发性高血压有下列几种类型。

1.肾实质性疾病

慢性肾小球肾炎、慢性肾盂肾炎、多囊肾和糖尿病肾病等均可引起高血压。这些疾病早期均有明显的肾脏病变的临床表现,在病程的中后期出现高血压,至终末期肾病阶段高血压几乎都和肾功能不全相伴发。因此,根据病史、尿常规和尿沉渣细胞计数不难与原发性高血压的肾脏损害相鉴别。肾穿刺病理检查有助于诊断慢性肾小球肾炎;多次尿细菌培养和静脉肾盂造影对诊断慢性肾盂肾炎有价值。糖尿病肾病者均有多年糖尿病病史。

2.肾血管性高血压

单侧或双侧肾动脉主干或分支病变可导致高血压。肾动脉病变可为先天性或后天性。先天性肾动脉狭窄主要为肾动脉肌纤维发育不良所致;后天性狭窄由大动脉炎、肾动脉粥样硬化、动脉内膜纤维组织增生等病变所致。此外,肾动脉周围粘连或肾蒂扭曲也可导致肾动脉狭窄。此病在成人高血压中不足 1%,但在骤发的重度高血压和临床上有可疑诊断线索的患者中则有较高的发病率。如有骤发的高血压并迅速进展至急进性高血压、中青年尤其是 30 岁以下的高血压且无其他原因、腹部或肋脊角闻及血管杂音,提示肾血管性高血压的可能。可疑病例可做肾动脉多普勒超声、口服卡托普利激发后做同位素肾图和肾素测定、肾动脉造影,数字减影血管造影术(DSA),有助于做出诊断。

3.嗜铬细胞瘤

嗜铬细胞瘤 90% 位于肾上腺髓质,右侧多于左侧。交感神经节和体内其他部位的嗜铬组织也可发生此病。肿瘤释放出大量儿茶酚胺,引起血压升高和代谢紊乱。高血压可为持续性,亦可呈阵发性。阵发性高血压发作的持续时间从十多分钟至数天,间歇期亦长短不等。发作频繁者一天可数次。发作时除血压骤然升高外,还有头痛、心悸、恶心、多汗、四肢冰冷和麻木感、视力减退、上腹或胸骨后疼痛等。典型的发作可由于情绪改变如兴奋、恐惧、发怒而诱发。年轻人难以控制的高血压,应注意与此病相鉴别。此病如表现为持续性高血压则难与原发性高血压相鉴别。血和尿儿茶酚胺及其代谢产物香草基杏仁酸(VMA)的测定、酚妥拉明试验、胰高血糖素激发试验、可乐定抑制试验、甲氧氯普胺试验有助于做出诊断。超声、放射性核素及电子计算机 X 线体层显像(CT)、磁共振显像可显示肿瘤的部位。

4.原发性醛固酮增多症

病因为肾上腺肿瘤或增生所致的醛固酮分泌过多,典型的症状和体征见以下 3 个方面。

(1)轻至中度高血压。

(2)多尿尤其夜尿增多、口渴、尿比重下降、碱性尿和蛋白尿。

(3)发作性肌无力或瘫痪、肌痛、抽搐或手足麻木感等。

凡高血压者合并上述 3 项临床表现,并有低钾血症、高血钠性碱中毒而无其他原因可解释的,应考虑此病之可能。实验室检查可发现血和尿醛固酮升高,血浆肾素降低、尿醛固酮排泄增多等。

5.皮质醇增多症

皮质醇增多症是肾上腺皮质肿瘤或增生分泌糖皮质激素过多所致的。除高血压外,有向心性肥胖、满月脸、水牛背、皮肤紫纹、毛发增多、血糖增高等特征,诊断一般并不困难。24 小时尿中 17-羟及 17-酮类固醇增多,地塞米松抑制试验及肾上腺皮质激素兴奋试验阳性有助于诊断。颅内蝶鞍 X 线检查、肾上腺 CT 扫描及放射性碘化胆固醇肾上腺扫描可用于病变定位。

6.主动脉缩窄

多数为先天性血管畸形,少数为多发性大动脉炎所引起。特点为上肢血压增高而下肢血压不高或降低,呈上肢血压高于下肢血压的反常现象。肩胛间区、胸骨旁、腋部可有侧支循环动脉的搏动和杂音或腹部听诊有血管杂音。胸部 X 线摄影可显示肋骨受侧支动脉侵蚀引起的切迹。主动脉造影可确定诊断。

六、治疗

(一)评估和监测程序

如图 3-1 所示,确诊高血压病后应根据其危险因素、靶器官损害及相关临床情况做出危险分层。高危和极高危患者应立即开始药物治疗。中危和低危患者则先监测血压和其他危险因素,而后再根据血压状况决定是否开始药物治疗。

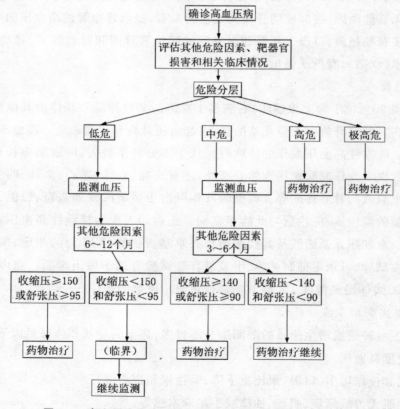

图 3-1　高血压病患者评估和处理程序(血压单位为 mmHg)

(二)降压目标

根据新指南精神,中青年高血压患者血压应降至 17.3/11.3 kPa(130/85 mmHg)以下。

HOT 研究表明,舒张压达到较低目标血压组的糖尿病患者,其心血管病危险明显降低,故伴糖尿病者应把血压降至 17.3/10.7 kPa(130/80 mmHg)以下;高血压合并肾功能不全、尿蛋白超过 1 g/24 h,至少应将血压降至 17.3/10.7 kPa(130/80 mmHg),甚至 16.7/10.0 kPa(125/75 mmHg)以下;老年高血压患者的血压应控制在 18.7/12.0 kPa(140/90 mmHg)以下,且尤应重视降低收缩压。

(三)非药物治疗

高血压应采取综合措施治疗,任何治疗方案都应以非药物疗法为基础。积极有效的非药物治疗可通过多种途径干扰高血压的发病机制,起到一定的降压作用,并有助于减少靶器官损害的发生。非药物治疗的具体内容包括以下几项。

1.戒烟

吸烟所致的加压效应使高血压并发症如脑卒中、心肌梗死和猝死的危险性显著增加,并降低或抵消降压疗效,加重脂质代谢紊乱,降低胰岛素敏感性,减弱内皮细胞依赖性血管扩张效应和增加左心室肥厚的倾向。戒烟对心血管的良好益处,任何年龄组在戒烟 1 年后即可显示出来。

2.戒酒或限制饮酒

戒酒和减少饮酒可使血压显著降低。

3.减轻和控制体重

体重减轻 10%,收缩压可降低 0.8 kPa(6.6 mmHg)。超重 10% 以上的高血压患者体重减少 5 kg,血压便明显降低,且有助于改善伴发的危险因素如糖尿病、高脂血症、胰岛素抵抗和左心室肥厚。新指南中建议体质指数(kg/m^2)应控制在 24 以下。

4.合理膳食

按 WHO 的建议,钠摄入每天应少于 2.4 g(相当于氯化钠 6 g)。通过食用含钾丰富的水果(如香蕉、橘子)和蔬菜(如油菜、苋菜、香菇、大枣等),增加钾的摄入。减少膳食中的脂肪,适量补充优质蛋白质。

5.增加体力活动

根据新指南提供的参考标准,常用运动强度指标可用运动时的最大心率达到 180 次/分或 170 次/分减去平时心率,如要求精确则采用最大心率的 60%～85% 作为运动适宜心率。运动频度一般要求每周 3～5 次,每次持续 20～60 分钟即可。中老年高血压患者可选择步行、慢跑、上楼梯、骑自行车等。

6.减轻精神压力,保持心理平衡

长期精神压力和情绪忧郁既是导致高血压,又是降压治疗效果欠佳的重要原因。应对患者进行耐心劝导和心理疏导,鼓励其参加体育/文化和社交活动,鼓励高血压患者保持宽松、平和、乐观的健康心态。

(四)初始降压治疗药物选择

高血压病治疗应采取个体化原则。应根据高血压危险因素、靶器官损害及合并疾病等情况选择初始降压药物。

（五）高血压病药物治疗

1.药物治疗原则

（1）采用最小的有效剂量以获得可能有的疗效而使不良反应减至最小。

（2）为了有效防止靶器官损害,要求一天 24 小时内稳定降压,并能防止从夜间较低血压到清晨血压突然升高而导致猝死、脑卒中和心脏病发作。要达到此目的,最好每天 1 次给予有持续降压作用的药物。

（3）单一药物疗效不佳时不宜过多增加单种药物的剂量,而应及早采用两种或两种以上药物联合治疗,这样有助于提高降压效果而不增加不良反应。

（4）判断某一种或几种降压药物是否有效,以及是否需要更改治疗方案时,应充分考虑该药物达到最大疗效所需的时间。在药物发挥最大效果前过于频繁地改变治疗方案是不合理的。

（5）高血压病是一种终生性疾病,一旦确诊后应坚持终身治疗。

2.降压药物的选择

目前临床常用的降压药物有许多种类。无论选用何种药物,其治疗目的均是将血压控制在理想范围,预防或减轻靶器官损害。新指南强调,降压药物的选用应根据治疗对象的个体情况、药物的作用、代谢、不良反应和药物的相互作用确定。

3.临床常用降压药物

临床常用的药物主要有六大类:利尿药、α受体阻滞剂、钙通道阻滞剂、血管紧张素转化酶抑制剂（ACEI）、β受体阻滞剂及血管紧张素Ⅱ受体阻滞剂。降压药物的疗效和不良反应情况个体间差异很大,临床应用时要充分注意。

（1）利尿药。

作用机制:此类药物可减少细胞外液容量、降低心排血量,并通过利钠作用降低血压。降压作用较弱,起作用较缓慢,但与其他降压药物联合应用时常有相加或协同作用,常可作为高血压的基础治疗。螺内酯不仅可以降压,而且能抑制心肌及血管的纤维化。

种类和应用方法:有噻嗪类、保钾利尿药和襻利尿药 3 类。降压治疗中比较常用的利尿药有下列几种:氢氯噻嗪 12.5～25.0 mg,每天 1 次;阿米洛利 5～10 mg,每天 1 次;吲达帕胺 1.25～2.50 mg,每天 1 次;氯噻酮 12.5～25.0 mg,每天 1 次;螺内酯 20 mg,每天 1 次;氨苯蝶啶 25～50 mg,每天 1 次。在少数情况下用呋塞米 20～40 mg,每天 2 次。

主要适应证:利尿药可作为无并发症高血压患者的首选药物,主要适用于轻中度高血压,尤其是老年高血压包括老年单纯性收缩期高血压、肥胖及并发心力衰竭患者。襻利尿药作用迅速,肾功能不全时应用较多。

注意事项:利尿药应用可降低血钾,尤以噻嗪类和呋塞米为明显,长期应用者应适量补钾（每天1～3 g）,并鼓励多吃水果和富含钾的绿色蔬菜。此外,噻嗪类药物可干扰糖、脂和尿酸代谢,故应慎用于糖尿病和血脂代谢失调者,禁用于痛风患者。保钾利尿药因可升高血钾,应尽量避免与 ACEI 合用,禁用于肾功能不全者。利尿药的不良反应与剂量密切相关,故宜采用小剂量。

（2）β受体阻滞剂。

作用机制:通过减慢心率、减少心肌收缩力、降低心排血量、降低血浆肾素活性等多种机制发挥降压作用。其降压作用较弱,起效时间较长(1～2周)。

主要适应证:主要适用于轻中度高血压,尤其在静息时心率较快(>80次/分)的中青年患者,也适用于高肾素活性的高血压、伴心绞痛或心肌梗死后,以及伴室上性快速心律失常者。

种类和应用方法:常用于降压治疗的 β_1 受体阻滞剂有美托洛尔 25～50 mg,每天 1～2次;阿替洛尔 25 mg,每天 1～2 次;比索洛尔 2.5～10 mg,每天 1 次。选择性 α_1 和非选择性 β 受体阻滞剂:拉贝洛尔每次 0.1 g,每天 3～4 次,以后按需增至 0.6～0.8 g,重症高血压可达每天1.2～2.4 g;卡维地洛6.25～12.5 mg,每天 2 次。拉贝洛尔和美托洛尔均有静脉制剂,可用于重症高血压或高血压危象而需要较迅速降压治疗的患者。

注意事项:常见的不良反应有疲乏和肢体冷感,可出现躁动不安、胃肠功能不良等。还可能影响糖代谢、脂代谢,因此伴有心脏传导阻滞、哮喘、慢性阻塞性肺疾病及周围血管疾病患者应列为禁忌;因此类药可掩盖低血糖反应,因此应慎用于胰岛素依赖性糖尿病患者。长期应用者突然停药可发生反跳现象,即原有的症状加重、恶化或出现新的表现,较常见有血压反跳性升高,伴头痛、焦虑、震颤、出汗等,称之为撤药综合征。

(3)钙通道阻滞剂(CCB)。

作用机制:主要通过阻滞细胞质膜的钙离子通道、松弛周围动脉血管的平滑肌,使外周血管阻力下降而发挥降压作用。

主要适应证:可用于各种程度的高血压,尤其是老年高血压、伴冠心病心绞痛、周围血管病、糖尿病或糖耐量异常妊娠期高血压,以及合并有肾脏损害的患者。

种类和应用方法:应优先考虑使用长效制剂如非洛地平缓释片 2.5～5.0 mg,每天 1 次;硝苯地平控释片 30 mg,每天 1 次;氨氯地平 5 mg,每天 1 次;拉西地平 4 mg,每天 1～2 次;维拉帕米缓释片120～240 mg,每天 1 次;地尔硫䓬缓释片 90～180 mg,每天 1 次。由于有诱发猝死之嫌,速效二氢吡啶类钙通道阻滞剂的临床使用正在逐渐减少,而提倡应用长效制剂。其价格一般较低廉,在经济条件落后的农村及边远地区速效制剂仍不失为一种可供选择的抗高血压药物,可使用硝苯地平或尼群地平普通片剂10 mg,每天 2～3 次。

注意事项:主要不良反应为血管扩张所致的头痛、颜面潮红和踝部水肿,发生率在 10% 以下,需要停药的只占极少数。踝部水肿是由于毛细血管前血管扩张而非水钠潴留所致。硝苯地平的不良反应较明显且可引起反射性心率加快,但若从小剂量开始逐渐加大剂量,可明显减轻或减少这些不良反应。非二氢吡啶类对传导功能及心肌收缩力有负性影响,因此禁用于心脏传导阻滞和心力衰竭时。

(4)血管紧张素转化酶抑制剂(ACEI)。

作用机制:通过抑制血管紧张素转化酶使血管紧张素Ⅱ生成减少,并抑制缓激肽,使缓激肽降解。这类药物可抑制循环和组织的 RAAS,减少神经末梢释放去甲肾上腺素和血管内皮形成内皮素;还可作用于缓激肽系统,抑制缓激肽降解,增加缓激肽和扩张血管的前列腺素的形成。这些作用不仅能有效降低血压,而且具有靶器官保护的功能。

ACEI 对糖代谢和脂代谢无影响,血浆尿酸可能降低。即使合用利尿药亦可维持血钾稳定,因 ACEI 可防止利尿药所致的继发性高醛固酮血症。此外,ACEI 在产生降压作用时不会引起反射性心动过速。

种类和应用方法：常用的 ACEI 有卡托普利 25～50 mg，每天 2～3 次；依那普利 5～10 mg，每天1～2 次；贝那普利 5～20 mg，雷米普利 2.5～5.0 mg，培哚普利 4～8 mg，西拉普利 2.5～10.0 mg，福辛普利 10～20 mg，均每天 1 次。

主要适应证：ACEI 可用来治疗轻中度或严重高血压，尤其适用于伴左心室肥厚、左心室功能不全或心力衰竭、糖尿病并有微量蛋白尿、肾脏损害（血肌酐<265 μmol/L）并有蛋白尿的患者。本药还可安全地使用于伴有慢性阻塞性肺部疾病或哮喘、周围血管疾病或雷诺现象、抑郁症，以及胰岛素依赖性糖尿病患者。

注意事项：最常见不良反应为持续性干咳，发生率为 3%～22%。多见于用药早期（数天至几周），亦可出现于治疗的后期，其机制可能由于 ACEI 抑制了激肽酶Ⅱ，使缓激肽的作用增强和前列腺素形成。症状不重应坚持服药，半数可在 2～3 个月内咳嗽消失。改用其他 ACEI，咳嗽可能不出现。福辛普利和西拉普利引起干咳少见。其他可能发生不良反应有低血压、高钾血症、血管神经性水肿（偶尔可致喉痉挛、喉或声带水肿）、皮疹及味觉障碍。

双侧肾动脉狭窄或单侧肾动脉严重狭窄、合并高血钾血症或严重肾衰竭等患者 ACEI 应列为禁忌。因有致畸危险不能用于合并妊娠的妇女。

（5）血管紧张素Ⅱ受体阻滞剂（ARB）。

作用机制：这类药物可选择性阻断 AngⅡ的Ⅰ型受体而起作用，具有 ACEI 相似的血流动力学效应。从理论上讲，其比 ACEI 存在如下优点：①作用不受 ACE 基因多态性的影响。②还能抑制非 ACE 催化产生的 AngⅡ的致病作用。③促进 AngⅡ与 AT_2 结合发挥"有益"效应。这 3 项优点结合起来将可能使 ARB 的降血压及对靶器官保护作用更有效，但需要大规模的临床试验进一步证实，目前尚无循证医学的证据表明 ARB 的疗效优于或等同于 ACEI。

种类和应用方法：目前在国内上市的 ARB 有 3 类。第一、二、三代分别为氯沙坦、缬沙坦、依贝沙坦。氯沙坦 50～100 mg，每天 1 次，氯沙坦和小剂量氢氯噻嗪（25 mg/d）合用，可明显增强降压效应；缬沙坦 80～160 mg，每天 1 次；依贝沙坦 150 mg，每天 1 次；替米沙坦 80 mg，每天1 次；坎地沙坦 1 mg，每天 1 次。

主要适应证：适用对象与 ACEI 相同。目前主要用于 ACEI 治疗后发生干咳等不良反应且不能耐受的患者。氯沙坦有降低血尿酸作用，尤其适用于伴高尿酸血症或痛风的高血压患者。

注意事项：此类药物的不良反应轻微而短暂，因不良反应需中止治疗者极少。不良反应为头晕、与剂量有关的直立性低血压、皮疹、血管神经性水肿、腹泻、肝功能异常、肌痛和偏头痛等。禁用对象与 ACEI 相同。

（6）α_1 受体阻滞剂。

作用机制：这类药可选择性阻滞血管平滑肌突触后膜 α_1 受体，使小动脉和静脉扩张，外周阻力降低。长期应用对糖代谢并无不良影响，且可改善脂代谢，升高 HDL-C 水平，还能减轻前列腺增生患者的排尿困难，缓解症状。降压作用较可靠，但是否与利尿药、受体阻滞剂一样具有降低病死率的效益，尚不清楚。

种类和应用方法：常用制剂有哌唑嗪 1 mg，每天 1 次；多沙唑嗪 1～6 mg，每天 1 次；特拉唑嗪1～8 mg，每天 1 次；苯哌地尔 25～50 mg，每天 2 次。

适应证:目前一般用于轻中度高血压,尤其适用于伴高脂血症或前列腺肥大患者。

注意事项:主要不良反应为"首剂现象",多见于首次给药后 30～90 分钟,表现为严重的直立性低血压、眩晕、晕厥、心悸等,是由于内脏交感神经的收缩血管作用被阻滞后,静脉舒张使回心血量减少。首剂现象以哌唑嗪较多见,特拉唑嗪较少见。合用 β 受体阻滞剂、低钠饮食或曾用过利尿药者较易发生。防治方法是首剂量减半,临睡前服用,服用后平卧或半卧休息60～90 分钟,并在给药前至少一天停用利尿药。其他不良反应有头痛、嗜睡、口干、心悸、鼻塞、乏力、性功能障碍等,常可在连续用药过程中自行减轻或缓解。有研究表明哌唑嗪能增加高血压患者的死亡率,因此现在临床上已很少应用。

(六)降压药物的联合应用

降压药物的联合应用已公认为是较好和合理的治疗方案。

1.联合用药的意义

研究表明,单药治疗使高血压患者血压达标(<18.7/12.0 kPa 或 140/90 mmHg)比率仅为 40％～50％,而两种药物的合用可使 70％～80％的患者血压达标。HOT 试验结果表明,达到预定血压目标水平的患者中,采用单一药物、两药合用或三药合用的患者分别占 30％～40％、40％～50％和少于 10％,处于联合用药状态约占 68％。

联合用药可减少单一药物剂量,提高患者的耐受性和依从性。单药治疗如效果欠佳,只能加大剂量,这就增加不良反应发生的危险性,且有的药物随剂量增加,不良反应增大的危险性超过了降压作用增加的效益,亦即药物的危险/效益比转向不利的一面。联合用药可避免此种两难局面。

联合用药还可使不同的药物互相取长补短,有可能减轻或抵消某些不良反应。任何药物在长期治疗中均难以完全避免其不良反应,如 β 受体阻滞剂的减慢心率作用,CCB 可引起踝部水肿和心率加快。这些不良反应如能选择适当的合并用药就有可能被矫正或消除。

2.利尿药为基础的两种药物联合应用

大型临床试验表明,噻嗪类利尿药可与其他降压药有效地合用,故在需要合并用药时利尿药可作为基础药物。常采用下列合用方法。

(1)利尿药加 ACEI 或血管紧张素Ⅱ受体阻滞剂:利尿药的不良反应是激活 RAAS,造成一系列不利于降低血压的负面作用。然而,这反而增强了 ACEI 或血管紧张素Ⅱ受体阻滞剂对 RAAS 的阻断作用,亦即这两种药物通过利尿药对 RAAS 的激活,可产生更强有力的降压效果。此外,ACEI 和血管紧张素Ⅱ受体阻滞剂由于可使血钾水平稍上升,从而能防止利尿药长期应用所致的电解质紊乱,尤其是低血钾等不良反应。

(2)利尿药加 β 受体阻滞剂或 α_1 受体阻滞剂:β 受体阻滞剂可抵消利尿药所致的交感神经兴奋和心率增快作用,而噻嗪类利尿药又可消除 β 受体阻滞剂或 α_1 受体阻滞剂的促肾滞钠作用。此外,在对血管的舒缩作用上噻嗪类利尿药可加强 α_1 受体阻滞剂的扩血管效应,而抵消 β受体阻滞剂的缩血管作用。

3.CCB 为基础的两药合用

我国临床上初治药物中仍以 CCB 最为常用。国人对此类药一般均有良好反应,CCB 为基础的联合用药在我国有广泛的基础。

（1）CCB 加 ACEI：前者具有直接扩张动脉的作用，后者通过阻断 RAAS 和降低交感活性，既扩张动脉，又扩张静脉，故两药在扩张血管上有协同降压作用。二氢吡啶类 CCB 产生的踝部水肿可被 ACEI 消除。两药在心肾和血管保护上，在抗增殖和减少蛋白尿上亦均有协同作用。此外，ACEI 可阻断 CCB 所致反射性交感神经张力增加和心率加快的不良反应。

（2）二氢吡啶类 CCB 加 β 受体阻滞剂：前者具有的扩张血管和轻度增加心排血量的作用，正好抵消 β 受体阻滞剂的缩血管及降低心排血量作用。两药对心率的相反作用可使患者心率不受影响。

4.其他联合应用方法

如两药合用仍不能奏效，可考虑采用 3 种药物合用，例如，噻嗪类利尿药加 ACEI 加水溶性 β 受体阻滞剂（阿替洛尔），或噻嗪类利尿药加 ACEI 加 CCB，以及利尿药加 β 受体阻滞剂加其他血管扩张药（肼屈嗪）。

七、高血压危象

（一）定义和分类

已经有许多不同的名词被用于血压重度急性升高的情况。但多数研究者将高血压急症定义为收缩压或舒张压急剧增高（如舒张压增高到 17.3 kPa 或以上），同时伴有中枢神经系统、心脏或肾脏等靶器官损伤。高血压急症较少见，此类患者需要在严密监测下通过静脉给药的方法使血压立即降低。与高血压急症不同，如果患者的血压重度增高，但无急性靶器官损害的证据，则定义为高血压次急症。对此类患者，需在 24～48 小时内使血压逐渐下降。两者统称为高血压危象（表 3-4）。

表 3-4　高血压危象分类

高血压急症	高血压次急症
高血压脑病	急进性恶性高血压
颅内出血	循环中儿茶酚胺水平过高
动脉硬化栓塞性脑梗死	降压药物的撤药综合征
急性肺水肿	服用拟交感神经药物
急性冠脉综合征	食物或药物与单胺氧化酶抑制剂相互作用
急性主动脉夹层	围术期高血压
急性肾衰竭	
肾上腺素能危象	
子痫	

（二）临床表现

高血压危象的症状和体征的轻重往往因人而异。①一般症状可有出汗、潮红、苍白、眩晕、濒死感、耳鸣、鼻出血。②心脏症状可有心悸、心律失常、胸痛、呼吸困难、肺水肿。③脑部症状可有头痛、头晕、恶心、目眩、局部症状、痛性痉挛、昏迷等。④肾脏症状有少尿、血尿、蛋白尿、电解质紊乱、氮质血症、尿毒症。⑤眼部症状有闪光、点状视觉、视物模糊、视觉缺陷、复视、失明。

(三)治疗

1.一般原则

对高血压急症患者,需在 ICU 中严密监测(必要时进行动脉内血压监测),通过静脉给药迅速控制血压(但并非降至正常水平)。对高血压次急症患者,应在 24～48 小时内逐渐降低血压(通常给予口服降压药)。

静脉用药控制血压的即刻目标是在 30～60 分钟内将舒张压降低 10%～15%,或降到 14.7 kPa(110 mmHg)左右。对急性主动脉夹层患者,应 15～30 分钟内达到这一目标。以后用口服降压药维持。

2.高血压急症治疗

导致高血压急症的疾病很多。目前有多种静脉用药可作降压之用(表 3-5)。

表 3-5 高血压急症静脉用药的选择

病种	药物选择
急性肺水肿	硝普钠或乌拉地尔,与硝酸甘油和一种襻利尿药合用
急性心肌缺血	柳胺苄心定或美托洛尔,与硝酸甘油合用。如血压控制不满意,可加用尼卡地平或非诺多泮
脑卒中	柳胺苄心定、尼卡地平或非诺多泮
急性主动脉夹层	柳胺苄心定或硝普钠加美托洛尔
子痫	肼苯嗪,亦可选用柳胺苄心定或尼卡地平
急性肾衰竭/微血管性贫血	非诺多泮或尼卡地平
儿茶酚胺危象	尼卡地平、维拉帕米或非诺多泮

(1)高血压脑病:高血压脑病的首选治疗包括静脉注射硝普钠、柳胺苄心定、乌拉地尔或尼卡地平。

(2)脑血管意外:对任何种类的急性脑卒中患者给予紧急降压治疗所能得到的益处目前还都是推测性的,还缺少充分的临床和实验研究证据。①颅内出血:血压<24.0/14.0 kPa(180/105 mmHg)无须降压。血压>30.7/16.0 kPa(230/120 mmHg)可静脉给予柳胺苄心定、拉贝洛尔、硝普钠、乌拉地尔。血压在[(24.0～30.7)/(20.0～16.0)kPa](180～230)/(150～120)mmHg之间可静脉给药,也可口服给药。②急性缺血性中风:参照颅内出血的治疗方案。

(3)急性主动脉夹层:一旦确诊为主动脉夹层,即应力图在 15～30 分钟内使血压降至最低可以耐受的水平(即保持足够的器官灌注)。最初的治疗应包括联合使用静脉硝普钠和一种静脉给予的 β 受体阻滞剂,其中美托洛尔最为常用。尼卡地平或非诺多泮也可使用。柳胺苄心定兼有 α 和 β 受体阻滞作用,可作为硝普钠和 β 受体阻滞剂联合方案的替代。另外,地尔硫䓬静脉滴注也可用于主动脉夹层。

(4)急性左心室衰竭和肺水肿:严重高血压可诱发急性左心室衰竭。在这种情况下,可给予扩血管药如硝普钠直接减轻心脏后负荷。也可选用硝酸甘油。

(5)冠心病和急性心肌梗死:静脉给予硝酸甘油是高血压危象时的首选药物。次选药为柳胺苄心定,静脉给予。如血压控制不满意,可加用尼卡地平或非诺多泮。

(6)围术期高血压:降压药物的选用应根据患者的背景情况,在密切观察下可选用乌拉地尔、柳胺苄心定、硝普钠和硝酸甘油等。

（7）子痫：近年来，在舒张压超过 15.3 kPa（115 mmHg）或发生子痫时，传统上采用肼苯达嗪静脉注射，此药能有效降低血压而不减少胎盘血流。现今在重症监护条件下，静脉给予柳胺苄心定和尼卡地平被认为更安全有效。如惊厥出现或迫近，可注射硫酸镁。

3.高血压次急症治疗

对高血压次急症患者，过快降压会影响心脏和脑的血流供应（尤其是老年人），引起严重的不良反应。如果血压暂时升高的原因是容易识别的，如疼痛或急性焦虑，则合适的治疗是止痛药或抗焦虑药。如果血压增高的原因不明，可给予各种口服降压药（表 3-6）。降压治疗的目的是使增高的血压在 24～48 小时内逐渐降低，这种治疗方法需要在发病后头几天对患者进行密切随访。

表 3-6　治疗高血压次急症常用口服药

药名	作用机制	剂量（mg）	说明
卡托普利	ACEI	25～50	口服或舌下给药。最大作用见于给药后 30～90 分钟。在体液容量不足者，易有血压过度下降。肾动脉狭窄患者禁用
硝酸甘油	血管扩张药	1.25～2.50	舌下给药，最大作用见于 15～30 分钟内。推荐用于冠心病患者
尼卡地平	钙通道阻滞剂	30	口服或舌下给药。仅有少量心率增快。比硝苯地平起效慢而降压时间更长。可致低血压的潮红
柳胺苄心定	α 和 β 受体阻滞剂	200～1 200	口服给药。禁用于慢性阻塞性肺病、充血性心力衰竭恶化、心动过缓的患者。可引起低血压、眩晕、头痛、呕吐、潮红
可乐定	α 激动剂	0.1，每 20 分钟一次	口服后 30 分钟至 2 小时起效，最大作用见于 1～4 小时内，作用维持 6～8 小时。不良反应为嗜睡、眩晕、口干和停药后血压反跳
呋塞米	襻利尿药	40～80	口服给药。可继其他抗高血压措施之后给药

在目前缺少任何对各种高血压药物长期疗效进行比较资料的情况下，药物品种的选择应根据其作用机制、疗效和安全性资料确定。

硝苯地平和卡托普利加快心率，可乐定和柳胺苄心定则减慢心率。这对于冠心病患者特别重要。其他应注意的问题包括柳胺苄心定慎用于支气管痉挛和心动过缓，以及二度以上房室传导阻滞患者、卡托普利不可用于双侧肾动脉狭窄患者。在血容量不足的患者，抗高血压药的使用均应小心。

第二节　继发性高血压

继发性高血压也称症状性高血压，是指由一定的基础疾病引起的高血压，占所有高血压患者的1%～5%。由于继发性高血压的出现与某些确定的疾病和原因有关，一旦这些原发疾病

(如原发性醛固酮增多症、嗜铬细胞瘤、肾动脉狭窄等)治愈后,高血压即可消失。所以临床上,对一个高血压患者(尤其是初发病例),应给予全面详细评估,以发现有可能的继发性高血压的病因,以利于进一步治疗。

一、继发性高血压的基础疾病

(一)肾性高血压

(1)肾实质性:急、慢性肾小球肾炎,多囊肾,糖尿病肾病,肾积水。

(2)肾血管性:肾动脉狭窄、肾内血管炎。

(3)肾素分泌性肿瘤。

(4)原发性钠潴留(Liddle's综合征)。

(二)内分泌性高血压

(1)肢端肥大症。

(2)甲状腺功能亢进症(甲亢)。

(3)甲状腺功能减退症(甲减)。

(4)甲状旁腺功能亢进症(甲旁亢)。

(5)肾上腺皮质:库欣综合征、原发性醛固酮增多症(原醛)、嗜铬细胞瘤。

(6)女性长期口服避孕药。

(7)绝经期综合征等。

(三)血管病变

主动脉缩窄、多发性大动脉炎。

(四)颅脑病变

脑肿瘤、颅内压增高、脑外伤、脑干感染等。

(五)药物

如糖皮质激素、拟交感神经药、甘草等。

(六)其他

高原病、红细胞增多症、高血钙等。

二、常见的继发性高血压几种类型的特点

(一)肾实质性疾病所致的高血压

1.急性肾小球肾炎

(1)多见于青少年。

(2)起病急。

(3)有链球菌感染史。

(4)发热、血尿,水肿等表现。

2.慢性肾小球肾炎

应注意与高血压病引起的肾脏损害相鉴别。

(1)反复水肿史。

(2)贫血明显。

(3)血浆蛋白低。

（4）蛋白尿出现早而血压升高相对轻。

（5）眼底病变不明显。

3.糖尿病肾病

无论是胰岛素依赖型糖尿病（1 型）或非胰岛素依赖型糖尿病（2 型），均可发生肾损害而有高血压，肾小球硬化、肾小球毛细血管基膜增厚为主要的病理改变，早期肾功能正常，仅有微量蛋白尿，血压也可能正常；病情发展，出现明显蛋白尿及肾功能不全时血压升高。

对于肾实质病变引起的高血压，可以应用 ACEI 治疗，对肾脏有保护作用，除降低血压外，还可减少蛋白尿，延缓肾功能恶化。

（二）嗜铬细胞瘤

肾上腺髓质或交感神经节等嗜铬细胞肿瘤，间歇或持续分泌过多的肾上腺素和去甲肾上腺素，出现阵发性或持续性血压升高。其临床特点包括以下几个方面。

（1）有剧烈头痛，心动过速、出汗、面色苍白、血糖增高、代谢亢进等特征。

（2）对一般降压药物无效。

（3）血压增高期测定血或尿中儿茶酚胺及其代谢产物香草基杏仁酸（VMA），显著增高。

（4）超声、放射性核素、CT、磁共振显像可显示肿瘤的部位。

（5）大多数肿瘤为良性，可做手术切除。

（三）原发性醛固酮增多症

此病是由肾上腺皮质增生或肿瘤分泌过多醛固酮所致。其特征包括以下几点。

（1）长期高血压伴顽固的低血钾。

（2）肌无力、周期性瘫痪、烦渴、多尿等。

（3）血压多为轻、中度增高。

（4）实验室检查：有低血钾、高血钠、代谢性碱中毒、血浆肾素活性降低、尿醛固酮排泄增多。

（5）螺内酯（安体舒通）试验（＋）具有诊断价值。

（6）超声、放射性核素、CT 可做定位诊断。

（7）大多数原发性醛固酮增多症是由单一肾上腺皮质腺瘤所致，手术切除是最好的治疗方法。

（8）螺内酯是醛固酮拮抗剂，可使血压降低，血钾升高，症状减轻。

（四）皮质醇增多症（库欣综合征）

由于肾上腺皮质肿瘤或增生，导致皮质醇分泌过多。其临床特点表现为以下几点。

（1）水钠潴留，高血压。

（2）向心性肥胖、满月脸，多毛、皮肤纹、血糖升高。

（3）24 小时尿中 17-羟类固醇或 17-酮类固醇增多。

（4）肾上腺皮质激素兴奋者试验阳性。

（5）地塞米松抑制试验阳性。

（6）颅内蝶鞍 X 线检查、肾上腺 CT 扫描，以及放射性碘化胆固醇肾上腺扫描可用于病变定位。

（五）肾动脉狭窄

（1）可为单侧或双侧。

（2）青少年患者的病变性质多为先天性或炎症性，老年患者多为动脉粥样硬化性。

（3）高血压进展迅速或高血压突然加重，呈恶性高血压表现。

（4）舒张压中、重度升高。

（5）四肢血压多不对称，差别大，有时呈无脉症。

（6）体检时可在上腹部或背部肋脊角处闻及血管杂音。

（7）眼底呈缺血性进行性改变。

（8）对各类降压药物疗效较差。

（9）大剂量断层静脉肾盂造影，放射性核素肾图有助诊断。

（10）肾动脉造影可明确诊断。

（11）药物治疗可选用 ACEI 或钙通道阻滞剂，但双侧肾动脉狭窄者不宜应用，以避免可能使肾小球滤过率进一步降低，肾功能恶化。

（12）经皮肾动脉成形术（PTRA）手术简便，疗效好，为首选治疗。

（13）必要时，可行血流重建术、肾移植术、肾切除术。

（六）主动脉缩窄

主动脉缩窄为先天性血管畸形，少数为多发性大动脉炎引起。其临床特点表现为以下几点。

（1）上肢血压增高而下肢血压不高或降低，呈上肢血压高于下肢的反常现象。

（2）肩胛间区、胸骨旁、腋部可有侧支循环动脉的搏动和杂音或腹部听诊有血管杂音。

（3）胸部 X 线摄影可显示肋骨受侧支动脉侵蚀引起的切迹。

（4）主动脉造影可确定诊断。

第三节　扩张型心肌病

扩张型心肌病（DCM）是以一侧或双侧心腔扩大，收缩性心力衰竭为主要特征的一组疾病。病因不明者称为原发性扩张型心肌病，由于主要表现为充血性心力衰竭，以往又被称为充血性心肌病，该病常伴心律失常，5 年存活率低于 50%，发病率为 5/10 万～10/10 万，近年来有增高的趋势，男多于女，男女发病比例为 2.5：1.0。

一、病因

（一）遗传因素

遗传因素包括单基因遗传和基因多态性。前者包括显性和隐性两种，根据基因所在的染色体进一步分为常染色体和性染色体遗传。致病基因已经清楚者归为家族性心肌病，未清楚而又有希望的基因是编码 *dystrophin* 和 *cardiotrophin-1* 的基因。基因多态性目前以 ACE 的 DD 型研究较多，但与原发性扩张型心肌病的关系尚有待进一步证实。

（二）病毒感染

主要是柯萨奇病毒，此外尚有巨细胞病毒、腺病毒（小儿多见）和埃柯病毒等。以柯萨奇病毒研究较多。病毒除直接引起心肌细胞损伤外，尚可通过免疫反应，包括细胞因子和抗体损伤心肌细胞。

（三）免疫障碍

免疫障碍分两大部分：一是引起机体抵抗力下降，机体易于感染，尤其是嗜心肌病毒如柯萨奇病毒感染；二是以心肌为攻击靶位的自身免疫损伤，目前已知的有抗β-受体抗体，抗 M-受体抗体，抗线粒体抗体，抗心肌细胞膜抗体，抗 ADP/ATP 载体蛋白抗体等。有些抗体具强烈干扰心肌细胞功能作用，如抗β-受体抗体的儿茶酚胺样作用较去甲肾上腺素强 100 倍以上，抗 ADP/ATP 抗体严重干扰心肌能量代谢等。

（四）其他

某些营养物质、毒物的作用或叠加作用应注意。

二、病理及病理生理

（一）大体解剖

心腔大、室壁相对较薄、附壁血栓，瓣膜及冠状动脉正常，随着病情发展，心腔逐渐变为球形。

（二）组织病理

心肌细胞肥大、变长、变性坏死、间质纤维化。组化染色（抗淋巴细胞抗体）淋巴细胞计数增多，约 46％符合 Dallas 心肌炎的诊断标准。

（三）细胞病理（超微结构）

（1）收缩单位变少，排列紊乱。

（2）线粒体增多变性，细胞化学染色示线粒体嵴排列紊乱、脱失及融合；线粒体分布异常，膜下及核周分布增多，而肌纤维间分布减少。

（3）脂褐素增多。

（4）严重者心肌细胞空泡变性，脂滴增加。

在上述病理改变的基础上，原发扩张型心肌病的病理生理特点可用一句话概括：收缩功能障碍为主，继发舒张功能障碍。扩张型心肌病的可能发生机制如图3-2所示。

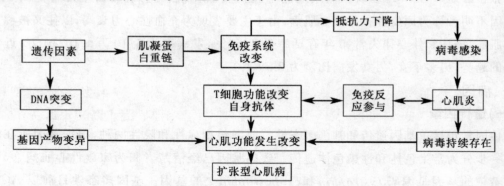

图 3-2　扩张型心肌病发病机制

三、临床表现

（1）充血性心力衰竭的临床表现。

（2）心律失常：快速、缓慢心律失常及各种传导阻滞，以室内阻滞较有特点。

（3）栓塞：以肺栓塞多见。绝大部分是细小动脉多次反复栓塞，表现为少量咯血或痰中带血，肺动脉高压等。周围动脉栓塞在国内较少见，可表现为脑、脾、肾、肠系膜动脉及肢体动脉栓塞。有栓塞者预后一般较差。

四、辅助检查

（一）超声心动图检查

房室腔内径扩大，瓣膜正常，室壁搏动减弱、呈"大腔小口"样改变是其特点。早期仅左室和左房大，晚期全心大。可伴二尖瓣、三尖瓣功能性反流，很少见附壁血栓。

（二）ECG 检查

QRS 可表现为电压正常、增高（心室大）和降低。有室内阻滞者 QRS 增宽。可见病理性 Q 波，多见于侧壁和高侧壁。左室极度扩大者，胸前导联 R 波呈马鞍形改变，即 V_3、V_4 呈 rS，$V_{1R} > V_{2R}$，$V_{5R} > V_{4R} > V_{3R}$。可见继发 ST-T 改变。有各种心律失常，常见的有室性期前收缩、室性心动过速、房室传导阻滞、室内传导阻滞、心房颤动、心房扑动等。

（三）X 线检查

普大心影，早期肺淤血明显，晚期由于肺动脉高压和/或右心衰竭，肺野透亮度可增加，肺淤血不明显，左、右室同时衰竭者肺淤血也可不明显。伴有心衰者常有胸腔积液，以右侧或双侧多见，单左侧胸腔积液十分少见。

（四）SPECT 检查

核素心血池显像示左室舒张末容积（EDV）扩大，严重者可达 800 mL，EF 下降 < 40%，严重者仅 3% ～ 5%，心肌显像左室大或左、右室均大，左室壁显影稀疏不均，呈花斑样。

（五）心肌损伤标志

CK-MB、cTnT、cTnI 可增高。心肌损伤标志阳性者往往提示近期疾病活动、心衰加重，也提示有病毒及免疫因素参加心肌损伤。

（六）其他检查

包括肝功能、肾功能、血常规、电解质、血沉异常等。

五、诊断及鉴别诊断

原发性扩张型心肌病目前尚无公认的诊断标准。可采用下列顺序：①心脏大，心率快，奔马律等心衰表现；②EF < 40%（UCG、SPECT、LVG）；③超声心动图表现为"大腔小口"样改变，左室舒张末内径指数 ≥ 27 mm/m²，瓣膜正常；④SPECT 示 EDV 增大，心肌显像呈花斑样改变；⑤以上表现用其他原因不能解释，即除外继发性心脏损伤。在临床上遇到难以解释的充血性心力衰竭首先应想到本病，通过病史询问、查体及上述检查符合①～④，且仍未找到可解释的原因即可诊断本病。

鉴别诊断：①应与所有引起心脏普大的原因鉴别；②ECG 有病理性 Q 波者应与陈旧性心梗鉴别。

六、治疗

与心力衰竭治疗基本相同,但强调的是:β-受体阻滞剂及保护心肌药物(如辅酶 Q_{10}、B 族维生素)的应用见心力衰竭。

第四节 急性心力衰竭

急性心力衰竭(AHF)是临床医师面临的最常见的心脏急症之一。许多国家随着人口老龄化及急性心肌梗死患者存活率的升高,慢性心衰患者的数量快速增长,同时也增加了心功能失代偿患者的数量。AHF 60%～70% 是由冠心病所致,尤其是在老年人。在年轻患者,AHF 的原因更多见于扩张型心肌病、心律失常、先天性或瓣膜性心脏病、心肌炎等。

AHF 患者预后不良。急性心肌梗死伴有严重心力衰竭患者病死率非常高,12 个月的病死率 30%。据报道,急性肺水肿院内病死率为 12%,1 年病死率 40%。

一、急性心力衰竭的临床表现

AHF 是指由于心脏功能异常而出现的急性临床发作。无论既往有无心脏病病史,均可发生。心功能异常可以是收缩功能异常,亦可为舒张功能异常,还可以是心律失常或心脏前负荷和后负荷失调。它通常是致命的,需要紧急治疗。

急性心力衰竭可以在既往没有心功能异常者首次发病,也可以是慢性心力衰竭(CHF)的急性失代偿。急性心力衰竭患者的临床表现如下。

(一)基础心血管疾病的病史和表现

大多数患者有各种心脏病的病史,存在引起急性心衰的各种病因。老年人中的主要病因为冠心病、高血压和老年性退行性心瓣膜病,而在年轻人中多由风湿性心瓣膜病、扩张型心肌病、急性重症心肌炎等所致。

(二)诱发因素

(1)慢性心衰药物治疗缺乏依从性。

(2)心脏容量超负荷。

(3)严重感染,尤其肺炎和败血症。

(4)严重颅脑损害或剧烈的精神心理紧张与波动。

(5)大手术后。

(6)肾功能减退。

(7)急性心律失常,如室性心动过速(室速)、心室颤动(室颤)、心房颤动(房颤)或心房扑动(房扑)伴快速心室率、室上性心动过速及严重的心动过缓等。

(8)支气管哮喘发作。

(9)肺栓塞。

(10)高心排血量综合征,如甲状腺功能亢进危象、严重贫血等。

(11)应用负性肌力药物,如维拉帕米、地尔硫䓬、β受体阻滞剂等。

(12)应用非甾体抗炎药。

(13)心肌缺血。

(14)老年急性舒张功能减退。

(15)吸毒。

(16)酗酒。

(17)嗜铬细胞瘤。

这些诱因使心功能原来尚可代偿的患者骤发心衰,或者使已有心衰的患者病情加重。

(三)早期表现

原来心功能正常的患者出现急性失代偿的心衰(首发或慢性心力衰竭急性失代偿)伴有急性心衰的症状和体征,出现原因不明的疲乏或运动耐力明显降低及心率增加 $15\sim20$ 次/分,可能是左心功能降低的最早期征兆。继续发展可出现劳力性呼吸困难、夜间阵发性呼吸困难、睡觉需用枕头抬高头部等,检查可发现左心室增大、闻及舒张早期或中期奔马律、肺动脉第二音亢进、两肺尤其肺底部有细湿啰音,还可有干性啰音和哮鸣音,提示已有左心功能障碍。

(四)急性肺水肿

起病急骤,病情可迅速发展至危重状态。突发的严重呼吸困难、端坐呼吸、喘息不止、烦躁不安并有恐惧感,呼吸频率可达 $30\sim50$ 次/分;频繁咳嗽并咯出大量粉红色泡沫样血痰;听诊心率快,心尖部常可闻及奔马律;双肺满布湿啰音和哮鸣音。

(五)心源性休克

主要表现如下。

(1)持续低血压,收缩压降至 12.0 kPa(90 mmHg)以下,或原有高血压的患者收缩压降幅 $\geqslant8.0$ kPa(60 mmHg),且持续 30 分钟以上。

(2)组织低灌注状态,可有:①皮肤湿冷、苍白和发绀,出现紫色条纹;②心动过速 >110 次/分;③尿量显著减少(<20 mL/h),甚至无尿;④意识障碍,常有烦躁不安、激动焦虑、恐惧和濒死感;收缩压低于 9.3 kPa(70 mmHg),可出现抑制症状如神志恍惚、表情淡漠、反应迟钝,逐渐发展至意识模糊甚至昏迷。

(3)血流动力学障碍:肺毛细血管楔压(PCWP)$\geqslant2.4$ kPa(18 mmHg),心排血指数(CI)$\leqslant36.7$ mL/(s·m²)[$\leqslant2.2$ L/(min·m²)]。

(4)低氧血症和代谢性酸中毒。

二、急性心力衰竭严重程度分级

主要分级有 Killip 法(表 3-7)、Forrester 法(表 3-8)和临床程度分级(表 3-9)3 种。Killip 法主要用于急性心肌梗死患者,分级依据临床表现和胸部 X 线的结果。

表 3-7　急性心肌梗死的 Killip 法分级

分级	症状与体征
Ⅰ级	无心衰
Ⅱ级	有心衰,两肺中下部有湿啰音,占肺野下 1/2,可闻及奔马律。X 线胸片有肺淤血
Ⅲ级	严重心衰,有肺水肿,细湿啰音遍布两肺(超过肺野下 1/2)
Ⅳ级	心源性休克、低血压[收缩压<12.0 kPa(90 mmHg)]、发绀、出汗、少尿

注:1 mmHg=0.133 kPa。

表 3-8　急性心力衰竭的 Forrester 法分级

分级	PCWP(mmHg)	CI[mL/(s·m²)]	组织灌注状态
Ⅰ级	≤18	>36.7	无肺淤血,无组织灌注不良
Ⅱ级	>18	>36.7	有肺淤血
Ⅲ级	<18	≤36.7	无肺淤血,有组织灌注不良
Ⅳ级	>18	≤36.7	有肺淤血,有组织灌注不良

注:PCWP,肺毛细血管楔压;CI,心排血指数,其法定单位[mL/(s·m²)]与旧制单位[L/(min·m²)]的换算因数为 16.67。1 mmHg=0.133 kPa。

表 3-9　急性心力衰竭的临床程度分级

分级	皮肤	肺部啰音
Ⅰ级	干、暖	无
Ⅱ级	湿、暖	有
Ⅲ级	干、冷	无/有
Ⅳ级	湿、冷	有

Forrester 分级依据临床表现和血流动力学指标,可用于急性心肌梗死后 AHF,最适用于首次发作的急性心力衰竭。临床程度的分类法适用于心肌病患者,它主要依据临床发现,最适用于慢性失代偿性心衰。

三、急性心力衰竭的诊断

AHF 的诊断主要依据症状和临床表现,同时辅以相应的实验室检查,如 ECG、胸片、生化标志物、多普勒超声心动图等,诊断的流程如图 3-3 所示。

在急性心衰患者,需要系统地评估外周循环、静脉充盈、肢端体温。

在心衰失代偿时,右心室充盈压通常可通过中心静脉压评估。AHF 时中心静脉压升高应谨慎分析,因为在静脉顺应性下降合并右心室顺应性下降时,即便右心室充盈压很低也会出现中心静脉压的升高。

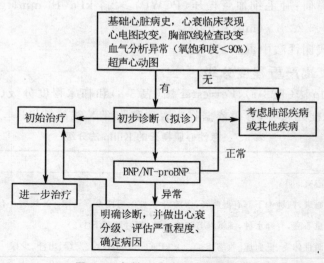

图 3-3　急性心力衰竭的诊断流程

左心室充盈压可通过肺部听诊评估,肺部存在湿啰音常提示左心室充盈压升高。进一步的确诊、严重程度的分级及随后可出现的肺淤血、胸腔积液应进行胸片检查。左心室充盈压的临床评估常被迅速变化的临床征象所误导。应进行心脏的触诊和听诊,了解有无室性和房性奔马律(S_3、S_4)。

四、实验室检查及辅助检查

(一)心电图(ECG)检查

急性心衰时 ECG 多有异常改变。ECG 可以辨别节律,可以帮助确定 AHF 的病因及了解心室的负荷情况。这在急性冠脉综合征中尤为重要。ECG 还可了解左右心室/心房的劳损情况、有无心包炎及既往存在的病变如左右心室的肥大。心律失常时应分析 12 导联心电图,同时应进行连续的 ECG 监测。

(二)胸片及影像学检查

对于所有 AHF 的患者,胸片和其他影像学检查宜尽早完成,以便及时评估已经存在的肺部和心脏病变(心脏的大小及形状)及肺淤血的程度。它不但可以用于明确诊断,还可用于了解随后的治疗效果。胸片还可用作左心衰的鉴别诊断,除外肺部炎症或感染性疾病。胸部CT 或放射性核素扫描可用于判断肺部疾病和诊断大的肺栓塞。CT、经食管超声心动图可用于诊断主动脉夹层。

(三)实验室检查

AHF 时应进行一些实验室检查。动脉血气分析可以评估氧合情况(氧分压,PaO_2)、通气情况(二氧化碳分压,$PaCO_2$)、酸碱平衡(pH)和碱缺失,在所有严重 AHF 患者应进行此项检查。脉搏血氧测定及潮气末 CO_2 测定等无创性检测方法可以替代动脉血气分析,但不适用于低心排血量及血管收缩性休克状态。静脉血氧饱和度(如颈静脉内)的测定对于评价全身的氧供需平衡很有价值。

血浆脑钠尿肽(B 型钠尿肽,BNP)是在心室室壁张力增加和容量负荷过重时由心室释放的,现在已用于急诊室呼吸困难的患者作为排除或确立心力衰竭诊断的指标。BNP 对于排除心衰有着很高的阴性预测价值。如果心衰的诊断已经明确,升高的血浆 BNP 和 N 末端脑钠尿肽前体(NT-proBNP)可以预测预后。

(四)超声心动图检查

超声心动图对于评价基础心脏病变及与 AHF 相关的心脏结构和功能改变是极其重要的,同时对急性冠脉综合征也有重要的评估值。

多普勒超声心动图应用于评估左右心室的局部或全心功能改变、瓣膜结构和功能、心包病变、急性心肌梗死的机械性并发症和比较少见的占位性病变。通过多普勒超声心动图测定主动脉或肺动脉的血流时速曲线可以估测心排血量。多普勒超声心动图还可估计肺动脉压力(三尖瓣反流射速),同时可监测左心室前负荷。

(五)其他检查

在涉及与冠状动脉相关的病变,如不稳定型心绞痛或心肌梗死时,血管造影是非常重要的,现已明确血运重建能够改善预后。

五、急性心力衰竭患者的监护

急性心力衰竭患者应在进入急诊室后就尽快地开始监护,同时给予相应的诊断性检查以明确基础病因。

(一)无创性监护

在所有的危重患者,必须监测的项目有血压、体温、心率、呼吸、心电图。有些实验室检查应重复做,如电解质、肌酐、血糖及有关感染和代谢障碍的指标。必须纠正低钾或高钾血症。如果患者情况恶化,这些指标的监测频率也应增加。

1.心电监测

在急性失代偿阶段 ECG 的监测是必需的(监测心律失常和 ST 段变化),尤其是心肌缺血或心律失常是导致急性心衰的主要原因时。

2.血压监测

开始治疗时维持正常的血压很重要,其后也应定时测量(如每 5 分钟测量 1 次),直到血管活性药、利尿药、正性肌力药剂量稳定时。在并无强烈的血管收缩和不伴有极快心率时,无创性自动袖带血压测量是可靠的。

3.血氧饱和度监测

脉搏血氧计是测量动脉氧与血红蛋白结合饱和度的无创性装置(SaO_2)。通常从联合血氧计测得的 SaO_2 的误差在 2% 之内,除非患者处于心源性休克状态。

4.心排血量和前负荷

可应用多普勒超声的方法监测。

(二)有创性监测

1.动脉置管

置入动脉导管的指征是因血流动力学不稳定需要连续监测动脉血压或需进行多次动脉血气分析。

2.中心静脉置管

中心静脉置管联通了中心静脉循环,所以可用于输注液体和药物,也可监测中心静脉压(CVP)及静脉氧饱和度(SvO_2)(上腔静脉或右心房处),后者用以评估氧的运输情况。

在分析右房压力时应谨慎,避免过分注重右心房压力,因为右心房压力几乎与左心房压力无关,因此也与 AHF 时的左心室充盈压无关。CVP 也会受到重度三尖瓣关闭不全及呼气末正压通气(PEEP)的影响。

3.肺动脉导管

肺动脉导管(PAC)是一种漂浮导管,用于测量上腔静脉(SVC)、右心房、右心室、肺动脉压力、肺毛细血管楔压及心排血量。现代导管能够半连续性地测量心排血量及混合静脉血氧饱和度、右心室舒张末容积和射血分数。

虽然置入肺动脉导管用于急性左心衰的诊断通常不是必需的,但对于伴发有复杂心肺疾病的患者,它可以用来鉴别是心源性机制还是非心源性机制。对于二尖瓣狭窄、主动脉瓣关闭不全、高气道压或左心室僵硬(如左心室肥厚、糖尿病、纤维化、使用正性肌力药、肥胖、缺血)的患者,肺毛细血管楔压并不能真实反映左心室舒张末压。

建议 PAC 用于对传统治疗未产生预期疗效的血流动力学不稳定的患者，及合并淤血和低灌注的患者。在这些情况下，置入肺动脉导管以保证左心室最恰当的液体负荷量，并指导血管活性药物和正性肌力药的使用。

六、急性心力衰竭的治疗

(一)临床评估

对患者均应根据上述各种检查方法及病情变化做出临床评估，包括：①基础心血管疾病；②急性心衰发生的诱因；③病情的严重程度和分级，并估计预后；④治疗的效果。此种评估应多次和动态进行，以调整治疗方案。

(二)治疗目标

(1)控制基础病因和矫治引起心衰的诱因：应用静脉和/或口服降压药物以控制高血压；选择有效抗生素控制感染；积极治疗各种影响血流动力学的快速性或缓慢性心律失常；应用硝酸酯类药物改善心肌缺血。糖尿病伴血糖升高者应有效控制血糖水平，又要防止出现低血糖。对血红蛋白含量<60 g/L 的严重贫血者，可输注浓缩红细胞悬液或全血。

(2)缓解各种严重症状：①低氧血症和呼吸困难，采用不同方式的吸氧，包括鼻导管吸氧、面罩吸氧及无创或气管插管的呼吸机辅助通气治疗。②胸痛和焦虑，应用吗啡。③呼吸道痉挛，应用支气管解痉药物。④淤血症状，利尿药有助于减轻肺淤血和肺水肿，也可缓解呼吸困难。

(3)稳定血流动力学状态：维持收缩压≥12.0 kPa(90 mmHg)，纠正和防止低血压可应用各种正性肌力药物。血压过高者的降压治疗可选择血管扩张药物。

(4)纠正水、电解质紊乱和维持酸碱平衡。

(5)保护重要脏器，如肺、肾、肝和大脑，防止功能损害。

(6)降低死亡风险，改善近期和远期预后。

(三)急性心力衰竭的处理流程

急性心力衰竭确诊后，即按图 3-4 的流程处理。初始治疗后症状未获明显改善或病情严重者应行进一步治疗。

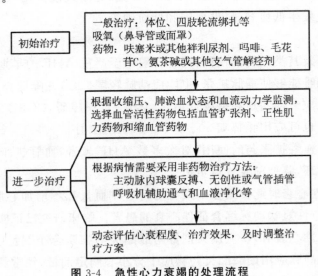

图 3-4　急性心力衰竭的处理流程

1.急性心力衰竭的一般处理

(1)体位:静息时明显呼吸困难者应半卧位或端坐位,双腿下垂以减少回心血量,降低心脏前负荷。

(2)四肢交换加压:四肢轮流绑扎止血带或血压计袖带,通常同一时间只绑扎三肢,每隔15~20分钟轮流放松一肢。血压计袖带的充气压力应较舒张压低1.3 kPa(10 mmHg),使动脉血流仍可顺利通过,而静脉血回流受阻。此法可降低前负荷,减轻肺淤血和肺水肿。

(3)吸氧:适用于低氧血症和呼吸困难明显(尤其指端血氧饱和度<90%)的患者。应尽早采用,使患者 $SaO_2 \geqslant 95\%$ (伴 COPD 者 $SaO_2 > 90\%$),可采用不同的方式。①鼻导管吸氧:低氧流量(1~2 L/min)开始,如仅为低氧血症,动脉血气分析未见 CO_2 潴留,可采用高流量给氧6~8 L/min。酒精吸氧可使肺泡内的泡沫表面张力降低而破裂,改善肺泡的通气。方法是在氧气通过的湿化瓶中加50%~70%乙醇或有机硅消泡剂,用于肺水肿患者。②面罩吸氧:适用于伴呼吸性碱中毒患者。必要时还可采用无创性或气管插管呼吸机辅助通气治疗。

(4)做好救治的准备工作:至少开放2条静脉通道,并保持通畅。必要时可采用深静脉穿刺置管,以随时满足用药的需要。血管活性药物一般应用微量泵泵入,以维持稳定的速度和正确的剂量。固定和维护好漂浮导管、深静脉置管、心电监护的电极和导联线、鼻导管或面罩、导尿管及指端无创血氧仪测定电极等。保持室内适宜的温度、湿度,灯光柔和,环境幽静。

(5)饮食:进易消化食物,避免一次大量进食,在总量控制下,可少量多餐(6~8次/天)。应用襻利尿药情况下不要过分限制钠盐摄入量,以避免低钠血症,导致低血压。利尿药应用时间较长的患者要补充多种维生素和微量元素。

(6)出入量管理:肺淤血、体循环淤血及水肿明显者应严格限制饮水量和静脉输液速度,对无明显低血容量因素(大出血、严重脱水、大汗淋漓等)者的每天摄入液体量一般宜在1 500 mL以内,不要超过2 000 mL。保持每天水出入量负平衡约500 mL/d,严重肺水肿者的水负平衡为1 000~2 000 mL/d,甚至可达3 000~5 000 mL/d,以减少水钠潴留和缓解症状。3~5天后,如淤血、水肿明显消退,应减少水负平衡量,逐渐过渡到出入水量大体平衡。在水负平衡下应注意防止发生低血容量、低血钾和低血钠等。

2.药物治疗

(1)AHF 时吗啡及其类似物的使用:吗啡一般用于严重 AHF 的早期阶段,特别是患者不安和呼吸困难时。吗啡能够使静脉扩张,也能使动脉轻度扩张,并降低心率。应密切观察疗效和呼吸抑制的不良反应。伴明显和持续低血压、休克、意识障碍、COPD 等患者禁忌使用。老年患者慎用或减量。也可应用哌替啶50~100 mg,肌内注射。

(2)AHF 治疗中血管扩张药的使用:对大多数 AHF 患者,血管扩张药常作为一线药,它可以用来开放外周循环,降低前及或后负荷。

酸酯类药物:急性心衰时此类药在不减少每搏心排血量和不增加心肌氧耗情况下能减轻肺淤血,特别适用于急性冠状动脉综合征伴心衰的患者。临床研究已证实,硝酸酯类静脉制剂与呋塞米合用治疗急性心衰有效;应用大剂量硝酸酯类药物联合小剂量呋塞米的疗效优于单纯大剂量的利尿药。静脉应用硝酸酯类药物应十分小心滴定剂量,经常测量血压,防止血压过度下降。硝酸甘油静脉滴注起始剂量5~10 $\mu g/min$,每5~10分钟递增5~10 $\mu g/min$,最大剂量 100～200 $\mu g/min$；亦可每 10～15 分钟喷雾一次（400 μg），或舌下含服，每次 0.3～0.6 mg。硝酸异山梨酯静脉滴注剂量 5～10 mg/h，亦可舌下含服，每次2.5 mg。

硝普钠（SNP）：适用于严重心衰。临床应用宜从小剂量 10 $\mu g/min$ 开始，可酌情逐渐增加剂量至50～250 $\mu g/min$。由于其强效降压作用，应用过程中要密切监测血压，根据血压调整合适的维持剂量。长期使用时其代谢产物（硫代氟化物和氟化物）会产生毒性反应，特别是在严重肝肾衰竭的患者应避免使用。减量时，硝普钠应该缓慢减量，并加用口服血管扩张药，以避免反跳。AHF 时硝普钠的使用尚缺乏对照试验，而且在 AMI 时使用，病死率增高。在急性冠脉综合征所致的心衰患者，因为 SNP 可引起冠脉窃血，故在此类患者中硝酸酯类的使用优于硝普钠。

奈西立肽：这是一类新的血管扩张药肽类，近期被用以治疗 AHF。它是人脑钠尿肽（BNP）的重组体，是一种内源性激素物质。它能够扩张静脉、动脉、冠状动脉，由此降低前负荷和后负荷，在无直接正性肌力的情况下增加心排血量。慢性心衰患者输注奈西立肽对血流动力学产生有益的作用，可以增加钠排泄，抑制肾素-血管紧张素-醛固酮和交感神经系统。它和静脉使用硝酸甘油相比，能更有效地促进血流动力学改善，并且不良反应更少。该药临床试验的结果尚不一致。近期的两项研究（VMAC 和 PROACTION）表明，该药的应用可以带来临床和血流动力学的改善，推荐应用于急性失代偿性心衰。国内一项 II 期临床研究提示，该药较硝酸甘油静脉制剂能够更显著降低 PCWP，缓解患者的呼吸困难。应用方法：先给予负荷剂量 1.500 $\mu g/kg$，静脉缓慢推注，继以 0.0075～0.0150 $\mu g/(kg \cdot min)$ 静脉滴注；也可不用负荷剂量而直接静脉滴注。疗程一般 3 天，不建议超过 7 天。

乌拉地尔：该药具有外周和中枢双重扩血管作用，可有效降低血管阻力，降低后负荷，增加心排血量，但不影响心率，从而减少心肌耗氧量。适用于高血压心脏病、缺血性心肌病（包括急性心肌梗死）和扩张型心肌病引起的急性左心衰竭；可用于 CO 降低、PCWP＞2.4 kPa（18 mmHg）的患者。通常静脉滴注 100～400 $\mu g/min$，可逐渐增加剂量，并根据血压和临床状况予以调整。伴严重高血压者可缓慢静脉注射12.5～25.0 mg。

应用血管扩张药的注意事项：下列情况下禁用血管扩张药：①收缩压＜12.0 kPa（90 mmHg），或持续低血压并伴症状尤其有肾功能不全的患者，以避免重要脏器灌注减少；②严重阻塞性心瓣膜疾病患者，如主动脉瓣狭窄、二尖瓣狭窄患者，有可能出现显著的低血压，应慎用；③梗阻性肥厚型心肌病。

（3）急性心力衰竭时血管紧张素转化酶抑制剂（ACEI）的使用：ACEI 在急性心衰中的应用仍存在诸多争议。急性心衰的急性期、病情尚未稳定的患者不宜应用。急性心肌梗死后的急性心衰可以试用，但须避免静脉应用，口服起始剂量宜小。在急性期病情稳定 48 小时后逐渐加量，疗程至少 6 周，不能耐受 ACEI 者可以应用 ARB。

在心排血量处于边缘状况时，ACE 抑制剂应谨慎使用，因为它可以明显降低肾小球滤过率。当联合使用非甾体抗炎药，及出现双侧肾动脉狭窄时，不能耐受 ACE 抑制剂的风险增加。

（4）利尿药使用注意事项如下。

1）适应证：AHF 和失代偿心衰的急性发作，伴有液体潴留的情况是应用利尿药的指征。利尿药缓解症状的益处及其在临床上被广泛认可，无须再进行大规模的随机临床试验来评估。

2)作用效应：静脉使用襻利尿药也有扩张血管效应，在使用早期(5～30分钟)它降低肺阻抗的同时也降低右房压和肺毛细血管楔压。如果快速静脉注射大剂量(＞1 mg/kg)时，就有反射性血管收缩的可能。它与慢性心衰时使用利尿药不同，在严重失代偿性心衰使用利尿药能使容量负荷恢复正常，可以在短期内减少神经内分泌系统的激活。特别是在急性冠脉综合征的患者，应使用低剂量的利尿药，最好已给予扩血管治疗。

3)实际应用：静脉使用襻利尿药(呋塞米、托拉塞米)，它有强效快速的利尿效果，在 AHF 患者优先考虑使用。在入院以前就可安全使用，应根据利尿效果和淤血症状的缓解情况来选择剂量。开始使用负荷剂量，然后继续静脉滴注呋塞米或托拉塞米，静脉滴注比一次性静脉注射更有效。噻嗪类和螺内酯可以联合襻利尿药使用，低剂量联合使用比高剂量使用一种药更有效，而且继发反应也更少。将襻利尿药和多巴酚丁胺、多巴胺或硝酸盐联合使用也是一种治疗方法，它比仅仅增加利尿药更有效，不良反应也更少。

4)不良反应、药物的相互作用：虽然利尿药可安全地用于大多数患者，但它的不良反应也很常见，甚至可威胁生命。它们包括：神经内分泌系统的激活，特别是肾素-血管紧张素-醛固酮系统和交感神经系统的激活；低血钾、低血镁和低氯性碱中毒可能导致严重的心律失常；可以产生肾毒性及加剧肾衰竭。过度利尿可过分降低静脉压、肺毛细血管楔压及舒张期灌注，由此导致每搏输出量和心排血量下降，特别见于严重心衰和以舒张功能不全为主的心衰或缺血所致的右心室功能障碍。

(5)β受体阻滞剂使用注意事项如下。

1)适应证和基本原理：目前尚无应用β受体阻滞剂治疗 AHF，改善症状的研究。相反，在 AHF 时是禁止使用β受体阻滞剂的。急性心肌梗死后早期肺部啰音超过基底部的患者，及低血压患者均被排除在应用β受体阻滞剂的临床试验之外。急性心肌梗死患者没有明显心衰或低血压，使用β受体阻滞剂能限制心肌梗死范围，减少致命性心律失常，并缓解疼痛。

2)当患者出现缺血性胸痛对阿片制剂无效、反复发生缺血、高血压、心动过速或心律失常时，可考虑静脉使用β受体阻滞剂。在 Gothenburg 美托洛尔研究中，急性心肌梗死后早期静脉使用美托洛尔或安慰剂，接着口服治疗 3 个月。美托洛尔组发展为心衰的患者明显减少。如果患者有肺底部啰音的肺淤血征象，联合使用呋塞米，美托洛尔治疗可产生更好的疗效，降低病死率和并发症。

实际应用：当患者伴有明显急性心衰，肺部啰音超过基底部时，应慎用β受体阻滞剂。对出现进行性心肌缺血和心动过速的患者，可以考虑静脉使用美托洛尔。

但是，对急性心肌梗死伴发急性心衰患者，病情稳定后，应早期使用β受体阻滞剂。对于慢性心衰患者，在急性发作稳定后(通常 4 天后)，应早期使用β受体阻滞剂。

在大规模临床试验中，比索洛尔、卡维地洛或美托洛尔的初始剂量很小，然后逐渐缓慢增加到目标剂量。应个体化增加剂量。β受体阻滞剂可能过度降低血压，减慢心率。一般原则是，在服用β受体阻滞剂的患者由于心衰加重而住院，除非必须用正性肌力药物维持，否则应继续服用β受体阻滞剂。但如果疑为β受体阻滞剂剂量过大(如有心动过缓和低血压)时，可减量继续用药。

(6)正性肌力药：此类药物适用于低心排血量综合征，如伴症状性低血压或 CO 降低伴有循环淤血的患者,可缓解组织低灌注所致的症状,保证重要脏器的血液供应。血压较低和对血管扩张药物及利尿药不耐受或反应不佳的患者尤其有效。使用正性肌力药有潜在的危害性,因为它能增加耗氧量、增加钙负荷,所以应谨慎使用。

对于失代偿的慢性心衰患者,其症状、临床过程和预后很大程度上取决于血流动力学。所以,改善血流动力学参数成为治疗的目的。在这种情况下,正性肌力药可能有效,甚至挽救生命。但它改善血流动力学参数的益处,部分被它增加心律失常的危险抵消了。而且在某些病例,由于过度增加能量消耗引起心肌缺血和心衰的慢性进展。但正性肌力药的利弊比率,不同的药并不相同。对于那些兴奋 β_1 受体的药物,可以增加心肌细胞胞内钙的浓度,可能有更高的危险性。有关正性肌力药用于急性心衰治疗的对照试验研究较少,特别对预后的远期效应的评估更少。

1)洋地黄类:此类药物能轻度增加 CO 和降低左心室充盈压;对急性左心衰竭患者的治疗有一定帮助。一般应用毛花苷 C 0.2~0.4 mg 缓慢静脉注射,2~4 小时后可以再用 0.2 mg,伴快速心室率的房颤患者可酌情适当增加剂量。

2)多巴胺:小剂量<2 $\mu g/(kg \cdot min)$ 的多巴胺仅作用于外周多巴胺受体,直接或间接降低外周阻力。在此剂量下,对于肾脏低灌注和肾衰竭的患者,它能增加肾血流量、肾小球滤过率、利尿和增加钠的排泄,并增强对利尿药的反应。大剂量>2 $\mu g/(kg \cdot min)$ 的多巴胺直接或间接刺激 β 受体,增加心肌的收缩力和心排血量。当剂量>5 $\mu g/(kg \cdot min)$ 时,它作用于 α 受体,增加外周血管阻力。此时,虽然它对低血压患者很有效,但它对 AHF 患者可能有害,因为它增加左心室后负荷,增加肺动脉压和肺阻力。

多巴胺可以作为正性肌力药[>2 $\mu g/(kg \cdot min)$]用于 AHF 伴有低血压的患者。当静脉滴注低剂量≤3 $\mu g/(kg \cdot min)$ 时,它可以使失代偿性心衰伴有低血压和尿量减少的患者增加肾血流量,增加尿量。但如果无反应,则应停止使用。

3)多巴酚丁胺:多巴酚丁胺的主要作用在于通过刺激 β_1 受体和 β_2 受体产生剂量依赖性的正性变时、正性变力作用,并反射性地降低交感张力和血管阻力,其最终结果依个体而不同。小剂量时,多巴酚丁胺能产生轻度的血管扩张反应,通过降低后负荷而增加射血量。大剂量时,它可以引起血管收缩。心率通常呈剂量依赖性增加,但增加的程度弱于其他儿茶酚胺类药物。但在房颤的患者,心率可能增加到难以预料的水平,因为它可以加速房室传导。全身收缩压通常轻度增加,但也可能不变或降低。心衰患者静脉滴注多巴酚丁胺后,观察到尿量增多,这可能是它提高心排血量而增加肾血流量的结果。

多巴酚丁胺用于外周低灌注(低血压,肾功能下降)伴或不伴有淤血或肺水肿、使用最佳剂量的利尿药和扩血管剂无效时。

多巴酚丁胺常用来增加心排血量。它的起始静脉滴注速度为 2~3 $\mu g/(kg \cdot min)$,可以逐渐增加到 20 $\mu g/(kg \cdot min)$。无须负荷量。静脉滴注速度根据症状、尿量反应或血流动力学监测结果来调整。它的血流动力学作用和剂量成正比,在静脉滴注停止后,它的清除也很快。

在接受 β 受体阻滞剂治疗的患者,需要增加多巴酚丁胺的剂量,才能恢复它的正性肌力作用。

单从血流动力学看,多巴酚丁胺的正性肌力作用增加了磷酸二酯酶抑制剂(PDEI)作用。PDEI和多巴酚丁胺的联合使用能产生比单一用药更强的正性肌力作用。

长时间地持续静脉滴注多巴酚丁胺(24～48小时以上)会出现耐药,部分血流动力学效应消失。长时间应用应逐渐减量。

静脉滴注多巴酚丁胺常伴有心律失常发生率的增加,可来源于心室和心房。这种影响呈剂量依赖性,可能比使用PDEI时更明显。在使用利尿药时应及时补钾。心动过速时使用多巴酚丁胺要慎重,多巴酚丁胺静脉滴注可以促发冠心病患者的胸痛。现在还没有关于AHF患者使用多巴酚丁胺的对照试验,一些试验显示它增加不利的心血管事件。

4)磷酸二酯酶抑制剂:米力农和依诺昔酮是两种临床上使用的Ⅲ型磷酸二酯酶抑制剂(PDEI)。在AHF时,它们能产生明显的正性肌力、松弛性及外周扩血管效应,由此增加心排血量和搏出量,同时伴随有肺动脉压、肺毛细血管楔压的下降,全身和肺血管阻力下降。它在血流动力学方面,介于纯粹的扩血管剂(如硝普钠)和正性肌力药(如多巴酚丁胺)之间。因为它们的作用部位远离β受体,所以在使用β受体阻滞剂的同时,PDEI仍能够保留其效应。

Ⅲ型PDEI用于低灌注伴或不伴有淤血,使用最佳剂量的利尿药和扩血管剂无效时应用。

当患者在使用β受体阻滞剂时,和/或对多巴酚丁胺没有足够的反应时,Ⅲ型PDEIs可能优于多巴酚丁胺。

由于其过度的外周扩血管效应可引起的低血压,静脉推注较静脉滴注时更常见。有关PDEI治疗对AHF患者的远期疗效目前数据尚不充分,但人们已提高了对其安全性的重视,特别是在缺血性心脏病心衰患者。

5)左西孟旦:这是一种钙增敏剂,通过结合于心肌细胞上的肌钙蛋白C促进心肌收缩,还通过介导ATP敏感的钾通道而发挥血管舒张作用和轻度抑制磷酸二酯酶的效应。其正性肌力作用独立于β肾上腺素能刺激,可用于正接受β受体阻滞剂治疗的患者。左西孟旦的乙酰化代谢产物,仍然具有药理活性,半衰期约80小时,停药后作用可持续48小时。

临床研究表明,急性心衰患者应用本药静脉滴注可明显增加CO和每搏输出量,降低PCWP、全身血管阻力和肺血管阻力;冠心病患者不会增加病死率。用法:首剂12～24 μg/kg静脉注射(＞10分钟),继以0.1 μg/(kg·min)静脉滴注,可酌情减半或加倍。对于收缩压＜13.3 kPa(100 mmHg)的患者,不需要负荷剂量,可直接用维持剂量,以防止发生低血压。

在比较左西孟旦和多巴酚丁胺的随机对照试验中,已显示左西孟旦能改善呼吸困难和疲劳等症状,并产生很好的结果。不同于多巴酚丁胺的是,当联合使用β受体阻滞剂时,左西孟旦的血流动力学效应不会减弱,甚至会更强。

在大剂量使用左西孟旦静脉滴注时,可能会出现心动过速、低血压,对收缩压＜11.3 kPa(85 mmHg)的患者不推荐使用。在与其他安慰剂或多巴酚丁胺比较的对照试验中显示,左西孟旦并没有增加恶性心律失常的发生率。

3.非药物治疗

(1)IABP:临床研究表明,这是一种有效改善心肌灌注同时又降低心肌耗氧量和增加CO的治疗手段。

IABP的适应证:①急性心肌梗死或严重心肌缺血并发心源性休克,且不能由药物治疗纠正;②伴血流动力学障碍的严重冠心病(如急性心肌梗死伴机械并发症);③心肌缺血伴顽固性肺水肿。

IABP 的禁忌证:①存在严重的外周血管疾病;②主动脉瘤;③主动脉瓣关闭不全;④活动性出血或其他抗凝禁忌证;⑤严重血小板缺乏。

(2)机械通气。急性心衰者行机械通气的指征:①出现心跳呼吸骤停而进行心肺复苏时;②合并Ⅰ型或Ⅱ型呼吸衰竭。机械通气的方式有下列两种。

1)无创呼吸机辅助通气:这是一种无须气管插管、经口/鼻面罩给患者供氧、由患者自主呼吸触发的机械通气治疗。分为持续气道正压通气(CPAP)和双相间歇气道正压通气(BiPAP)两种模式。

作用机制:通过气道正压通气可改善患者的通气状况,减轻肺水肿,纠正缺氧和 CO_2 潴留,从而缓解Ⅰ型或Ⅱ型呼吸衰竭。

适用对象:Ⅰ型或Ⅱ型呼吸衰竭患者经常规吸氧和药物治疗仍不能纠正时应及早应用。主要用于呼吸频率≤25 次/分、能配合呼吸机通气的早期呼吸衰竭患者。在下列情况下应用受限:不能耐受和合作的患者、有严重认知障碍和焦虑的患者、呼吸急促(频率＞25 次/分)、呼吸微弱和呼吸道分泌物多的患者。

2)气道插管和人工机械通气:应用指征为心肺复苏时、严重呼吸衰竭经常规治疗不能改善者,尤其是出现明显的呼吸性和代谢性酸中毒并影响到意识状态的患者。

(3)血液净化治疗要点如下。

1)机制:此法不仅可维持水、电解质和酸碱平衡,稳定内环境,还可清除尿毒症毒素(肌酐、尿素、尿酸等)、细胞因子、炎症介质及心脏抑制因子等。治疗中的物质交换可通过血液滤过(超滤)、血液透析、连续血液净化和血液灌流等来完成。

2)适应证:本法对急性心衰有益,但并非常规应用的手段。出现下列情况之一时可以考虑采用:①高容量负荷如肺水肿或严重的外周组织水肿,且对襻利尿药和噻嗪类利尿药抵抗。②低钠血症(血钠＜110 mmol/L)且有相应的临床症状,如神志障碍、肌张力减退、腱反射减弱或消失、呕吐及肺水肿等,在上述两种情况应用单纯血液滤过即可。③肾功能进行性减退,血肌酐＞500 μmol/L 或符合急性血液透析指征的其他情况。

3)不良反应和处理:建立体外循环的血液净化均存在与体外循环相关的不良反应,如生物不相容、出血、凝血、血管通路相关并发症、感染、机器相关并发症等。应避免出现新的内环境紊乱,连续血液净化治疗时应注意热量及蛋白的丢失。

(4)心室机械辅助装置:急性心衰经常规药物治疗无明显改善时,有条件的可应用此种技术。此类装置有体外膜式氧合(ECMO)、心室辅助泵(如可置入式电动左心辅助泵、全人工心脏)。根据急性心衰的不同类型,可选择应用心室辅助装置,在积极纠治基础心脏病的前提下,短期辅助心脏功能,可作为心脏移植或心肺移植的过渡。ECMO 可以部分或全部代替心肺功能。临床研究表明,短期循环呼吸支持(如应用 ECMO)可以明显改善预后。

第四章 呼吸内科疾病

第一节 支气管哮喘

支气管哮喘是由多种细胞(嗜酸粒细胞、肥大细胞、T淋巴细胞、中性粒细胞等)和细胞组分参与的慢性气道炎症。这种慢性气道炎症引起的气道高反应性,通常表现为广泛多变的可逆性的气道受限,反复发作的喘息、气促、胸闷和咳嗽等症状,多在夜间或凌晨发作,症状可自行缓解或经治疗后缓解。自20世纪70年代以来,在整个世界范围内哮喘患病率已增加了45%以上,而增加最多的是近年来经济增长较快的发展中国家。许多哮喘患者对支气管哮喘缺乏认识或是认识停留在20世纪七八十年代的水平,直接导致了哮喘的治疗缺乏规范。治疗的不规范导致了支气管哮喘病情不能得到很好的控制。有些患者直到支气管哮喘发展到慢性阻塞性肺疾病的阶段才来就诊,延误了病情,使其生活质量明显下降。随着近年来对哮喘的发病机制、诊断与治疗出现了新的发展变化,我们对支气管哮喘这一古老的疾病必须有新的认知、新的理解。

一、支气管哮喘病因及发病机制的新进展

(一)病因

支气管哮喘的病因目前尚不清楚,研究发现支气管哮喘的发生与个人体质和外界环境影响有重要关联。有些患者在更换居住地后就会出现哮喘发作,而回到原居住地后即使不用药物,哮喘症状亦会消失。在某些发展中国家中,环境污染严重,哮喘发病率逐年增高。大量研究发现特异性变应原(如尘螨、花粉、真菌、动物毛屑等)和非特异性吸入物(硫酸、二氧化硫、氯气、甲醛、甲酸等)可诱发支气管哮喘的发生。而源于煤炭、石油、化工、汽车尾气排放出的有害化学物质、悬浮颗粒等可引起呼吸道变态反应和炎症;室内环境中某些挥发性有害化学物质也是哮喘发病的重要诱因。除了以上两点之外,遗传因素也在哮喘的发病上起着重要的作用。国际哮喘遗传学协作研究组的研究结果显示,哮喘候选基因大多定位于5p15、5q23-31、6p23、11p15、12q12-24、13q23.1、14q11.2-13等。这些遗传性特征不仅是哮喘发病机制的危险因素,还决定哮喘的治疗效果。IL-4、IL-5、IL-13白介素基因多态性与变应性哮喘有一定的关系。但是迄今为止可能没有一个基因是所谓的"哮喘"基因,这是基因一基因、基因一环境之间相互作用的结果。还有学者从表观遗传学方面对支气管哮喘进行了研究。研究发现哮喘发生的表观遗传学调控包括DNA甲基化、组蛋白修饰、染色质重塑、非编码RNA调控等,各种表观遗传修饰相互影响、调控,构成一个完整的复杂的表观遗传调控网络。目前在哮喘表观遗传学研究中主要集中在两种调控方式。其一为DNA甲基化,这是目前最主要的表观遗传修饰形式。异常的甲基化或去甲基化均会导致疾病的发生。在哮喘患者中甲基化和去甲基化就出现了明显得异常。其二为组蛋白修饰,组蛋白是真核生物染色体内的基本构成蛋白。很多体内和体

外试验阐明了组蛋白修饰在哮喘中的重要作用。多项流行病学研究证实肥胖和超体质量可增加哮喘发生的危险性。肥胖者能量调节激素也参与哮喘与肥胖的关联，其中最为重要的是瘦素和脂联素。

（二）发病机制

支气管哮喘的发病机制主要是免疫—炎症机制。机体的免疫系统中体液免疫和细胞免疫均参与了支气管哮喘的发病过程。支气管哮喘的发病机制同 CD4$^+$T 细胞的异常有密切关系。CD4$^+$T 淋巴细胞是支气管哮喘发病过程中最主要的调控者，可分为 Th1 细胞和 Th2 细胞两大类。Th1/Th2 细胞平衡失调，机体正常的免疫功能受到损伤，从而导致免疫细胞及其成分对机体自身组织结构和功能的破坏，是支气管哮喘发病的关键。Th1 细胞主要释放 IFN-1、IL-2、IL-3、TNF-β 等细胞因子产生机体的免疫应答。而 Th2 细胞可产生 IL-4、IL-5、IL-10、IL-13 等细胞因子进一步激活 B 淋巴细胞，后者合成特异性 IgE，参与支气管哮喘的发病和气道炎症的形成。当支气管哮喘发病时，体内 Th1 型免疫反应减弱，Th2 型免疫反应则异常增强，可见 Th2 细胞水平的异常增高在哮喘发病机制中尤为重要。在炎症反应中会产生很多细胞因子和细胞介质，它们组成复杂的网络，这个网络对哮喘的发展十分重要。其中白三烯是哮喘发生发展过程中的主要炎性反应介质，近年来研究较多。白三烯生物学活性十分广泛，可参与哮喘发病过程中的多个环节，并可促进多种细胞因子及炎性反应介质的释放。近年来大量研究发现一种活化的 CD4$^+$T 细胞亚群 Th17 细胞亚群在慢性气道炎症性疾病的发生发展中发挥着重要作用。在炎症起始阶段，这类细胞能大量分泌 IL-17，引起进一步的炎症因子级联反应。IL-17 是哮喘发病相关细胞因子网络的重要成员之一，且间接参与哮喘气道重构，而 Th17 细胞亚群能诱导产生 IL-17 且并不依赖于 Th1 和 Th2 细胞亚群，需要今后进一步深入研究。除了 T 细胞，树突状细胞在哮喘的发生中亦有很重要的作用。研究发现树突状细胞免疫应答的始动者具有很强的异质性。体内不同的 DC 亚群发挥着不同的作用，其中淋巴组织中的树突状细胞与支气管哮喘密切相关。哮喘患者的气道在慢性炎症的刺激下，可发生细胞外基质聚集、平滑肌细胞增生、新生血管形成、炎症细胞浸润和腺体肥大，被称为气道重塑或气道重建。基质金属蛋白酶-9（MMP-9）和基质金属蛋白酶组织抑制剂-1（TIMP-1）参与了气道重塑的过程。当然除了免疫—炎症机制还有神经因素及气道的高反应性参与了支气管哮喘的发病过程。

二、支气管哮喘的诊断

随着对支气管哮喘认识的深入，目前支气管哮喘的完整诊断包括哮喘的诊断标准、分期、分级、控制水平以及哮喘急性发作期的诊断。完整的诊断对支气管哮喘诊治方案有更好的参考价值。

（一）诊断标准

当出现反复发作喘息、气急、胸闷或咳嗽，多与接触变应原、冷空气、物理性刺激、化学性刺激以及病毒性上呼吸道感染、运动等有关。发作时在双肺可闻及散在或弥漫性以呼气相为主的哮鸣音，呼气相延长。上述症状和体征可经治疗缓解或自行缓解，除外其他疾病所引起的喘息、气急、胸闷和咳嗽即可诊断为支气管哮喘。而当临床表现不典型者（如无明显喘息或体征），应至少具备以下一项试验阳性：①支气管激发试验或运动激发试验阳性。②支气管舒张试验阳性,FEV_1增加≥12％,且 FEV_1 增加值≥200mL。③呼气流量峰值(PEF)昼夜变异率≥20％。特别是咳嗽变异性哮喘目前被认为是一种特殊类型的不典型哮喘或是支气管哮喘的早期阶段,咳嗽是其唯一或主要临床表现,无明显喘息、气促等症状或体征,但有气道反应性增高。临床主要表现为刺激性干咳,通常咳嗽比较剧烈,夜间咳嗽为其重要特征。感冒、冷空气、灰尘、油烟等容易诱发或加重咳嗽。其诊断标准为:①慢性咳嗽,常伴有明显的夜间刺激性咳嗽。②支气管激发试验阳性,或呼气峰流速昼夜变异率≥20％,或支气管舒张试验阳性。③支气管舒张剂治疗有效,且排除其他呼吸系统疾病。

(二)分期

根据临床表现哮喘可分为急性发作期、非急性发作期(慢性持续期和临床缓解期)。慢性持续期是指每周均不同频度和(或)不同程度地出现症状(喘息、气急、胸闷或咳嗽),临床缓解期是指经过治疗或未经治疗症状、体征消失,肺功能恢复到急性发作前水平,并维持 3 个月以上。

(三)分级

按照支气管哮喘病情的严重程度分级:主要用于治疗前或初始治疗时严重程度的判断,在临床研究中更有其应用价值(表 4-1)。

表 4-1　病情严重程度的分级

分级	临床特点
间歇状态 (第 1 级)	症状＜每周 1 次 短暂出现 夜间哮喘症状≤每个月 2 次 FEV_1 占预计值(％)≥80％或 PEF≥80％个人最佳值,PEF 或 FEV_1 变异率＜20％
轻度持续 (第 2 级)	症状≥每周 1 次,但＜每日 1 次 可能影响活动和睡眠 夜间哮喘症状＞每个月 2 次,但＜每周 1 次 FEV_1 占预计值(％)≥80％或 PEF≥80％个人最佳值,PEF 或 FEV_1 变异率 20％～30％
中度持续 (第 3 级)	每日有症状 影响活动和睡眠 夜间哮喘症状≥每周 1 次 FEV_1 占预计值(％)60％～79％或 PEF 60％～79％个人最佳值,PEF 或 FEV_1 变异率＞30％
重度持续 (第 4 级)	每日有症状 频繁出现 经常出现夜间哮喘症状 体力活动受限 FEV_1 占预计值(％)＜60％或 PEF＜60％个人最佳值,PEF 或 FEV_1 变异率＞30％

（四）控制水平分级

这种分级方法更容易被临床医师掌握，有助于指导临床治疗，以取得更好的哮喘控制。控制水平的分级见表 4-2。

表 4-2　控制水平分级

	完全控制（满足以下所有条件）	部分控制（在任何 1 周内出现以下 1～2 项特征）	未控制（在任何 1 周内）
白天症状	无（或≤2 次/周）	＞2 次/周	出现≥3 项部分控制特征
活动受限	无	有	
夜间症状/憋醒	无	有	
需要使用缓解药的次数	无（或≤2 次/周）	＞2 次/周	
肺功能（PEF 或 FEV_1）	正常或≥正常预计值/本人最佳值的 80%	＜正常预计值（或本人最佳值）的 80%	
急性发作	无	≥每年 1 次	在任何 1 周内出现 1 次

（五）急性发作期的诊断

支气管哮喘急性发作是指喘息、气促、咳嗽、胸闷等症状突然发生，或原有症状急剧加重，常有呼吸困难，以呼气流量降低为其特征，常因接触变应原、刺激物或呼吸道感染诱发。只要符合某一严重程度的某些指标，而不需满足全部指标，即可提示为该级别的急性发作。

三、支气管哮喘的治疗

（一）支气管哮喘的药物治疗

近年来随着对支气管哮喘的研究深入，治疗药物也有了新的进展。哮喘治疗药物可分为控制或预防哮喘发作的药物和缓解哮喘发作的药物：①控制或预防哮喘发作的药物，主要通过非特异性抗炎作用使哮喘维持临床控制，包括糖皮质激素、白三烯调节剂等。②缓解药物可以缓解哮喘症状，包括 $β_2$ 受体激动剂、抗胆碱药物、茶碱类等。

1.控制或预防哮喘发作的药物

（1）糖皮质激素：糖皮质激素作用广泛而复杂，且随剂量不同而异。生理情况下所分泌的糖皮质激素主要影响物质代谢过程。糖皮质激素能增加肝糖原、肌糖原含量并升高血糖，促进淋巴组织和皮肤等处的蛋白质分解，抑制蛋白质的合成，促进脂肪分解，抑制其合成，长期使用能增高血胆固醇含量。糖皮质激素有强大的抗炎作用，能对抗各种原因如物理、化学、生理、免疫等所引起的炎症。糖皮质激素抗炎作用的基本机制在于糖皮质激素（GCS）与靶细胞质内的糖皮质激素受体（GR）相结合后影响参与炎症的一些基因转录而产生抗炎效应。糖皮质激素的靶细胞广泛分布于肝、肺、脑、骨、胃肠平滑肌、骨骼肌、淋巴组织、成纤维细胞、胸腺等处。各类细胞中受体的密度也各不相同。因为口服激素的不良反应大，因而目前临床上主要推荐使用吸入性的糖皮质激素。吸入性的糖皮质激素可以以某种蛋白质为载体，以易化扩散的方式穿过气道内的各种炎性细胞的膜，在胞内与糖皮质激素受体结合发挥作用。吸入性的糖皮质激素副作用小,作用明确,是治疗支气管哮喘的重要药物。目前临床上常用的吸入性糖皮质激素为二丙酸倍氯米松、布地奈德和氟替卡松。选用干粉吸入剂或加用储雾器优于气雾剂。新型糖皮质激素包括环索奈德和糠酸莫米松。环索奈德(ciclesonide,alvesco)是由德国赛诺菲一安万特和阿尔塔那制药公司开发的一种可定位活化、吸入用新一代皮质类固醇抗哮喘药,用于治疗成人及 4 岁以上儿童和青少年不同程度的哮喘,可以直接进入肺部,活化后在局部起效。它以非活性形式给药,达到靶器官肺时,被气道的内源性酯酶活化后,转化成活性成分。一旦被活化,环索奈德体现出很高的局部抗炎活性。其非活性部分与血浆蛋白结合后,被肝脏有效清除,所以毒副作用极低。环索奈德 160μg/d 疗效与布地奈德 400μg/d 相似。大剂量即便使用至 1 600μg/d 亦不会抑制肾上腺皮质激素水平,且由于它在口咽部没有活性,口咽部副作用小。糠酸莫米松(mometasone furoate,MF)是先令葆雅公司研发的新型吸入性激素,2005 年被美国 FDA 批准上市。MF 是目前抗炎活性最强的 ICS 之一。其抗炎活性超过布地奈德,与氟替卡松大致相等。其口服生物利用度与氟替卡松相似。临床常用的吸入糖皮质激素的每日剂量与互换关系药物如表 4-3。

表 4-3 常用吸入型糖皮质激素的每日剂量与互换关系药物

	低剂量(μg)	中剂量(μg)	高剂量(μg)
二丙酸倍氯米松	200~500	500~1000	1000~2000
布地奈德	200~400	400~800	800~1 600
丙酸氟替卡松	100~250	250~500	500~1000
环索奈德	80~160	160~320	320~1 280

(2)白三烯调节剂:白三烯调节剂包括半胱氨酰白三烯受体拮抗剂和 5-脂氧化酶抑制剂。除吸入激素外,是唯一可单独应用的长效控制药,可作为轻度哮喘的替代治疗药物和中重度哮喘的联合治疗用药。目前在国内应用主要是半胱氨酰白三烯受体拮抗剂,代表药物有扎鲁司特、孟鲁司特和异丁司特,口服使用方便,副作用少。此类药物尤适用于阿司匹林哮喘、运动性哮喘和伴有过敏性鼻炎哮喘患者的治疗。因白三烯受体拮抗剂抗炎范围相对较窄,所以其不适合单独用于治疗重度哮喘。但对于单用吸入中、大剂量激素疗效不佳的中、重度哮喘联用白三烯受体拮抗剂可增强疗效。虽然有文献报道接受这类药物治疗的患者可出现 Churg-Strauss 综合征,但其与白三烯调节剂的因果关系尚未肯定,可能与减少全身应用激素的剂量有关。白三烯受体拮抗剂扎鲁司特每次 20mg,每日 2 次;孟鲁司特每次 10mg,每日 1 次;异丁司特每次 10mg,每日 2 次。而 5-脂氧化酶抑制剂齐留通可能引起肝脏损害,需监测肝功能,通常口服给药。其中孟鲁司特目前在国内应用较多,是一种强效选择性白三烯受体拮抗剂,它能与人体呼吸道中半胱氨酰白三烯受体高度选择性结合,从而阻断白三烯的病理作用。目前全球哮喘防治创议已将白三烯受体拮抗剂作为包括 5 岁以下幼儿轻度以上持续哮喘患儿的可选择药物之一。

(3)其他药物:酮替芬和新一代的抗组胺药物如阿司咪唑、曲尼斯特对控制和预防哮喘发作有一定的作用。阿司咪唑为强力和长效 H_1 受体拮抗剂,由于它不易通过血脑屏障,因此它不具有中枢的镇静作用,也没有抗胆碱作用。它与组织中释放的组胺竞争效应细胞上的 H1 受体,从而制止过敏作用,可用于治疗过敏性哮喘。曲尼斯特能稳定肥大细胞和嗜碱粒细胞的细胞膜,阻止脱颗粒,从而抑制组胺和 5-羟色胺等过敏介质的释放,对支气管哮喘、过敏性鼻炎等疾病有较好的治疗作用。

2.缓解药物

(1)β₂ 受体激动剂:β₂ 受体激动剂通过对气道平滑肌和肥大细胞等细胞膜表面的 β₂ 受体的作用,舒张气道平滑肌,减少肥大细胞和嗜碱粒细胞脱颗粒和介质的释放,降低微血管的通透性,并增加气道上皮纤毛的摆动,从而缓解哮喘症状。

此类药物根据药物作用时间可分为短效制剂和长效制剂,根据起效时间又可分为速效(数分钟起效)和缓慢起效(30min 起效)2 种。短效 β₂ 受体激动剂(简称 SABA)常用的药物如沙丁胺醇和特布他林。这些药物起效时间快,多以吸入给药,亦可口服。有些药物可以皮肤贴用如妥洛特罗。妥洛特罗为选择性 β₂ 受体激动剂,对支气管平滑肌具有较强而持久的扩张作用,对心脏的兴奋作用较弱。临床试验表明妥洛特罗除有明显的平喘作用外,还有一定的止咳、平喘作用,而对心脏的兴奋作用极微。由于采用结晶储存系统来控制药物的释放,药物经过皮肤吸收,因此可以减轻全身不良反应,每日只需贴敷 1 次,效果可维持 24h。长期、单一应用 β₂ 受体激动剂可造成 β₂ 受体功能下调,表现为临床耐药现象,故应予避免。长效 β₂ 受体激动剂(简称 LABA)舒张支气管平滑肌的作用可维持 12h 以上。目前在我国临床使用的吸入型 LABA 有两种:沙美特罗和福莫特罗。沙美特罗起效较慢,而福莫特罗起效迅速,可按需用于哮喘急性发作时的治疗,但目前不推荐长期单独使用 LABA。目前较新的药物有卡莫特罗、茚达特罗及阿福特罗。卡莫特罗是用于治疗哮喘的一种新型超长效 β₂ 受体激动剂,每日只使用一次,应用时吸入和口服两种途径都能产生很好的平滑肌松弛和支气管扩张作用。由于涉及支气管平滑肌收缩的肥大细胞位于紧靠气道内腔的地方,吸入途径更易于到达,因此经吸入途径的药物比口服途径可提供更好的支气管保护作用。这种药物起效迅速,动物实验显示其对气管保护的作用大于福莫特罗和沙美特罗,而对支气管肌肉的选择性比心肌组织大 100 倍以上,故其对患者的安全性和耐受性均较好,没有产生临床相关的全身性副作用。茚达特罗作用时间可以长达 24h,每日只需使用 1 次,能够快速起效。阿福特罗是一种安全有效的支气管扩张剂,但作用持续时间小于 24h,临床研究显示大剂量阿福特罗雾化吸入可改善 FEV_1。

(2)茶碱类:茶碱类具有舒张支气管平滑肌作用,并具有强心、利尿、扩张冠状动脉、兴奋呼吸中枢和呼吸肌等作用,而低浓度茶碱还具有抗炎和免疫调节作用。茶碱类药物在支气管哮喘的治疗中拥有悠久的历史,如氨茶碱及二羟丙茶碱在临床上应用非常广泛,而近年来多索茶碱在临床上应用较多。多索茶碱是甲基黄嘌呤的衍生物,通过抑制平滑肌细胞内的磷酸二酯酶等作用松弛平滑肌,从而达到缓解哮喘发作的作用。

(3)抗胆碱能药物:吸入型抗胆碱能药物目前临床上应用的主要有溴化异丙托品和噻托嗅铵等,可阻断节后迷走神经传出支,通过降低迷走神经张力而舒张支气管。为支气管哮喘的二线用药,其与 β₂ 受体激动剂联合应用具有协同、互补作用。

3.其他治疗药物

(1)可能减少口服糖皮质激素剂量的药物:包括口服免疫调节剂(甲氨蝶呤、环孢素,金制剂等)、某些大环内酯类抗生素(克拉霉素)。其疗效尚待进一步研究。

(2)抗 IgE 抗体治疗:重组人源化单克隆 IgE 抗体(奥马佐单抗)安全、有效、可降低血清 IgE 水平,减少 IgE 受体数目,有助于哮喘控制及减少糖皮质激素用量。可应用于血清 IgE 水平增高且用大剂量吸入激素和 LABA 联合治疗后仍不能达到病情控制的难治性哮喘患者。该药远期疗效与安全性有待进一步观察,价格昂贵也使其临床应用受到限制。

(3)变应原特异性免疫疗法(SIT):通过皮下给予常见吸入变应原提取液(如尘螨),可减轻哮喘症状和降低气道高反应性,适用于变应原明确但难以避免的哮喘患者,但其安全性尚待进一步研究与评价,变应原制备的标准化也有待加强。SIT 适用于吸入性过敏原筛查阳性的患者。对于食物变应原,则大多采用避免再次接触或进行特定的脱敏治疗。哮喘患者应用此疗法应在医师严格指导下进行。目前已试用舌下给药的变应原免疫疗法。SIT 应该是在严格的环境隔离和药物干预无效(包括吸入激素)情况下考虑的治疗方法。

(4)中医中药:传统医学认为,肺为气之主,肾为气之根。当哮喘病发作时,肺道不能主气,肾虚不能纳气,则气逆于上,而发于喘急。脾为生化之源,脾虚生痰,痰阻气道,故见喘咳,气短。因此,哮喘病是肾、肺、脾,三虚之症。哮喘要根据患者寒热、虚实各证候辨证施治。在急性发作时,用汤剂收效较快。寒痰阻肺,喉有喘鸣,痰多而不易咳出舌苔薄白,脉浮滑,可用麻黄、桂枝、半夏、细辛、干姜等治疗。痰热阻肺,咳喘,有喘鸣,胸闷,痰稠黄、不易咳出,苔黄腻,脉滑数,可用麻黄、杏仁、黄芪、葶苈子、苏子、桑白皮、款冬花、射干、前胡等治疗。在哮喘缓解期,要健脾、补肾、扶正。肺脾气虚,哮喘发作已久,面色苍白,疲乏,出汗多,易感冒,食欲差,大便稀,舌质淡,苔薄白,脉缓而弱,可用玉屏风散(白术、防风、黄芪)及人参健脾丸等。肾虚气喘,久病体虚,怕冷,下肢发冷,面色苍白,心跳气短,夜间尿多,大便稀,舌质淡,舌苔白,脉细弱,可用参蛤散加减,党参、蛤蚧、五味子研粉混合。

4.支气管哮喘吸入治疗的装置选择

吸入疗法是哮喘治疗的重要手段。目前临床上用于吸入的装置种类繁多,使用方法不尽相同。吸入装置主要分 3 类:定量气雾吸入器(MDI)和储雾罐、干粉吸入器(DPI)以及雾化吸入器。定量吸入器是通过操作过程中液化气体在突然减压瞬间急剧氧化而将药物切割成微粒并分散在空气中由患者吸入呼吸道和肺内的一种方法。由药物、推进剂、表面活性物质或润滑剂等多种成分组成,密封的贮药罐内盛有药物和助推剂[常用氟利昂(氟氯化碳)],由于其初始速度快,上呼吸道口咽部惯性沉积多,而沉积在下呼吸道仅 10% 左右。代表者是沙丁胺醇气雾剂。定量吸入器加储雾罐,它先将药物喷入储雾罐,然后通过患者反复多次吸气,将药物吸入肺内。储雾罐可防止喷雾散失而提高吸入药量和治疗效果,使吸入肺部的药液量增加到 33%,克服了单用 MDI 的不足,且明显减少了口咽部药物的沉积量,提高了用药的安全度。干粉吸入器中胶囊吸入器将胶囊置于储药凹槽,按压两侧按钮刺破胶囊,用力吸气,胶囊随气流高速旋转,同时释放药物,目前临床上以吸乐(内装噻托溴铵)为代表,但用于 COPD 的治疗。准纳器中蝶剂是新型多剂量型 DPI。其将药物的微粉密封在铝箔制成的盘状输送带的囊泡内,通过内部的 1 个塑料转盘输送。扳动操作杆刺破其中 1 个囊泡,即可吸入。药物是单独包装并密封,有计数窗可提示药量。代表为舒利迭。而都保是一种贮存剂量型 DPI,不用添加剂,通过激光打孔的转盘精确定量。采用了独特的双螺旋通道,气流在局部产生湍流,以利于药物颗粒的分散,增加了微颗粒的输出量和吸入肺部的药量。装置的内在阻力略高,属中阻力型,吸入量与流速相关,尽可能采用快速峰流速吸气方式吸药。雾化器中喷射式雾化器为临床上最常用的气溶胶发生装置之一。以压缩空气或氧气为动力,它可喷雾多样药物,较少需要患者呼吸协调动作,且无须氟利昂作为助推剂,携带方便、易操作;但雾化器易污染而导致交叉感染,吸入药物浪费严重,需要高压气流作为动力,治疗时间较长等因素而限制了其广泛使用。而超声波雾化器由于存在产生的气溶胶的密度大,吸入后呼吸道内氧分压相对偏低,长时间吸入可引起呼吸道湿化过度而致呼吸困难或支气管痉挛,有缺氧或低氧血症的患者不宜使用等不足;且会破坏糖皮质激素的结构,影响疗效,故现在已很少用于哮喘的治疗。在平时应用中一般在非急性发作期患者多应用于粉吸入剂,而在平时多备用定量气雾吸入器防止急性发作所导致的气道痉挛。在急性发作期多以喷射式雾化器治疗为主。

(二)支气管哮喘的非药物治疗

1.支气管热成型

支气管热成型治疗主要通过向支气管壁释放射频能量,加热支气管壁,减轻平滑肌的肥厚,从而达到降低气道反应性、增加气流流速,明显改善哮喘症状,减少药物使用的目的,但具体机制不详。已有国外临床研究将支气管热成型治疗用于哮喘患者,结果显示接受治疗患者对支气管热成型治疗操作过程耐受良好,无临床不良反应。另有临床试验表明对于中重度持续性哮喘患者,支气管热成型治疗的介入治疗比单纯应用吸入皮质激素联合长效 β_2 受体激动剂能够达到更好的哮喘控制,而在停用长效 β_2 受体激动剂、单独吸入皮质激素后,仍能维持对支气管哮喘的控制。近年来这种治疗技术发展迅速,很有可能打破哮喘治疗中传统的单独用药物控制的局面。

2.支气管哮喘的康复治疗

支气管哮喘的康复治疗与慢性阻塞性肺疾病的康复治疗相类似。康复治疗包括教育、物理治疗、职能治疗、营养咨询、心理康复、呼吸治疗等。物理治疗有呼吸训练,教导患者腹式呼吸、圆唇吐气及呼吸节律,使患者气体交换功能更为有效。体位引流有助于帮助患者排除肺部积痰,心肺功能训练可使患者的体能及运动耐力增加,适时使用非侵袭性呼吸辅助器,可让过度疲劳的呼吸肌得到休息而重获生机。营养咨询可帮助患者获得充分的营养,以免因营养不足而导致呼吸肌更无力。心理康复可有助于患者重新认识自己,重拾自信。呼吸治疗可减轻患者呼吸困难之症状,有助患者的舒适感。患者可以根据自身情况参与合适的康复项目。

(三)支气管哮喘治疗方案的选择

1.长期治疗方案的确定

支气管哮喘的治疗应该按照患者病情严重程度为基础,根据其控制水平选择适当的治疗方案。哮喘药物的选择既要考虑药物的疗效及其安全性,也要考虑患者的经济收入和当地的医疗资源等。要个体化制定患者的治疗方案。哮喘患者长期治疗方案分为 5 级,对以往未经规范治疗的初诊哮喘患者可选择第 2 级治疗方案,患者哮喘症状明显,可直接选择第 3 级治疗方案。在每一级中缓解药物均可按需使用,以迅速缓解哮喘症状。如果使用的治疗方案不能使哮喘得到控制,治疗方案可升级直至达到控制为止。当哮喘控制并维持至少 3 个月后,治疗方案可考虑降级。降级方案推荐如下:①单独应用中—高剂量吸入激素的患者将吸入激素剂量减少50％。②单独应用低剂量吸入激素的患者可改为每日1次用药。③联合吸入激素和长效 β_2 受体激动剂的患者将吸入激素剂量减少50％，仍继续使用长效 β_2 受体激动剂联合治疗。当达到低剂量联合治疗时可改为每日1次联合用药或停用长效 β_2 受体激动剂，单用吸入激素治疗。若患者使用最低剂量控制药物达到哮喘控制1年，并且哮喘症状不再发作，可考虑停用药物。

2.哮喘急性发作期的处理

哮喘急性发作时的治疗取决于患者发病时的严重程度以及对治疗的反应。治疗的目的在于尽快缓解症状、解除气流受限和低氧血症，同时还需要制定长期治疗方案，以预防再次急性发作。

轻度和部分中度急性发作可以在家庭中或社区中治疗。治疗为重复吸入速效 β_2 受体激动剂。如果对吸入性 β_2 受体激动剂反应良好，通常不需要使用其他的药物。如果治疗反应不完全，尤其是在控制性治疗的基础上发生的急性发作，应尽早口服激素，必要时到医院就诊。部分中度和所有重度急性发作均应到急诊室或医院治疗。治疗包括氧疗，重复使用速效 β_2 受体激动剂，并使用静脉茶碱。尽早使用全身激素，必要时可予经鼻(面)罩无创机械通气，若无效应及早行气管插管机械通气。

3.妊娠期支气管哮喘的处理

妊娠期支气管哮喘是哮喘的一种特殊情况，是影响孕妇及其胎儿的主要呼吸系统疾病之一。既要控制好哮喘使孕妇顺利度过孕产期，又要避免药物对胎儿的危害。未控制的妊娠哮喘可以导致围生期并发症和哮喘急性发作，而这对于母亲和胎儿都是危及生命的。妊娠哮喘患者应当接受正规的哮喘药物治疗。

妊娠妇女建议每个月评估1次哮喘病史和肺功能。对于哮喘控制不理想者和中、重度哮喘患者，可以考虑在孕32周时开始连续进行超声监测。重度哮喘发作恢复后进行超声检查也是有帮助的。避免接触过敏源和刺激物，尤其重要的是避免接触吸烟可以明显改善孕妇身体状况，减少哮喘治疗药物的应用。

目前临床主要根据美国食品药品管理局(FDA)妊娠期药物分类帮助医师安全地处方药物给孕妇。美国FDA将妊娠期药物分为5类：A类，研究证明对妊娠妇女和胎儿没有风险；B类，对人类无明显危害性；C类，未排除危险性；D类，对人类有一定危险；X类，妊娠期禁止使用。首先吸入性糖皮质激素(ICS)是最有效的哮喘控制药物，可以显著降低妊娠期哮喘急性发作的危险，并且显著降低出院妊娠哮喘妇女的再住院率。其中仅有布地奈德(普米克都保)属于妊娠B类药物，其他的吸入性糖皮质激素都属妊娠C类药物。研究已证明妊娠早期吸入布地奈德并不增加婴儿发生先天性异常的危险，也不影响孕龄、出生体质量、出生身长和死胎率。妊娠期哮喘治疗首选布地奈德，但是其他吸入性糖皮质激素在妊娠期并非不安全，所以如果孕妇妊娠前应用其他糖皮质激素可以很好地控制哮喘，则可以继续应用。而全身使用糖皮质激素需要慎重，有可能会出现胎儿畸形。对于白三烯调节剂来说，白三烯受体拮抗剂孟鲁司特和扎鲁司特均属妊娠B类药物，可以减轻轻、中度持续哮喘患者的症状、改善肺功能、缓解支气管痉挛，它们的应用不增加早产危险。但由于目前对白三烯调节剂对孕妇的研究很少，故不考虑首选。β_2 受体激动剂中只有特布他林属于妊娠B类药物。近年来的多项临床研究结果证明沙丁胺醇安全性好，虽然属于妊娠C类药物，但亦经常使用。其他短效及长效 β_2 受体激动剂(福莫特罗和沙美特罗)均属妊娠 C 类药物。而长效 β_2 受体激动剂对于正在应用吸入皮质激素的妊娠哮喘患者可作为首选的添加药物。对于那些应用中剂量吸入皮质激素控制不佳的哮喘孕妇和那些怀孕前对沙美特罗反应良好的中、重度哮喘孕妇,推荐应用沙美特罗。因为沙美特罗有效性和耐受性均远好于茶碱类,推荐应用沙美特罗代替茶碱类药物。色甘酸钠和奈多罗米钠均属于妊娠 B 类药物,但临床应用较少。茶碱类属妊娠 C 类药物,临床需慎用。总体来说,支气管哮喘的孕妇只要用药合理,完全能较好地控制哮喘,安全度过妊娠期。

　　4.特殊类型哮喘的治疗

　　(1)咳嗽变异性哮喘:咳嗽变异性哮喘的发病率逐年增高,目前慢性咳嗽的主要病因之一即是咳嗽变异性哮喘。咳嗽变异性哮喘目前被认为是一种特殊类型的哮喘或是支气管哮喘的早期阶段,咳嗽是其唯一或主要临床表现,无明显喘息、气促等症状或体征,但有气道反应性增高。临床主要表现为刺激性干咳,通常咳嗽比较剧烈,夜间咳嗽为其重要特征。感冒、冷空气、灰尘、油烟等容易诱发或加重咳嗽。其诊断标准:①慢性咳嗽,常伴有明显的夜间刺激性咳嗽。②支气管激发试验阳性,或呼气峰流速昼夜变异率>20%,或支气管舒张试验阳性。③支气管舒张剂治疗有效,且排除其他呼吸系统疾病。咳嗽变异性哮喘治疗原则与支气管哮喘治疗相同。大多数患者吸入小剂量糖皮质激素联合支气管舒张剂(β 受体激动剂或氨茶碱等)即可,或用两者的复方制剂如布地奈德/福莫特罗、氟替卡松/沙美特罗,必要时可短期服用小剂量糖皮质激素治疗。治疗时间多不少于 8 周。有报道抗白三烯受体拮抗剂治疗咳嗽变异性哮喘有效,但观察例数较少。

　　(2)难治性哮喘:目前对难治性哮喘的定义及诊断标准尚未完全统一。全球哮喘防治创议(GINA)将除外其他因素后,需要第 4 步(缓解药物如短效的 β_2 肾上腺素受体激动剂加 2 种或更多的控制药物如吸入型激素、抗白三烯类药等)及以上治疗,仍未达到可控制水平的哮喘患者,诊断为难治性哮喘。英国胸科学会(BTS)亦是以激素治疗后的临床反应作为主要诊断指标。BTS 认为,每日需要联合使用高剂量的吸入型糖皮质激素(丙酸倍氯米松≥800μg/d),长效的 β_2 肾上腺素受体激动剂并其他辅助治疗者,就称难治性哮喘患者。而美国胸科学会对难治性哮喘的描述为:在排除其他导致哮喘加重的因素后,符合一条以上的主要标准加 2 条次要标准即可诊断。主要标准为:①需要持续或接近持续(1 年中>50%的时间)使用口服激素治疗。②需要大剂量吸入型激素治疗,如倍氯米松>1 260μg/d,布地奈德>1 200μg/d,氟替卡松>880μg/d 等。次要标准为:①除需要持续使用激素治疗外,还需要使用长效 β_2 肾上腺素受体激动剂、茶碱或抗白三烯类药治疗。②每日或近乎每日均需要使用短效 β_2 肾上腺素受体激动剂缓解症状。③持续气道阻塞(FEV$_1$<80%预计值,每日 PEF 变异>20%)。④每年急诊就诊次数>1 次。⑤每年需要使用≥3 次的口服激素冲击治疗。⑥口服或吸入糖皮质激素减量≤25%症状立即恶化。⑦既往有濒死的哮喘发作史。这一定义从病史、治疗及肺功能方面进行评估,提供了明确的数据标准。治疗首先积极寻找病因和处理相关影响因素。临床医师们在处理所谓的"难治性哮喘"时,应首先明确该患者是否是支气管哮喘,还是由非支气管哮喘的气道疾病或其他系统疾病引起的喘息,比如心源性哮喘、慢性阻塞性肺病(COPD)、气道或纵隔肿瘤、变态反应性支气管肺曲霉菌病、肉芽肿性肺部疾病、声带功能障碍、闭塞性细支气管炎等。其次,需要对患者进行系统评价,排除各种影响因素如:过敏性鼻炎或鼻窦炎、胃食管反流、持续存在的吸入性过敏源等相关疾病。最后，更要除外患者因为不规范治疗而造成的"难治性哮喘"。只有在解决上述所列问题的基础之上才能通过调整药物来治疗难治性哮喘。难治性哮喘药物治疗的主要方法与支气管哮喘相同。近几年药物治疗方面有了一定的进展，如免疫抑制剂（如：环孢素、甲氨蝶呤、硫唑嘌呤等）可以通过干扰 T 淋巴细胞的传递通道而抑制其功能，对哮喘症状控制和提高患者生活质量有积极的作用。但是这些药物只有约 60% 的患者有效，且不能改善肺功能，毒副反应较大。抗 IgE 单克隆抗体例如奥马佐单抗，亦是有效治疗药物。2006 年 GINA 将奥马佐单抗作为哮喘规范化治疗的第 5 步用药，用于大剂量吸入型激素和联合治疗不能控制的重症哮喘和难治性哮喘。TNFa 的抑制剂依那西普通过抑制此类作用来治疗难治性哮喘，但有研究显示抗 TNFa 会增加患者患恶性肿瘤、重症感染和心力衰竭的机会，其在临床上的应用尚有一定的争论。抗 IL-5 单克隆抗体（如：美泊利单抗）通过有效降低血液及痰液中的嗜酸粒细胞水平，抑制其炎症反应来治疗难治性哮喘，该类药物具有较广阔的应用前景，但仍需进行大规模的临床试验。有报道表明大环内酯类抗生素对难治性哮喘亦有较好作用，它能显著改善难治性哮喘患者的气道炎症，其中非嗜酸细胞性哮喘患者获益最大。目前仍有一些新药如 IL-4Ra 拮抗剂、EDN-1 拮抗剂等在临床研究中。支气管热成型治疗主要通过向支气管壁释放射频能量，加热支气管壁，减轻平滑肌的肥厚，从而达到降低气道反应性、增加气流流速，明显改善哮喘症状，减少药物使用的目的。其可以作为难治性哮喘的治疗手段。另外还有康复治疗等有待于我们更进一步的研究。

四、支气管哮喘的管理

首先我们明确支气管哮喘是一种慢性气道疾病，目前无法根治，但是可以通过有效的管理，实现对支气管哮喘的良好控制。GINA 提出的哮喘治疗目标是：①有效控制急性症状并维持最轻的症状，最好是无任何症状。②防止哮喘的加重。③尽可能使肺功能维持在正常或接近正常水平。④保持正常活动（包括运动）的能力。⑤避免哮喘药物治疗的不良反应。⑥防止发生不可逆的气流受限。⑦防止哮喘死亡，降低哮喘病死率。而中华医学会呼吸分会哮喘防治指南提出成功的哮喘管理目标是：①达到并维持症状的控制。②维持正常活动，包括运动能力。③维持肺功能水平尽量接近正常。④预防哮喘急性加重。⑤避免因哮喘药物治疗导致的不良反应。⑥预防哮喘导致的死亡。两者的目标是相似的。而近年国际上多接受"获得理想的哮喘控制（GOAL）"全球多中心临床试验中所设定的完全控制和良好控制两种概念、两种标准。完全控制的标准是：没有白天症状、夜间觉醒、急性加重、急诊，不需要使用短效 β_2 受体激动剂，每日清晨最大呼气流速（PEF）≥80% 预计值，而且不出现与治疗相关的不良反应，不需要因此而改变治疗方案。良好控制的标准：没有夜间觉醒、急性加重、急诊治疗，而且没有与治疗相关的不良反应，但白天允许有轻度的症状，但白天症状积分＞1 的天数≤2；按需使用短效 β_2 受体激动剂的频率每周≤2 天或≤4 次；每日清晨（PEF）≥80% 预计值，以上 3 项中符合 2 项再加上前面的必须达到的几项标准，就可评为达到良好控制。哮喘治疗目标和理想的哮喘控制之间是相互联系的而又含义不同的两个概念。哮喘的治疗目标是实现"对哮喘理想控制"的方向；而"哮喘的理想控制"是衡量患者的治疗是否有效、是否达到理想的目标。

要想达到哮喘的良好控制必须建立良好的医患关系。这是实现对哮喘有效的管理的首要措施。患者在专科医师的指导下对自己的哮喘治疗制定一个个体化的方案。这个方案包括自我监测、周期性评估、自我调整以期达到对哮喘的良好控制。其中又以对患者进行哮喘教育是最基本的环节。哮喘教育对各年龄段的哮喘患者都有作用。医患之间的良好沟通是提高患者后续治疗依从性的必要基础。促进沟通的关键因素为:建立亲和力(友好、幽默、关心),参与互动对话,鼓励和赞扬,同情、安慰、及时处理患者担心的所有问题,提供合适(个性化)的信息,树立共同目标等。对医院、社区、专科医师、全科医师及其他医务人员进行继续教育,通过培训哮喘管理知识,以提高他们与患者的沟通技巧,可以明显改善与患者的沟通效果,包括增加患者满意度、增进健康、减少卫生保健资源使用。

根据哮喘防治指南其中教育内容包括 10 点:①通过长期规范治疗能够有效控制哮喘。②避免触发、诱发因素方法。③哮喘的本质、发病机制。④哮喘长期治疗方法。⑤药物吸入装置及使用方法。⑥自我监测:如何测定、记录、解释哮喘日记内容;症状评分、应用药物、PEF,哮喘控制测试(ACT)变化。⑦哮喘先兆、哮喘发作征象和相应自我处理方法,如何、何时就医。⑧哮喘防治药物知识。⑨如何根据自我监测结果判定控制水平,选择治疗。⑩心理因素在哮喘发病中的作用。而教育方式包括:①初诊教育:是最重要的基础教育和启蒙教育,在初诊时,必须给哮喘患者提供以下信息:哮喘的诊断;现有治疗类型;建议患者进行特殊治疗干预的理由;避免接触哮喘症状触发因素的方法。给患者演示各种吸入装置,鼓励患者参与决定哪种吸入装置最适合自己。并预约复诊时间,提供教育材料。②随访教育和评价:是长期管理方法,评估最初疗效。定期评价及纠正吸入技术和监测技术,评价书面管理计划,理解实施程度,反复提供更新教育材料。③集中教育:定期开办哮喘学校、学习班、俱乐部、联谊会进行大课教育和集中答疑。④自学教育:通过阅读报纸、杂志、文章、看电视节目、听广播进行。⑤网络教育:通过中国哮喘联盟网、全球哮喘防治创议网等或互动多媒体技术传播防治信息。⑥互助学习:举办患者防治哮喘经验交流会。⑦定点教育:与社区卫生单位合作,有计划开展社区、患者、公众教育。⑧调动全社会各阶层力量宣传普及哮喘防治知识。

支气管哮喘的教育是一个长期的过程,需要各方面的协同合作,需要长效机制确保其有效运转。在教育过程中要特别重视以下关键点,首先是查明并避免危险因素的接触。因为很多哮喘的发作都有触发因素存在,比如说变应原、病毒感染、污染物、烟草烟雾、药物(如阿司匹林)等。早期确定致敏因素并防止患者进一步接触,是哮喘管理的重要部分。防病重于治病。其次是对病情的评估、治疗和监测。必须牢固建立评估哮喘控制、治疗以达到控制,以及监测以维持控制这样一个三位一体的循环过程,而且要反复强化直到形成习惯。

在评估哮喘控制方面,我们推荐一些经过临床验证的行之有效的哮喘控制评估工具,如:哮喘控制测试(ACT)、哮喘控制问卷(ACQ)、哮喘治疗评估问卷(ATAQ)等,也可用于评估哮喘控制水平。其中以哮喘控制测试(ACT)目前在临床上应用最为广泛。哮喘控制测试(ACT)是由 QUALITY MERIC(QM)经过临床试验发展而来。经过 2001－2002 年及 2002－2003 年两次大规模多中心临床观察,ACT 被确认为是监测和评估哮喘病情的有效工具。该表要求患者回忆近 4 周的情况并回答 5 个简单问题,ACT 所选择的这 5 项内容是对非控制哮喘最有预测性的:呼吸急促、急救药物的使用、哮喘对生活和工作的影响、夜间觉醒、患者对哮喘控制的标化等,每一项问题均采用 5 分标尺法评估。25 分为控制、20～24 分为部分控制、19 分以下为未控制,并不需要患者检查肺功能。哮喘控制测试(ACT)不仅易学易用,且适合中国国情。这些问卷不仅用于临床研究,还可以在临床工作中评估患者的哮喘控制水平,通过长期连续检测维持哮喘控制,尤其适合在广大的基层医疗机构推广。

哮喘的随访也有一定的要求。通常要求患者在初诊后 2～4 周回访,以后每 1～3 个月随访一次。出现哮喘发作时应及时就诊,发作后 2 周至 1 个月内进行回访。当患者已经处于规范化分级治疗期间,哮喘病情严重程度应根据哮喘的控制水平来判断。

随着对哮喘研究的深入,哮喘管理和随访的进一步规范,我们有理由相信哮喘是完全可以达到理想控制水平的。

第二节　慢性阻塞性肺

慢性阻塞性肺疾病(COPD)是一种具有气流受限为特征的可以预防和治疗的疾病。这种气流受限常呈进行性发展,并伴有肺部对有害尘粒或气体(吸烟)呈异常的炎症反应。尽管 COPD 影响肺,但同时对全身会产生影响,伴有显著的肺外效应,肺外效应与患者疾病的严重性相关。重视对 COPD 病因的干预可以预防 COPD 的发生,早期发现 COPD 和去除病因(如戒烟),可以预防 COPD 的进展。目前的治疗方法可以改善 COPD 的症状,也有一些研究的结果显示可以改善 COPD 的长期预后。

近年来,全球感染性疾病和心脑血管疾病的发病率呈现显著下降,而慢性阻塞性肺疾病发病率与病死率反而呈上升趋势。COPD 是全球的第四位死亡原因,预计到 2020 年将达到疾病负担第五位,并成为第三大死亡原因,国内外对 COPD 的研究及临床诊治日益重视。2001 年世界卫生组织制定了关于 COPD 的全球防治创议(GOLD),我国也于 2002 年制定了《慢性阻塞性肺疾病诊治规范》,2007 年我国又修订了慢性阻塞性肺疾病诊治指南,2009 年国际上更新了慢性阻塞性肺病全球创议(GOLD)修订版,于 2010 年 6 月英国国家卫生与临床优化研究所(NICE)更新英国慢性阻塞性肺疾病临床指南。

COPD 与慢性支气管炎和肺气肿关系密切。慢性支气管炎患者每年咳嗽、咳痰 3 个月以上,并连续 2 年,并能排除心、肺其他疾患而反复发作而能确诊。肺气肿是一种病理改变,指的是肺部终末细支气管远端气腔出现持久的扩张,包括呼吸性细支气管、肺泡管、肺泡囊和肺泡气腔增大,并伴有腔壁破坏性改变,而无明显的肺纤维化。COPD 患者咳嗽、咳痰常先于气流受限许多年出现;但不是所有的咳嗽、咳痰症状的患者均会发展为 COPD。当慢性支气管炎、肺气肿患者出现不能完全可逆的气流受限时,则能诊断为 COPD。如患者元气流受限,则不能诊断为 COPD,只能诊断为"慢性支气管炎"或者"肺气肿"。部分患者仅有不可逆气流受限改变而无慢性咳嗽、咳痰症状,根据肺功能的检测同样可以诊断为 COPD。

虽然哮喘与 COPD 都是慢性气道的炎症性疾病,但两者的发病机制不同,临床表现、治疗方法及其预后均不同。哮喘患者的气流受限具有显著的可逆性,是其鉴别于 COPD 的一个关键特征;但是,部分哮喘患者随着病程延长,可出现较明显的气道重塑和结构改变,导致气流受限,临床很难与 COPD 相鉴别。COPD 和哮喘常常可以发生于同一位患者。

病因明确或具有特异病理表现的气流受限性疾病,如支气管扩张症、肺结核纤维化病变、肺囊性纤维化、弥漫性泛细支气管炎以及闭塞性细支气管炎等,均不属于 COPD 范畴。

一、临床表现

1.症状

起病隐匿,慢性咳嗽咳痰为早期症状,冬季较重;病情严重者,咳嗽咳痰终年存在。通常咳少量黏液痰,部分患者在清晨较多;合并感染时痰量增多,呈脓性痰。早期无气短或呼吸困难,或者仅于劳力时出现,以后逐渐加重,严重者走平路甚至休息说话也感气短。部分患者尤其是重度患者有喘息,胸部紧闷感通常于劳力后发生。在疾病的进展过程中,可能会发生食欲减退、体重下降、肌肉萎缩和功能障碍、精神抑郁和焦虑等。

2.体征

COPD 早期可以没有体征。随着疾病进展,可以出现胸廓形态异常,如胸部过度膨胀、前后径增加,肋间隙饱满,严重者如桶状胸;呼吸浅快、缩唇呼吸、下肢水肿、肝大。心相对浊音界缩小或消失,肝上界下移,肺部叩诊可呈过度清音。两肺呼吸音语音减低,呼气时相延长,有时可闻干性啰音或者湿性啰音,心音遥远,剑突部心音较清晰响亮。

3.并发症

(1)慢性呼吸衰竭:常发生在 COPD 急性加重期或重度患者,症状明显加重,出现低氧血症和(或)高碳酸血症,可具有缺氧和二氧化碳潴留的临床表现。

(2)自发性气胸:如有突然加重的呼吸困难,并伴有明显的发绀或者胸痛,患侧肺部叩诊为鼓音,听诊呼吸音减弱或消失,应考虑并发自发性气胸,通过 X 线检查可以确诊。

(3)慢性肺源性心脏病:由于 COPD 肺病变引起肺血管床减少及缺氧致肺动脉痉挛、血管重塑,导致肺动脉高压、右心室肥厚扩大,最终发生右心功能不全。

(4)胃溃疡。

(5)睡眠呼吸障碍。

(6)继发性红细胞增多症。

4.实验室检查

(1)肺功能检查:肺功能目前仍然是判断气流受限的客观指标,对 COPD 的诊断、严重程度分级、预测疾病进展、预后及疗效等均有重要作用。气流受限通常是以 FEV_1 和 FEV_1/FVC 来确定。吸入支气管扩张剂后 $FEV_1/FVC<70\%$ 者,可确定为气流受限,即可诊断 COPD。FEV_1/FVC 很敏感,轻度气流受限也可检出。实际 FEV_1 占预计值的百分比是气流受限分级指标,变异性小。COPD 气流受限使肺总量(TLC)、功能残气量(FRC)和残气容积(RV)增高,肺活量(VC)减低。COPD 者弥散功能也受损。

2009 年版阻塞性肺病全球创议同时指出,随着年龄的变化,肺容量会有所改变。老年人存在轻微的 COPD 以及肺容量的下降都是正常的。而采用固定比率(FEV_1/FVC)作为肺功能参考值,会导致对老年人的过度诊断;对于年龄<45 岁的个体,这一固定比率可能会导致诊断不足。

(2)影像学检查:

1)胸部 X 线摄片:COPD 早期 X 线胸片可无明显变化,后期可出现肺纹理增多、紊乱等改变;典型 X 线征为肺过度充气,肺野透亮度增高,体积增大,胸腔前后径增长,肋骨走向变平,肋间隙增宽,横膈位置下移,膈肌穹窿变平。心脏悬垂狭长,肺门血管纹理呈残根状,肺野外周血管纹理纤细稀疏,也可见肺大疱形成。

2)胸部 CT 检查:早期 CT 检查比胸部 X 线摄片敏感,高分辨率 CT 对鉴别小叶中心型和全小叶型肺气肿及确定肺大疱的大小和数量有很高的特异性,对评估肺大疱切除术和外科减容手术等的效果有一定价值。

(3)血气分析:对确定 COPD 呼吸衰竭有重要价值。临床中可以出现动脉血 $PaO_2 < 8kPa$(60mmHg)或伴动脉血 $PaCO_2 > 6.65kPa$(50mmHg)。是呼吸衰竭治疗中临床重要的监测指标。

(4)其他实验室检查:血常规对评判合并感染和红细胞增多症有价值。细菌培养等微生物检查对确定致病微生物有意义。

二、诊断和鉴别诊断

(一)全面采集病史进行评估

诊断 COPD 时,首先应全面采集病史,包括症状、既往史和系统回顾、接触史。症状包括慢性咳嗽、咳痰、气短。既往史和系统回顾应注意除外哮喘、变态反应性疾病、感染及其他呼吸道疾病史,如结核病史;COPD 和呼吸系统疾病家族史;COPD 急性加重和住院治疗病史;有相同危险因素(吸烟)的其他疾病,如心脏、外周血管和神经系统疾病;不能解释的体重下降;其他非特异性症状,喘息、胸闷、胸痛和晨起头痛;要注意吸烟史(以包年计算)及职业、环境有害物质接触史等。

(二)诊断

COPD 的诊断应根据临床表现、危险因素接触史、体征及实验室检查等资料综合分析确定。考虑 COPD 的主要症状为慢性咳嗽、咳痰、气急、气促、气短、喘息和(或)呼吸困难等,生活质量逐渐下降,常常受各种诱因诱发急性发作。COPD 患病过程应有以下特征:①吸烟史:多有长期较大量吸烟史或者被动吸烟史。②职业性或环境有害物质接触史:如较长期粉尘、烟雾、有害颗粒或有害气体接触史。③家族史:COPD 有家族聚集倾向。④发病年龄及好发季节:多于中年以后发病,症状好发于秋冬寒冷季节,常有反复呼吸道感染及急性加重史。随病情进展,急性加重愈见频繁。⑤慢性肺源性心脏病史:COPD 后期出现低氧血症和(或)高碳酸血症,可并发慢性肺源性心脏病和右心衰竭。存在不完全可逆性气流受限是诊断 COPD 的必备条件。肺功能测定指标是诊断 COPD 的金标准。用支气管舒张剂后 FEV1/FVC<70% 可确定为不完全可逆性气流受限。凡具有吸烟史及(或)环境职业污染接触史及(或)咳嗽、咳痰或呼吸困难史者均应进行肺功能检查。COPD 早期轻度气流受限时可有或无临床症状,提高认识和开展肺功能检查是早期发现 COPD 的重要措施。胸部 X 线检查有助于确定肺过度充气的程度及与其他肺部疾病鉴别。部分早期 COPD 可以完全没有症状。单纯依据临床表现容易导致漏诊。

(三)鉴别诊断

COPD 应与支气管哮喘、支气管扩张症、充血性心力衰竭、肺结核等鉴别。与支气管哮喘的鉴别有时存在一定困难。COPD 多于中年后起病,哮喘则多在儿童或青少年期起病;COPD 症状缓慢进展,逐渐加重,哮喘则症状起伏大;COPD 多有长期吸烟史和(或)有害气体、颗粒接触,哮喘则常伴过敏体质、过敏性鼻炎和(或)湿疹等,部分患者有哮喘家族史;COPD 时气流受限基本为不可逆性,哮喘时则多为可逆性。

然而,部分病程长的哮喘患者已发生气道重塑,气流受限不能完全逆转;而少数 COPD 患者伴有气道高反应性,气流受限部分可逆。此时应根据临床及实验室所见全面分析,必要时作支气管舒张试验和(或)峰流速(PEF)昼夜变异率来进行鉴别。在少部分患者中这两种疾病可以重叠存在。吸烟史(以包年计算)及职业、环境有害物质接触史。

(四)分级

1.严重程度分级

按照病情严重度 COPD 分为 4 级(表4-4)。分级主要是依据气流受限的程度,同时参考心肺功能状况。FEV_1/FVC 是诊断气流阻塞的敏感指标,目前的各种指南均采用 GOLD 提出的吸入支气管扩张剂后 $FEV_1/FVC<70\%$ 这一固定值为标准,同时可以避免 COPD 的过度诊断。气流受限是诊断 COPD 的主要指标,同时也反映了病理改变的严重程度。由于 FEV_1 下降与气流受限有很好的相关性,因此 FEV_1 的变化是分级的主要依据。而且随着 FEV_1 降低,病死率增高。但是依据 FEV_1 变化分级也有其局限性,FEV_1 相同的患者往往有不同的临床表现,气急、健康状况、运动耐力、急性加重均不同。

表 4-4 COPD 严重度分级

分级	特征
0 级(高危)	肺功能在正常范围
	有慢性咳嗽咳痰症状
Ⅰ级(轻度)	$FEV_1/FVC<70\%$
	$FEV_1\geqslant80\%$预计值
	有或无慢性咳嗽咳痰症状
Ⅱ级(中度)	$FEV_1/FVC<70\%$
	$50\%\leqslant FEV_1<80\%$预计值
	有或无慢性咳嗽咳痰症状
Ⅲ级(重度)	$FEV_1/FVC<70\%$
	$30\%\leqslant FEV_1<50\%$预计值
	有或无慢性咳嗽咳痰症状
Ⅳ级(极重度)	$FEV_1/FVC<70\%$
$FEV_1<30\%$预计值或 $FEV_1\geqslant50\%$预计值	

注:FEV_1 是指吸入支气管舒张剂之后的测定值。

2.其他分级方法

COPD 影响患者不仅与气流受限程度有关,还与出现的临床症状严重程度、营养状态以及并发症的程度有关。GOLD 引入了多种参数对 COPD 进行全面评估。

BMI 等于体重(kg)除以身高(m)的平方,$BMI<21kg/m^2$ 的 COPD 患者病死率增加。

功能性呼吸困难分级:可用呼吸困难量表来评价:0级:除非剧烈活动,无明显呼吸困难;1级:当快走或上缓坡时有气短;2级:由于呼吸困难比同龄人步行得慢,或者以自己的速度在平地上行走时需要停下来呼吸;3级:在平地上步行100m或数分钟后需要停下来呼吸;4级:明显的呼吸困难而不能离开房屋或者当穿脱衣服时气短。

BODE指数:如果将FEV1作为反映气流阻塞(obstruction)的指标,呼吸困难(dyspnea)分级作为症状的指标,BMI作为反映营养状况的指标,再加上6min步行距离作为运动耐力(exercise)的指标,将这4方面综合起来建立一个多因素分级系统(BODE指数),作者将4个指标根据严重程度依次评分,归纳后的综合评分以10分划分。分值低者,患者症状轻;分值高者,患者症状重;生存者分值低,死亡者分值高,两者有显著差异,COPD患者死亡与BODE指数高分值相关。因而认为BODE指数可比FEV1更好地预测患者的全身情况、生活质量和病死率,反映COPD的预后。

生活质量评估:广泛应用于评价COPD患者的病情严重程度、药物治疗的疗效、非药物治疗的疗效(如肺康复治疗、手术)和急性发作的影响等。生活质量评估还可用于预测死亡风险,而与年龄、FEV_1及体重指数无关。

3.分期

COPD病程可分为急性加重期与稳定期。COPD急性加重期是指患者出现超越日常状况的持续恶化,并需改变基础COPD的常规用药者,通常在疾病过程中,患者短期内咳嗽、咳痰、气短和(或)喘息加重,痰量增多,呈脓性或黏脓性,可伴发热等炎症明显加重的表现。COPD患者每年急性加重平均次数>3次/年(3~8次/年),为频繁加重;平均加重次数<3次/年(0~2次/年),为非频繁加重。频繁加重患者需住院治疗的比例显著高于非频繁加重者(43% vs 11%)。COPD病史越长,每年发生急性加重次数越多,频繁的急性加重显著降低患者生活质量。频繁的急性加重提高COPD患者病死率。

稳定期则指患者咳嗽、咳痰、气短等症状稳定或症状轻微。气流受限的基本特征持续存在,如果不作长期有效的防治,肺功能将进行性恶化。此外长期咳嗽排痰不畅,容易引起细菌繁殖,导致急性加重期发作更频繁和更严重,最终使慢阻肺的病情加速恶化。

三、治疗

COPD治疗计划包括4个部分:①疾病的评估和监测。②减少危险因素。③稳定期的治疗。④加重期的治疗。

预防COPD的产生是根本,但进行有效的治疗在临床中举足轻重,合理的治疗能够得到如下效果:①减轻症状,阻止病情发展。②缓解或阻止肺功能下降。③改善活动能力,提高生活质量。④降低病死率。⑤预防和治疗并发症。⑥预防和治疗急性发作。

COPD的防治包括如下方面。

(一)减少危险因素,预防疾病进展

确定危险因素,继而减少控制这些危险因素是所有疾病预防和治疗的重要途径。COPD的危险因素包括:吸烟、职业粉尘和化学物质、室内外空气污染和刺激物等。

(二)COPD稳定期治疗

COPD稳定期是相对的稳定,本质上炎症是进行性发展的。因此,COPD稳定期治疗应该

强调以下观点:①COPD 强调长期规范治疗,应该根据疾病的严重发展,逐步增加治疗,哮喘治疗中强调降阶梯治疗的方法不适合于 COPD。COPD 稳定期强调整体治疗,慢阻肺全球倡议据此提出根据病情轻重,应用支气管舒张剂和抗炎剂的阶梯治疗方案。②如果没有明显的副作用或病情的恶化出现,应该继续在同一水平维持长期的规律的治疗。③不同患者对治疗的反应不同,应该随访观察,及时地调整治疗方案。

1.教育与管理

(1)教育与督促患者戒烟和防止被动吸烟,远离有毒有害空气,迄今能证明有效延缓肺功能进行性下降。欧洲国家推荐,除非有禁忌证,应当为计划戒烟的 COPD 患者适当提供尼古丁替代治疗(NRT)、伐尼克兰或安非他酮,并酌情给予支持项目以优化戒烟率。

(2)教育要以人为本,形式多样,注意个体化,循序渐进,不断强化,逐渐深入和提高,将 COPD 的病理生理与临床基础知识传授给患者。

(3)掌握一般和部分特殊的治疗方法,学会如何尽可能减轻呼吸困难症状。

(4)学会自我控制病情,合理地锻炼,如腹式呼吸及缩唇呼吸锻炼等,增强体质,提高生活质量。

(5)了解赴医院就诊的时机。

(6)社区医生定期随访指导管理,建立健全定期预防和评估制度。

(7)自我管理和评估是一个有机整体,COPD 患者每人每年至少应测定 1 次全套肺功能,包括 FEV_1、肺活量、深吸气量、残气量、功能残气量、肺总量和弥散功能,以便了解肺功能下降的规律,预测预后和制定长期治疗方案。

(8)临终前有关事项。

2.控制职业性或环境污染

避免或防止职业粉尘、烟雾及有毒有害气体吸入。

3.药物治疗

COPD 稳定期炎症仍在进行,药物治疗可以控制症状和预防急性加重,减少急性加重的发生频次和降低发作的严重程度,提高运动耐力和生活质量。

(1)支气管舒张剂:支气管舒张剂是控制 COPD 症状的主要药物(A 类证据),可以松弛支气管平滑肌、扩张支气管、缓解气流受限。还可以改善肺的排空,减少肺动态充气过度,提高生活质量。短期按需应用可缓解症状,长期规律应用可预防和减轻症状,增加运动耐力,但不能使所有患者的 FEV_1 都得到改善。而且有时这些改变与 FEV_1 的改善并不相匹配。长期规律应用支气管舒张剂不会改变 COPD 肺功能进行性下降这一趋势。与口服药物相比,吸入剂不良反应小,因此多首选吸入治疗。

支气管舒张剂主要有 β_2 受体激动剂、抗胆碱药及甲基黄嘌呤类。短效支气管舒张剂较为便宜,但是规律应用长效支气管舒张剂,不仅方便,而且效果更好(A 类证据)。如何选择或者如何联合用药,取决于药物是否可以获得以及不同个体的反应。联合用药可增强支气管舒张作用、减少不良反应。短期按需使用支气管舒张剂可缓解症状,长期规律使用可预防和减轻症状。β_2 受体激动剂、抗胆碱药物和(或)茶碱联合应用,肺功能与健康状况可获得进一步改善。

1)β_2 受体激动剂:β_2 受体激动剂主要作用于支气管黏膜上的 β_2 肾上腺素能受体,扩张支气管,按作用时间持续长短可分为两大类,即短效 β_2 激动剂,主要用于轻度 COPD 作按需短期使用。长效 β_2 激动剂(LABA),可用于中度以上 COPD 长期治疗,或用于糖皮质激素联合治疗。按照起效时间和持续时间将 β_2 激动剂分为 4 类:①起效快,作用时间长:如吸入型富马酸福莫特罗干粉吸入剂,4.5μg/喷。②起效较慢作用时间长:如沙美特罗粉吸入剂,50μg/喷。③起效慢,作用时间短:如口服特布他林,口服沙丁胺醇,口服福莫特罗等。④起效快,作用时间短:如吸入型特布他林,包括气雾剂(250μg/喷)和沙丁胺醇,包括气雾剂 100μg/喷,主要有沙丁胺醇数分钟内开始起效,15~30min 达到峰值,维持疗效 4~5h,主要用于缓解症状,按需使用。福莫特罗、沙美特罗为长效定量吸入剂,作用持续 12h 以上。福莫特罗为完全受体激动剂,速效长效,吸入后 1~3min 迅速起效,常用剂量为 4.5~9μg,每日 2 次。不良反应:可引起心动过速、心律失常、骨骼肌震颤和低钾血症(尤其是与噻嗪类利尿剂合用时)。另外,静息状态下可使机体氧耗量增加,血 PaO_2 可能有轻度下降。虽然对于 β_2 激动剂和远期预后的关系,在很多年前就已提出了质疑,但目前的研究表明:长期使用 β_2 激动剂不会加速肺功能的进行性下降,也不会增加病死率,更不能改变肺功能长期下降的趋势(A 级证据)。

2)抗胆碱药:主要品种有溴化异丙托品(ipratropium)和噻托溴铵(tiotropium 商品名思力华),可阻断 M 胆碱受体。定量吸入时开始作用时间比沙丁胺醇等短效 β_2 受体激动剂慢,但持续时间长,30~90min 达最大效果。维持 6~8h,剂量为每次 40~80μg(每喷 20μg),每日 3~4 次。该药不良反应小,长期吸入可改善 COPD 患者健康状况。噻托溴铵选择性地作用于 M_3 和 M_1 受体,为长效抗胆碱药,作用长达 24h 以上,吸入剂量为 18μg,每日 1 次。长期吸入可增加深吸气量,减低呼气末肺容积,进而改善呼吸困难、提高运动耐力和生活质量,也可减少急性加重频率。对于长效抗胆碱能药物噻托溴铵的疗效,2009 版 GOLD 的一项大规模、长期临床试验证实,在其他标准治疗中加入噻托溴铵,并未能对肺功能减退比率产生影响,并且也没有心血管风险的证据。

3)茶碱类药物:茶碱是甲基黄嘌呤的衍生物,主要有氨茶碱、喘定、多索茶碱等。它是一种支气管扩张剂,可直接作用于支气管,松弛支气管平滑肌。茶碱的支气管扩张作用部分是由于内源性肾上腺素与去甲肾上腺素释放的结果。茶碱能增强膈肌收缩力,增强低氧呼吸驱动,降低易疲劳性,因此有益于改善呼吸功能。尚有微弱舒张冠状动脉、外周血管和胆管平滑肌作用;有轻微增加收缩力和轻微利尿作用。另外,还有某些抗炎作用,对 COPD 有一定效果。血茶碱浓度>5mg/L 即有治疗作用,安全的血药浓度范围在 6~15mg/L。血茶碱浓度>15~20mg/L,早期多见的有恶心、呕吐、易激动、失眠,心动过速、心律失常,血清中茶碱超过 40μg/mL,可发生严重的不良反应。地尔硫草、维拉帕米、西咪替丁、大环内酯类和氟喹诺酮类等药物可增高其血药浓度或者增加其毒性。

对于 COPD 患者,茶碱能增强常规剂量的吸入 β_2 激动剂沙丁胺醇、沙美特罗、福莫特罗或溴化异丙托品等的作用。能够显著地提高吸入制剂所形成的 FEV_1 峰谷水平、改善症状。联合治疗的效果优于单独使用异丙托品或联合使用茶碱及沙丁胺醇。

4)糖皮质激素:COPD 炎症存在于疾病各阶段,即使在疾病早期同样有炎症存在。COPD 炎症越重,病情越重。肺部炎症通过全身炎症,引起全身效应。糖皮质激素可以减少细胞因子、C 反应蛋白、炎症细胞的产生。糖皮质激素可以减轻气道黏膜的炎症、水肿及分泌物亢进;

上调 β_2 肾上腺受体激动剂的敏感性,降低气道高反应性;减少气流受限,减少治疗失败率,减少复发率,推迟并发症的产生,延长患者生命。长期规律的吸入糖皮质激素较适用于 $FEV_1 <$ 50%预计值伴有临床症状而且反复加重的 COPD 患者,治疗中能够获得良性的肺功能反应,改善生活质量。但是,COPD 稳定期长期应用糖皮质激素吸入治疗并不能阻止其 FEV_1 自然降低的趋势。这一治疗可减少急性加重频率,减少急诊发生率,减少住院率,减少住院患者的住院天数,改善生活质量。联合吸入糖皮质激素(ICS)和 β_2 (LABA)受体激动剂,比各自单用效果好,其协同作用机制在于 LABA 和 ICS 两者的作用部位不同(LABA 主要作用于平滑肌细胞,而 ICS 则主要针对气道上皮细胞及炎性细胞等)和作用方式不同(ICS 以针对气道炎症方面为主,LABA 以针对平滑肌功能异常为主),因此决定了两者在治疗方面具有互补的作用。同时,在分子水平上,两者又具有协同效应目前已有福莫特罗/布地奈德、氟地卡松/沙美特罗两种联合制剂。主张沙美特罗/氟地卡松用 50/500μg 剂型。联合吸入治疗可以改善 $FEV_1 <$ 60%患者肺功能减退的比率,但是联合治疗也有增加肺炎的可能性,并且对患者病死率并无显著影响。不推荐Ⅲ级和Ⅳ级患者长期口服糖皮质激素治疗。

5)祛痰药(黏液溶解剂):COPD 气道内可产生大量黏液分泌物,容易继发感染,并影响气道通畅,应用祛痰药似有利于气道痰液排出,改善通气。常用药物有盐酸氨溴索能使痰液中酸性糖蛋白减少,从而降低痰液稠度,易于咯出;还能刺激黏膜反射性增加支气管腺体分泌,使痰液稀释。乙酰半胱氨酸可使痰液中糖蛋白多肽链的二硫键断裂,对脱氧核糖核酸纤维也有裂解作用。故对白色黏痰或脓痰均能起溶解效应,使痰液黏度下降,易于咯出。并且还有抗炎以及抗脂质过氧化作用。桃金娘油,有较好的综合作用:调节气道分泌,增加浆液比例,恢复黏液清除功能;碱化黏液,降低其黏度;刺激纤毛运动,加快黏液运送;有一定抗炎和杀菌作用。此外,高渗氯化钠溶液(2%~3%)和高渗碳酸氢钠溶液(2%~7%)雾化吸入也可稀化痰液、降低黏滞度,促进痰液外排。

(2)抗氧化剂:COPD 气道炎症使氧化负荷加重,加重 COPD 的病理、生理变化,反过来对炎症和纤维化形成起重要作用。应用抗氧化剂谷胱甘肽(GSH)、N-乙酰半胱氨酸、维生素 C、维生素 E 及胡萝卜素等可降低疾病反复加重的频率。但目前尚缺乏长期、多中心临床研究结果,有待今后进行严格的临床研究考证。

(3)免疫调节剂:能提高免疫力,降低呼吸道感染的机会,临床常用药物有胸腺素、核酪注射液、卡介苗,对降低 COPD 急性加重严重程度可能具有一定的作用。

(4)替代治疗:有严重 α_1 抗胰蛋白酶缺乏的患者,可进行替代治疗,对 COPD 稳定期治疗有一定作用。需每周静脉注射该酶制剂,但价格较高。

(5)疫苗:流感疫苗可减少 COPD 患者的严重程度和死亡。肺炎球菌疫苗含有 23 种肺炎球菌荚膜多糖,已在 COPD 患者中应用,但尚缺乏有力的临床观察资料。慢性阻塞性肺病患者应每年接种流感疫苗,每 6 年接种一次肺炎球菌疫苗。

(6)中医治疗:辨证施治是中医治疗的基本原则,对 COPD 的治疗亦有相当疗效。具有祛痰、支气管舒张、免疫调节等作用。

(7)其他用药:白三烯拮抗剂,磷酸二酯酶 4 抑制剂,可能有一定疗效。

4.氧气治疗

COPD 长期家庭氧疗适应证：慢性呼吸衰竭稳定期,睡眠型低氧血症,运动型低氧血症。

长期家庭氧疗(LTOT)对具有慢性呼吸衰竭的患者可延长稳定期 COPD 患者生存期;减轻呼吸困难;增强运动能力;提高生活质量;降低肺动脉压;改善血流动力学、血液学特征、肺生理和精神状态。

长期家庭氧疗应在 Ⅳ 级(极重度)COPD 患者应用,具体指征为血气分析:①$PaO_2 \leqslant$ 7.3kPa(55mmHg)或动脉血氧饱和度(SaO_2)$\leqslant$88%,伴有或没有高碳酸血症。②PaO_2 7.3~8kPa(55~60mmHg),或 $PaO_2 <$89%,并有肺动脉高压、心力衰竭水肿或红细胞增多症(血细胞比容>0.55)。长期家庭氧疗一般是经鼻导管吸氧,低流量 1.0~2.0L/min,吸氧持续时间每日 15h。长期氧疗的目的是使患者在海平面水平,静息状态下,达到 $PaO_2 \geqslant$8kPa(60mmHg)和(或)使 PaO_2 升至 90%以上,这样才可维持重要器官的功能,保证周围组织的氧供。一般氧疗 4~6 周后,因缺氧引起肺动脉痉挛而导致的肺动脉高压可以获得缓解。

5.康复治疗

康复治疗可以帮助重症患者改善活动能力、提高生活质量,是 COPD 患者一项重要的治疗措施。它包括:①呼吸生理治疗,协助患者咳嗽咳痰,促进分泌物排出。缩唇呼吸促进气体交换,以及避免快速浅表的呼吸以帮助克服急性呼吸困难等措施。②肌肉训练,步行、登楼梯、踏车、腹式呼吸增强膈肌功能,全身运动提高肌肉的协调性。③营养支持,合理营养,合理饮食结构,避免高碳水化合物饮食和过高热量摄入,防止过多的二氧化碳产生,达到理想体重。④精神治疗和教育等多方面措施。

6.手术治疗

手术的总体疗效为术后长达 24 个月内,术后肺活量、患者的氧分压(PaO_2)得以提高,6min 行走距离增加,运动平板测试期间氧气使用减少。此外,手术还可减少患者静息、用力及睡眠状态下氧气的使用。

(1)肺大疱切除术:肺大疱压迫肺组织,挤压正常的肺组织影响通气,加重患者的负担,应行外科手术治疗,肺大疱在有指征的患者,术后可减轻患者呼吸困难的程度并使肺功能得到改善。术前胸部 CT 检查、动脉血气分析及术前评估是手术成败的关键。手术的原则是既要切除肺大疱、解除压力,又要尽可能保存有功能的肺组织。

(2)肺减容术(Lung volume reduction surgery,LVRS):单肺减容术和双肺减容术都有疗效,双肺减容术比单肺减容术效果更佳。通过切除部分通气换气效率低下的肺组织,减少肺过度充气,使得压缩的肺组织通气血流比得以改善,减少做功,提高患者通气换气效率,提高生活质量,但无延长患者寿命的证据。主要适应于上叶明显非均质性肺气肿,康复训练运动能力得到改善极少的部分患者。

(3)肺移植术:国外自 1983 年肺移植成功后,至今已做了各种肺移植术 1 万余例,已经积累了丰富的经验,手术技术基本成熟,我国虽然起步晚,但发展迅速。

肺移植术适合于 COPD 晚期。选择的患者年龄不超过 55~60 岁,肺功能差,活动困难,在吸氧状态下能参加室内活动,无心、脑、肝、肾疾病,$FEV_1 <$25%预计值,$PCO_2 \geqslant$7.3kPa(55mmHg),预计自身疾病存活期不足 1~2 年。肺移植术可改善生活质量,改善肺功能,但寻

找供体困难,且术后存在排斥反应,终身需用免疫抑制剂,并长期测血药浓度,还要随时预防肺部感染等,费用高。闭塞性支气管炎是术后的主要并发症,一年术后生存率 80%,5 年术后生存率 50%,10 年生存率 35%。

肺移植禁忌证:左心功能严重不全,冠心病,不可逆的肝肾病变,HIV(+);明显的肺外全身性疾病又无法治疗的;活动性肺外感染,又不能治愈的。

(4)慢性阻塞性肺病并发自发性气胸的胸腔镜治疗:慢性阻塞性肺病并发自发性气胸临床处理不当有较高的病死率,经胸腔镜手术治疗可提高治愈率,治愈率可达 90%。且并发症少,手术安全可靠。

胸腔镜辅助下小切口手术治疗自发性气胸、肺大疱,小切口具有等同于 VATS 创伤性小、并发症少、美观及恢复快的优点,且可以降低手术费用及缩短手术时间。

(三)COPD 急性加重期的治疗

1.确定 COPD 急性加重的原因

确定引起 COPD 加重的原因对确定治疗方案有很大的作用。COPD 急性加重的原因包括支气管—肺部感染、肺不张、胸腔积液、气胸、心律失常、左心功能不全、电解质紊乱、代谢性碱中毒、肺栓塞等,而且这些原发的疾病又酷似 COPD 急性发作的症状,需要仔细鉴别。2009年版 GOLD 强调了 COPD 急性加重与肺栓塞的鉴别诊断。认为,对于急性加重患者,如果症状严重到需要入院治疗,就应该考虑肺栓塞的诊断,特别是对于那些肺栓塞概率为中度到高度的患者。

2.非住院治疗

COPD 频繁加重严重影响患者的生活质量,并显著提高患者的病死率。对于对 COPD 加重早期进行干预,可以降低住院费用,缩短住院时间,减慢肺功能的下降,减少发病的频度。

轻症患者可以在院外治疗,但应根据病情变化,决定继续院外治疗还是送医院治疗。COPD 加重期的院外治疗包括适当增加支气管舒张剂的剂量及增加使用频次。如果未曾使用过抗胆碱能药物,可以使用短效的异丙托溴铵或长效的噻托溴铵吸入治疗。对较重的患者,可以用大剂量的雾化吸入治疗。如沙丁胺醇 2 500μg,异丙托溴铵 500μg,或沙丁胺醇 1000μg 加异丙托溴铵 250~500μg 雾化吸入,每日 2~4 次。静脉或者口服使用糖皮质激素对加重期重症治疗有效,可迅速缓解病情和恢复肺功能。基础肺功能 FEV_1 <50%预计值的患者,应同时使用支气管舒张剂,并且口服泼尼松龙每日 30~40mg,连续用 7~10 日。吸入支气管舒张剂(特别是吸入 β_2 激动剂加用或不加用抗胆碱能药)和口服糖皮质激素是有效治疗 COPD 急性加重的手段(证据 A)。糖皮质激素联合长效 β_2 受体激动剂雾化吸入是理想的治疗方法,尤其是 3~5 日之后全身激素已发挥效果。对于中重度 COPD 急性加重并需要入院治疗的患者,雾化吸入布地奈德 8mg/d 与静脉应用泼尼松龙 40mg/d 的疗效相当。吸入激素治疗是最佳的序贯治疗方法是一种有效、安全的替代全身性激素治疗 COPD 急性加重的方法,FEV_1、PaO_2 改善速度较快,对血糖影响较小。患 COPD 病程越长,每年加重的次数越频繁,COPD 症状加重期及并发症常怀疑与感染有关,或者咳痰量增多并呈脓性时应及早给予抗感染治疗。选择抗生素可以依据常见的致病菌或者患者经常复发时的细菌谱,或者结合患者所在地区致病菌及耐药流行情况,选择合适的抗生素。

3.住院治疗

COPD急性加重病情严重者需住院治疗。COPD急性加重到医院就诊或住院治疗的指征：①症状显著加剧，如突然出现的静息状况下呼吸困难。②出现新的体征或原有体征加重（如发绀、外周水肿）。③新近发生的心律失常。④有严重的伴随疾病。⑤初始治疗方案失败。⑥高龄COPD患者的急性加重。⑦诊断不明确。⑧院外治疗条件欠佳或治疗不力。

COPD急性加重收大重症监护病房（ICU）治疗的指征：①严重呼吸困难且对初始治疗反应不佳。②精神障碍，嗜睡，昏迷。③经氧疗和无创性正压通气（NIPPV）后，低氧血症[PaO$_2$<6.65kPa（50mmHg）]仍持续或呈进行性恶化，和（或）高碳酸血症[PaCO$_2$>9.31kPa（70mmHg）]无缓解甚至有恶化，和（或）严重呼吸性酸中毒（pH<7.30）无缓解，甚至恶化。

COPD加重期主要的治疗方案如下。

（1）保持气道通畅：清除口腔或气道的分泌物，部分患者痰多严重阻塞气道需要气管插管或者气管切开。

（2）控制性氧疗：及早氧疗是治疗COPD加重者的最重要的手段。应根据患者缺氧的严重程度确定给氧的浓度，如果患者发绀，呼吸微弱，或者低氧血症导致意识不清或者昏迷，应给予高浓度吸氧，达到氧合水平[PaO$_2$>8kPa（60mmHg）或Sao$_2$>90％]。对待CO$_2$潴留及呼吸性酸中毒的患者，应该控制吸氧的浓度，防止高浓度氧疗导致低氧对呼吸中枢的刺激减少，引起呼吸抑制导致CO$_2$潴留进一步加重。氧疗30min后应观察病情的变化、复查动脉血气，适时调整氧疗浓度。

（3）抗生素治疗：COPD急性加重除了与劳累心功能衰竭等有关外，主要由感染引起，AlbertoPapi等研究表明，在COPD重度急性加重患者中，感染因素占78％，其中细菌感染占29.7％，病毒感染占23.4％，混合感染占25％，非感染因素占22％。常见的细菌有肺炎链球菌、流感嗜血杆菌、卡他莫拉菌和支原体衣原体等，治疗初始，尚无微生物药物敏感试验结果。当怀疑是有感染引发急性加重时，应结合当地区常见致病菌类型及耐药流行趋势和药物敏感情况尽早选择敏感抗生素。获得微生物药物敏感性资料后，应及时根据细菌培养及药敏试验结果调整抗生素。肺炎链球菌对青霉素相对耐药，提高剂量有时能获得治疗效果。第二、三代头孢菌素以及高剂量阿莫西林、阿莫西林/克拉维酸等对大多数中度敏感肺炎链球菌有效。高耐药菌株可选择喹诺酮类（如左氧氟沙星、莫西沙星）或其他类抗生素；流感嗜血杆菌对氨苄西林耐药，可选择喹诺酮类药物治疗。通常COPD I级或Ⅱ级患者急性加重时，主要致病菌多为肺炎链球菌、流感嗜血杆菌及卡他莫拉菌。Ⅲ级及Ⅳ级的COPD急性加重时，除以上述细菌外，还可以有肠杆菌科细菌、铜绿假单胞菌及耐甲氧西林金黄色葡萄球菌。发生铜绿假单胞菌的危险因素有：近期住院、频繁应用广谱抗生素、既往有铜绿假单胞菌寄植的历史等。酶抑制剂的复方制剂、第四代头孢菌素、碳青霉烯类联合氨基糖苷类或喹诺酮类是常规推荐的治疗方案。抗菌治疗应尽可能将细菌负荷降低到最低水平，以延长COPD急性加重的间隔时间。长期应用广谱抗生素和糖皮质激素易继发深部真菌感染，应密切观察真菌感染的临床征象并采用防治真菌感染措施。

为了合理经验性选择抗生素，也有将COPD急性加重（AECOPD）患者按病情严重程度分为3组，A组：轻度加重，无危险因素者。主要病原菌为肺炎链球菌、流感嗜血杆菌、卡他莫拉菌、肺炎支原体和病毒;B组:中度加重,有危险因素。主要病原菌为 A 组中的病原菌及其耐药菌(产 β 内酰胺酶细菌、耐青霉素酶的肺炎链球菌)和肠杆菌科(肺炎克雷伯菌、大肠埃希菌、变形杆菌及肠杆菌属等):C组:重度加重,有铜绿假单胞菌感染的危险因素。主要病原菌在 B 组基础上加铜绿假单胞菌。

(4)支气管舒张剂:解除气道痉挛,改善通气功能,可选择短效速效或长效速效 β_2 受体激动剂。若效果不显著,加用抗胆碱能药物(为异丙托溴铵,噻托溴铵等)。对于较为严重的 COPD 加重者,还可考虑静脉滴注茶碱类药物。β_2 受体激动剂、抗胆碱能药物及茶碱类药物的作用机制不同,药代学及药动学特点不同,且分别作用于不同大小的气道,所以联合应用可获得更大的支气管舒张作用,并且可减少单一药物较大剂量所产生的副作用。

(5)糖皮质激素:糖皮质激素治疗 COPD 加重期疗效显著,宜在应用支气管舒张剂基础上,同时口服或静脉滴注糖皮质激素,激素的应用与并发症减少相关。口服泼尼松 30～40mg/d,连续 7～10d 后逐渐减量停药。也可以静脉给予甲泼尼龙 40mg,每日 1 次,3～5d 后改为口服。或者给予雾化吸入糖皮质激素。

(6)机械通气:无创正压机械通气(non-invasive positive pressure ventilation,NPPV)。COPD 患者呼出气流受限,肺泡内残留的气体过多,呼气末肺泡内呈正压,称为内源性呼气末正压(intrinsic positive end-expiratory pressure,PEEPi),增大了吸气负荷,肺容积增大压迫膈肌影响膈肌收缩,辅助呼吸肌参与呼吸,而且增加了氧耗量。部分患者通气血流比改变,肺泡弥散功能下降。COPD 急性加重时上述异常进一步加重,氧耗量和呼吸负荷显著增加,超过呼吸肌自身的代偿能力使其不能维持有效的肺泡通气,从而造成缺氧及 CO_2 潴留,严重者发生呼吸衰竭。应用机械通气的主要目的包括:改善通气和氧供,使呼吸肌疲劳得以缓解,通过建立人工气道以利于痰液的引流,在降低呼吸负荷的同时为控制感染创造条件。

NPPV 通过鼻罩或面罩方式将患者与呼吸机相连进行正压辅助通气,NPPV 是 AECOPD 的常规治疗手段。随机对照研究及荟萃分析均显示,NPPV 应用于 AECOPD 成功率高。可在短时间内使 pH、$PaCO_2$、PO_2 和呼吸困难改善,长时间应用可降低气管插管率,缩短住院日。因此,NPPV 可作为 AECOPD 的一项常规治疗手段。早期 NPPV 成功率高达 93%,延迟 NPPV 的成功率则降为 67%,推荐及早使用。

NPPV 并非对所有的 AECOPD 患者都适用,应具备如下条件:神志基本清楚,依从度好,能配合和有一定的理解能力,分泌物少和咳嗽咯痰能力较强,血压基本稳定。对于病情较轻[动脉血 pH>7.35,$PaCO_2$>6kPa(45mmHg)]的 AECOPD 患者宜早期应用 NPPV。对于出现轻中度呼吸性酸中毒(7.25<pH<7.35)及明显呼吸困难的 AECOPD 患者,推荐使用 NPPV。对于出现严重呼吸性酸中毒(pH<7.25)的 AECOPD 患者,在严密观察的前提下可短时间(1～2h)试用 NPPV。对于伴有严重意识障碍的 AECOPD 患者不宜行 NPPV。

机械通气初始阶段,可给高浓度氧,以迅速纠正严重缺氧,若不能达上述目标,即可加用 PEEP、增加平均气道压,应用镇静剂或肌松剂接触人机对抗;若适当吸气压力和 PEEP 可以使 SaO_2>90%,应保持最低的 FiO_2。依据症状体征、PaO_2、PEEP 水平、血流动力学状态,酌情降低 FiO_2 50% 以下,并维持 SaO_2>90%。

NPPV 可以避免人工气道导致的气道损伤、呼吸机相关性肺炎的不良反应和并发症,改善预后;减少慢性呼吸衰竭呼吸机的依赖,减少患者的痛苦和医疗费用,提高生活的质量。但是由于 NPPV 存在漏气,使得通气效果不能达到与有创通气相同的水平,临床主要应用于意识状态较好的轻、中度的呼吸衰竭,或自主呼吸功能有所恢复、从有创撤机的呼吸衰竭患者,有创和无创的效果并不似彼此能完全替代的。

NPPV 禁忌证:①误吸危险性高及气道保护能力差,如昏迷、呕吐、气道分泌物多且排除障碍等。②呼吸、心跳停止。③面部、颈部和口咽腔创伤、烧伤、畸形或近期手术。④上呼吸道梗阻等。

NPPV 相对禁忌证:①无法配合 NPPV 者,神志不清者。②严重低氧血症。③严重肺外脏器功能不全,如消化道出血、血流动力学不稳定等。④肠梗阻。⑤近期食管及上腹部手术。

常用 NPPV 通气模式以双水平正压通气模式最为常用。呼气相压力(EPAP)从 $0.196\sim0.392kPa(2\sim4cmH_2O)$ 开始,逐步上调压力水平,以尽量保证患者每一次吸气动作都能触发呼吸机送气;吸气相压力(IPAP)从 $0.392\sim0.784kPa(4\sim8cmH_2O)$ 开始,待患者耐受后再逐渐上调,直至达到满意的通气水平。

应用 NPPV,要特别注意观察临床表现和 $SPaO_2$,监测血气指标。治疗有效时,$1\sim2h$ 后,患者的症状、体征和精神状态均有改善;反之可能与呼吸机参数设置(吸气压力、潮气量)不当、管路或漏气等有关,应注意观察分析并及时调整。并且注意是否有严重胃肠胀气、误吸、口鼻咽干燥、面罩压迫和鼻面部皮肤损伤、排痰障碍、恐惧(幽闭症)、气压伤。

有创正压机械通气(invasive positive pressure ventilation,IPPV):AECOPD 患者行有创正压通气的适应证为:危及生命的低氧血症[PaO_2 小于 $6.65kPa(50mmHg)$ 或 $PaO_2/FiO_2<26.6kPa(200mmHg)$],$PaCO_2$ 进行性升高伴严重的酸中毒($pH\leqslant7.20$)。严重的神志障碍(如昏睡、昏迷或谵妄)。严重的呼吸窘迫症状(如呼吸频率>40 次/分、矛盾呼吸等)或呼吸抑制(如呼吸频率<8 次/分)。血流动力学不稳定。气道分泌物多且引流障碍,气道保护功能丧失。NPPV 治疗失败的严重呼吸衰竭患者。

第三节　急性呼吸窘迫综合征

急性肺损伤(acute lung injury,ALD/急性呼吸窘迫综合征(acute respiratory distress syndrome,ARDS)是一种常见的危重症,其病因复杂,涉及多个临床学科,病死率极高,严重威胁患者的生命并影响其生存质量。

一、定义

ARDS 是因严重感染、创伤、休克、误吸等多种肺内或肺外的严重疾病引起肺泡和肺毛细血管膜炎症性损伤,通透性升高,继发非心源性肺水肿和顽固性、进行性的低氧血症。ALI 和 ARDS 是性质相同但程度不同的连续病理过程,ALI 代表较早期阶段,ARDS 代表晚期阶段。1994 年美欧 ARDS 联合委员会提出了新的 ALI/ARDS 诊断标准:①急性起病。②氧合指数(PaO_2/FiO_2)$\leqslant40kPa(300mmHg)$。③正位胸片示双侧肺部浸润影。④毛细血管楔压(pulmonary capillary wedge pressure,PCWP)$\leqslant2.39kPa(18mmHg)$或临床上无左心房高压的证据。诊断 ARDS 的标准除 $PaO_2/FiO_2 \leq 200mmHg$ 外,其他同 ALI 标准。

ARDS 不是一种疾病,而是一种综合征,发病率和病死率均很高,流行病学调查显示 ALI/ARDS 是临床常见危重症,2005 年的研究显示,ALI/ARDS 发病率分别在每年 79/10 万和 59/10 万。提示 ALI/ARDS 发病率居高不下,明显增加了社会和经济负担。美国每年的发病患者数约为 16 万,在欧美病死率 40%~50%;2001 年上海市 15 个重症监护病房(ICU)的 ARDS 发病率和病死率分别为 2% 和 68.5%。

二、病因和危险因素

ARDS 病因复杂,有约 100 多种疾病可以引起 ARDS(表 4-5)。1992 年 AECC 根据肺损伤中的作用将 ARDS 病因或危险因素分为直接和间接两类。直接原因主要包括:肺挫伤、误吸、淹溺、弥漫性肺部感染、吸入有毒气体等;间接原因主要包括:脓毒血症、严重创伤、休克、急诊大量输血、重症胰腺炎、DIC、药物过量、体外循环等。在导致直接肺损伤的原因中,国外报道以胃内容物吸入和多发创伤为主要原因(这可能与西方国家人群酗酒和滥用药物有一定关系),而我国以重症肺炎占首位。病因不同,发生 ALI/ARDS 概率也明显不同。严重感染时 ALI/ARDS 患病率可高达 25%~50%,大量输血时可达 40%,多发性创伤可达到 11%~25%,而发生误吸时,ARDS 患病率也可达 9%~26%。同时存在 2 个或 3 个危险因素时,ALI/ARDS 患病率可能会进一步升高。总体而言脓毒血症是引起 ARDS 最常见的原因,其次是误吸、严重创伤和休克、DIC、大量输血等。

表 4-5　ARDS 的病因

1.休克	任何原因
2.脓毒血症	肺部感染、革兰阴性杆菌菌血症或内毒素血症
3.创伤	颅脑外伤、肺挫伤、烧伤、肺脂肪栓塞
4.误吸	胃肠内容物、淹溺、管饲
5.血液学紊乱	短时间内大量输血、白细胞凝集反应、血管内凝血、血栓形成性血小板减少性紫癜
6.代谢病	急性胰腺炎、尿毒症、糖尿病酮症酸中毒
7.药物	麻醉药、巴比妥类、阿司匹林、平喘药、抗肿瘤药、胺碘酮、海洛因、环孢素、鱼精蛋白等
8.吸入有毒气体	高浓度氧、烟雾、刺激性气体如 NO_2、Cl_2、SO_2、NH_3 等
9.特殊检查后	碘油淋巴造影术后
10.临床治疗	胸部放疗、体外循环、呼吸机相关性肺损伤
11.妇产科疾患	子痫和先兆子痫、羊水栓塞、宫内死胎、绒毛膜上皮癌栓塞
12.其他	气体栓塞、高原病、结缔组织病等

三、临床表现与实验室检查

(一)临床表现

1.症状

起病多急骤,常在严重感染、休克、严重创伤等疾患治疗过程中发生。一般发生损伤后4～

6h 内以原发病表现为主,呼吸频率可增快,但无典型呼吸窘迫;在损伤后 6～48h,逐渐出现呼吸困难、呼吸频率加快、呼吸窘迫、发绀,并呈进行性加重;患者常烦躁不安,严重者出现神经精神症状如嗜睡、谵妄、昏迷等。顽固性低氧血症不能用其他原发心肺疾病来解释,而且常规氧疗无效。

2.体征

ARDS 早期肺部体征不明显,心率可增快;以后肺部听诊可闻及干、湿啰音或哮鸣音,后期出现痰鸣音,或呼吸音降低,肺实变体征等。

(二)实验室检查

1.肺功能检查

常表现为过度通气,肺功能检查发现分钟通气量明显增加,可超过 20L/min。肺静态顺应性可降至 153～408mL/kPa(15～40mL/cmH_2O),功能残气量显著下降。

2.血气分析

PaO_2 进行性降低,吸入氧浓度大于 50%($FiO_2 > 0.5$)时,PaO_2 低于 8.0kPa(60mmHg);早期 $PaCO_2$ 可正常或因过度通气而降低,至疾病晚期方增高;$A-aDO_2$ 显著增加,肺内分流量 Qs/Qt 常超过 30%,$PaO_2/PAO_2 \leqslant 0.2$。因 PaO_2 数值易受吸入氧浓度干扰,临床常以计算氧合指数(PaO_2/FiO_2)来反映吸氧状态下机体的缺氧情况,它与 ARDS 患者的预后相关,常用于 ARDS 的评分和诊断。

3.血流动力学监测

血流动力学监测对于 ARDS 的诊断和治疗具有重要意义。通过 SwanGanz 导管监测,ARDS 的血流动力学常表现为:肺毛细血管楔压(PCWP)常常<1.6kPa(12mmHg),心排血量正常或稍高,PAP 可正常或升高,这有助于和心源性肺水肿鉴别。通过 PCWP 监测可以直接指导 ARDS 液体治疗。

4.胸部 X 线检查

早期(发病<24h)胸片可无异常表现;进而表现为双肺纹理增多并呈网格样,边缘模糊,可间有小斑片状阴影。发病的第 1～5d,X 线表现以肺实变为主要特征,肺内的斑片状阴影常相互融合成大片状致密阴影,可见支气管充气征;病变多为两侧分布,左右病变可不对称,少数发生于单侧,上下肺野均可受累,但常以中下肺野和肺野外带较重。发病 5d 以后,X 线表现为双肺密度呈广泛均匀增高,甚至与心影密度相当,简称"白肺"。机械通气尤其是应用 PEEP 时,通过防止肺泡陷闭的方法,可使肺部阴影面积减少,但仍存在严重的弥散功能障碍,且治疗过程中可因"气压伤",表现为纵隔气肿、气胸。

5.肺部 CT 扫描

CT 扫描不仅提高了我们对 ARDS 病理生理过程的认识,而且便于对此病治疗的形态学效果(体征的改变、机械通气和应用 PEEP)进行评估。在 ARDS 的早期,肺部的特征是血管通透性均匀增高,因此水肿呈非重力性分布(均一性肺)。肺的重量由于水肿而增加,在重力的作用下,造成沿垂直轴肺区带(由腹侧到背侧)水肿程度逐渐加重或通气量的进行性减少,以基底部肺区带的病变最为明显,导致水肿呈现重力依赖性的非均匀性的分布。由于 PEEP 的应用或患者体位改变,肺单位可重新开放并在随后的呼气过程中保持开放状态。但在 ARDS 晚期,病变又渐趋均匀,而较少有压缩性肺不张。与常规正位胸片相比,CT 扫描能够更准确地反映肺内病变区域大小,便于病情评估。CT 能较早发现间质性气肿和少量气胸等气压伤早期表现,这也是常规胸片所无法比拟的。

6.支气管肺泡灌洗

支气管肺泡灌洗和保护性支气管毛刷有助于确定肺部感染病原体,对于治疗有一定意义。

7.肺水肿液蛋白质测定

该检测项目检测难度较大,主要难度在于肺水标本的取材.目前临床尚未推广使用。方法是采用标准的 14～18F 的导管经气管导管楔入到右下肺段或亚段支气管内,不能前进时再用尽可能低的负压[通常为 5kPa(50cmH₂O)左右]吸引肺水肿液至集液器内;如果吸不出,可改变患者体位,依赖重力帮助水肿液流出;同时采取血标本,同时测定水肿液和血浆的蛋白浓度。对于气道分泌物较多的肺部感染患者,此法不适用。ARDS 属于高通透性、非心源性的肺水肿,肺毛细血管通透性增加,水分和大分子蛋白质进入间质或肺泡,使水肿液蛋白质含量与血浆蛋白含量之比增加,其比值通常>0.7。

四、诊断标准与鉴别诊断

目前 ALI/ARDS 诊断仍广泛沿用 1994 年欧美 ARDS 联席会议提出的诊断标准(详见定义)。中华医学会呼吸病分会于 2000 年提出我国的 ALI/ARDS 诊断标准(草案)则在此基础上加上:①有发病的高危因素。②急性起病,呼吸频数和(或)呼吸窘迫。如果患者居住在高海拔区域,标准中的氧合指数(PaO_2/FiO_2)则无法进行准确评价,特别是在不同海拔高度时;此时建议采用受海拔高度影响小的肺泡氧分压(PaO_2)/FiO_2<0.2 代替 PaO_2/FiO_2≤26.6kPa(200mmHg)作为评价标准。PCWP<2.4kPa(18mmHg)可排除心源性肺水肿,PCWP>2.4kPa(18mmHg)不能只诊断为心源性肺水肿,因为 ARDS 和心源性肺水肿可以并存。肺水肿液与血浆蛋白浓度比值也有助于鉴别高通透性和高压性肺水肿。高压性且无高通透性肺水肿;两者比值通常<0.6;高通透性且无高压性肺水肿,两者比值通常>0.7;两者并存时,两者比值通常在 0.6～0.7 之间。

表 4-6　心源性肺水肿与 ARDS 的鉴别

项目	心源性肺水肿	ARDS
基础病史	多有基础心脏病,常为慢性	多无基础心脏病史
体征	常有心脏病体征	多无心脏病体征
发热和 WBC 升高	较少	相对较多
肺 CT 表现	肺门向周围对称性渗出影	重力依赖性渗出影
水肿液性质	蛋白含量低	蛋白含量高
PCWP	>2.4kPa(18mmHg)	<1.6kPa(12mmHg)
利尿剂治疗效果	呼吸困难可以迅速缓解,肺部阴影可迅速消散,心影迅速缩小	心影无变化,且肺部阴影不能迅速消散

五、急性呼吸窘迫综合征的治疗

急性呼吸窘迫综合征的治疗应强调综合治疗的重要性,包括:针对原发病及其并发症的治疗,针对 SIRS 和 CARS 的治疗,降低肺血管通透性和炎症反应,改善氧合和纠正组织缺氧,保护其他器官等。

(一)原发病的治疗

积极寻找原发病灶并予以彻底治疗是预防和治疗 ARDS 最关键的措施。严重感染是导致 ARDS 的最常见原因,同时 ARDS 也易并发肺部感染,所以对于所有 ARDS 患者都应怀疑感染的可能,在治疗上宜选择广谱、强效抗生素。同时应积极抢救休克;尽量少用库存血;伴有骨折的患者应及时骨折复位、固定;避免长时间高浓度的氧吸入。

(二)肺外脏器功能的支持和营养支持

近年来,呼吸支持技术的进步使许多 ARDS 患者不再死于低氧血症,而主要死于 MODS。ARDS 常是 MODS 重要组成部分,ARDS 可加重其他的肺外器官的功能障碍;反之亦然。因此治疗 ARDS 时应具有整体观念,改善氧合必须以提高和维持氧输送为目标,不能单纯以改善动脉血氧分压为目标,要重视机械通气可能对心脏、肺、胃肠道以及肾脏功能造成的损害。同时加强肺外器官功能支持和全身营养支持治疗也是治疗 ARDS 的必要手段。

1.液体管理

液体管理是 ARDS 治疗的重要环节。高通透性肺水肿是 ALI/ARDS 的病理生理特征,肺水肿的程度与 ALI/ARDS 的预后呈正相关,因此,通过积极的液体管理,改善 ALI/ARDS 患者的肺水肿具有重要的临床意义。

目前观点认为 ARDS 患者的肺"干一些"比"湿一些"要好。ARDS 肺水肿主要与肺泡毛细血管通透性有关,肺毛细血管静水压升高会加重肺水肿。研究表明通过利尿和适当限制补液保持循环系统较低的前负荷可减少肺水的含量,可以缩短上机时间和降低病死率。因此适当的补液量和利尿治疗既要能维持有效循环血量和重要脏器的灌注,又不能增加肺毛细血管静水压而加重肺水肿。最好采用 Swan-Ganz 导管监测 PCWP,一般 PCWP 不宜超过 1.8~2.1 kPa(14~16mmHg)。ARDS 患者采用晶体还是胶体液进行液体复苏一直存在争论。大规模 RCT 研究显示,应用白蛋白进行液体复苏,在改善生存率、脏器功能保护、机械通气时间及 ICU 住院时间等方面与生理盐水无明显差异。对于无或轻度低蛋白血症患者建议以晶体液为主,每日入量应限制在 2000mL 内,并严格限制补充胶体液,因为补充白蛋白等胶体液可能外渗加重肺水肿。但低蛋白血症也是严重感染患者发生 ARDS 的独立危险因素,而且低蛋白血症可导致 ARDS 病情进一步恶化,并使机械通气时间延长,病死率也明显增加。两个多中心 RCT 研究显示,对于存在低蛋白血症(血浆总蛋白<50~60g/L)的 ALI/ARDS 患者,与单纯应用呋塞米相比,尽管白蛋白联合呋塞米治疗未能明显降低病死率,但可明显改善氧合、增加液体负平衡,并缩短休克时间。因此,对存在明显低蛋白血症的,尤其是严重感染的 ARDS 患者,有必要输入白蛋白,提高胶体渗透压。补充白蛋白后辅以利尿剂促进液体排出,使出入量保持适当的负平衡,并改善氧合。人工胶体对 ARDS 是否也有类似的治疗效应,需进一步研究证实。

2.加强营养和代谢支持,维持内环境稳定

ARDS 患者机体处于高分解代谢状态,易致营养不良和内环境紊乱而使机体免疫功能下降,故应加强营养支持治疗。可采用鼻饲和静脉补充营养,总热量按 25~30 kcal/kg 补充,蛋

白 1.5～3g/kg,脂肪占总热量 20％～30％,同时注意维持水电解质和酸碱平衡。

3.注重胃肠道功能的恢复

胃肠道是人体最大的免疫器官。MODS 发生时,往往合并胃肠道功能障碍。胃肠道黏膜屏障受损后,细菌易位会成为肺部炎症的主要原因,同时导致机体内毒素血症。因此应尽早恢复胃肠道进食,修复胃黏膜屏障,纠正肠道菌群失调是 ARDS 治疗的重要一环。尽早由胃肠道进食的主要目的不是补充营养,而主要是有助于恢复胃肠道功能和恢复大量应用抗生素和禁食时急剧减少的正常菌群如乳酸杆菌、双歧杆菌、大肠埃希菌等,纠正肠道菌群失调。口服谷胺酰胺可以帮助胃肠黏膜的更新,建立完整的肠道黏膜屏障。

(三)呼吸支持治疗

1.氧疗

针对 ALI/ARDS 患者进行呼吸支持治疗的目的是为了改善低氧血症,使动脉血氧分压(PaO_2)达到 8～10.6kPa(60～80mmHg)。可根据低氧血症改善的程度和治疗反应调整氧疗方式,可首先使用鼻导管,当需要较高的吸氧浓度时,可采用可调节吸氧浓度的文丘里面罩或带贮氧袋的非重吸式氧气面罩。

2.机械通气

ARDS 患者往往低氧血症严重且顽固,大多数患者一旦诊断明确,常规的氧疗常常难以纠正低氧血症,机械通气仍然是最主要的呼吸支持治疗手段。呼吸支持治疗对于 ARDS 的病因而言虽不是特异而有效的治疗手段,但它是纠正和改善 ARDS 顽固性低氧血症的关键手段,使患者不至于死于早期严重的低氧血症,为进一步的综合支持治疗赢得时间。同时在掌握 ARDS 呼吸力学改变特点的基础上,合理的使用机械通气技术对于提高 ARDS 的抢救成功率具有重要意义。机械通气的方式分为无创和有创两种。

(1)无创机械通气:无创机械通气(non-invasive ventilation,NIV)可以避免气管插管和气管切开引起的并发症,随机对照试验(RCT)证实 NIV 治疗慢性阻塞性肺疾病(chronic obstructive pulmonary disease,COPD)和心源性肺水肿导致的急性呼吸衰竭的疗效肯定,但在 ALI/ARDS 中的应用却存在很多争议。迄今为止,尚无足够的资料显示 NIV 可以作为 ALI/ARDS 导致的急性低氧性呼吸衰竭的常规治疗方法。

不同研究中 NIV 对急性低氧性呼吸衰竭的治疗效果差异较大,可能与导致低氧性呼吸衰竭的病因不同有关。应用 NIV 可使多数合并免疫抑制的 ALI/ARDS 患者如艾滋病或器官移植患者发生严重卡氏肺孢子菌或巨细胞病毒等感染,以及冠状病毒感染(如严重急性呼吸综合征)避免有创机械通气,这些患者大多气道内分泌物不多,NIV 通过可正压减轻肺内渗出和水肿,改善缺氧,且呼吸机相关性肺炎和呼吸及相关性肺损伤的发生率较有创通气降低,并可能改善预后,因而 NIV 较有创通气具有明显的优势。因此,对于免疫功能低下的患者发生 ALI/ARDS,早期可首先试用 NIV。一项 NIV 治疗 54 例 ALI/ARDS 患者的临床研究显示,70％患者应用 NIV 治疗无效。逐步回归分析显示,休克、严重低氧血症和代谢性酸中毒是 ARDS 患者 NIV 治疗失败的预测指标。也有研究显示,与标准氧疗比较,NIV 虽然在应用第一小时明显改善 ALI/ARDS 患者的氧合,但不能降低气管插管率,也不改善患者预后。可见,ALI/ARDS 患者应慎用 NIV。

现一般认为,ALI/ARDS 患者在以下情况时不适宜应用 NIV:①神志不清。②血流动力学不稳定。③气道分泌物明显增加而且气道自洁能力不足。④因脸部畸形、创伤或手术等不能佩戴鼻面罩。⑤上消化道出血、剧烈呕吐、肠梗阻和近期食管及上腹部手术。⑥危及生命的低氧血症。尤其是 ARDS 患者的低氧血症严重且不易纠正,呼吸频率快,呼吸功耗大,使用经口面罩的 NIV 一方面难以实现良好的人机配合,另一方面也难以达到较高的吸氧浓度和呼吸支持水平。因此在应用 NIV 治疗 ALI/ARDS 时应严密监测患者的生命体征及治疗反应。如NIV 治疗 1~2h 后,低氧血症和全身情况得到改善,可继续应用 NIV。若低氧血症不能改善或全身情况恶化,提示 NIV 治疗失败,应及时改为有创通气。

(2)有创机械通气:一般而言,大多数 ARDS 患者应积极使用有创机械通气。气管插管和有创机械通气能更有效地改善低氧血症,降低呼吸功,缓解呼吸窘迫,防止肺外器官功能损害。但 ARDS 患者的正常通气功能的肺泡明显减少,且病变分布具有不均一性,在应用有创机械通气时易发生呼吸机相关性肺损伤(ventilator-induced lung injury,VILI)。研究证明,ARDS治疗效果欠佳与 VILI 的发生有密切关系,而采用相应的肺保护性通气不仅可以减少 VILI 的发生,而且有助于改善 ARDS 患者的预后。因此 ARDS 机械通气的目标是:在保证基本组织氧合的基础上,注重预防和减少 VILI 的发生。关于 ARDS 的通气策略,低容量、低压力肺保护通气策略是趋势。近年来提出的肺复张策略,也是以肺保护性通气策略为核心和基础建立起来的,目的是在防止 VILI 的基础上,重新开放无通气功能肺泡。目前机械通气治疗 ARDS主要包括以下方面。

1)小潮气量和严格限制吸气平台压:小潮气量通气的肺保护性通气策略可使 ARDS 患者避免或减轻 VILI。目前小潮气量的设置标准多参照美国国立卫生研究院建议,把 6mL/kg 作为机械通气时的理想潮气量。一项大规模随机对照临床研究证实,采用小潮气量治疗 ARDS可将病死率从 39.8% 降至 31%。潮气量减少后,可通过适当增加呼吸频率来代偿,但不应超过 25 次/min。研究显示气压伤的实质主要是容积伤而非压力伤,但若吸气平台压超过 3kPa (30cmH_2O),仍有可能造成肺泡损伤。目前存在的争议:由于 ARDS 存在明显异质性(病因、病变类型和病变累及范围不同,塌陷肺泡分布不均)和个体差异,所以 6mL/kg 的小潮气量通气不能适用于所有 ARDS 患者,制定个体化小潮气量通气方案成为 ARDS 保护性通气策略的发展方向。如何制定个体化小潮气量通气方案目前尚处在研究阶段。

①根据肺顺应性设置潮气量:并非所有 ARDS 患者均须小潮气量通气。对 ARDSnet 研究的进一步分析发现,基础呼吸系统顺应性不同的 ARDS 患者所需的潮气量各异。对于肺顺应性较好患者,其参与通气肺泡数目较多,机体所需潮气量较大,6mL/kg 潮气量并未降低病死率。反之,对于肺顺应性较差患者,其塌陷肺泡较多,参与通气肺泡较少,机体所需潮气量较小,6mL/kg 的小潮气量可降低患者病死率。因此,肺顺应性是决定潮气量大小的重要因素之一,有助于判读 ARDS 患者对潮气量的需要量。然而,令人遗憾的是,目前临床尚缺乏关于肺顺应性降低程度与潮气量大小相关性的研究。近年来,电阻抗断层成像技术(electrical impedance tomography,EIT)被认为是具有广泛应用前景的床旁呼吸监测技术。EIT 不仅无辐射和无创伤,而且可准确反应肺不同区域气体分布状态和容积改变情况,故 EIT 可能是实现 ARDS 患者床旁个体化选择潮气量的重要手段。

②结合平台压设置潮气量:结合 ARDS 患者气道平台压设置潮气量可能更为合理。气道平台压能够客观反映肺泡内压,控制气道平台压能更好地控制肺泡过度膨胀和防止呼吸机相关肺损伤。目前,临床上普遍观点为,对 ARDS 患者实施机械通气时应采用肺保护性通气策略,气道平台压不应超过 2.94～3.43kPa(30～35cmH₂O)。即便是 ARDS 患者已使用 6mL/kg 小潮气量,若其气道平台压＞2.94kPa(30cm H₂O),则仍须要进一步降低潮气量。泰拉尼等研究显示,在部分重症 ARDS 患者潮气量被降至 4mL/kg 左右及气道平台压控制在 2.45～2.74kPa(25～28cmH₂O)时,其肺部炎症反应和肺损伤显著减轻。由此可见,结合患者气道平台压设置潮气量可能更为客观,重症 ARDS 患者可能需要更小潮气量。

2)肺复张策略(recruitment maneuver,RM):临床医师在采用肺保护性通气策略的同时实施肺复张是十分必要的。肺复张具有时间依赖性和压力依赖性。研究表明,在气道压力达 3.92kPa(40cmH₂O)时,约 50% 的肺泡完全复张;在气道压力达 5.88kPa(60cmH₂O)时,≥95% 的肺泡完全复张。另一方面,随时间延长,复张肺组织逐渐增多。通常在肺复张持续时间≥10 个呼吸周期时,大部分塌陷肺组织可完全复张。而治疗 ARDS 采用上述肺保护性策略所给予的驱动压往往不能使更多的萎陷肺泡开放。此外,长时间的小潮气量的通气也会导致肺不张和进行性的肺泡萎陷。然而,有关肺复张的临床随机对照研究均显示肺复张可改善氧合和临床指标,但未降低 ARDS 患者病死率。究其原因可能是,肺复张压力、肺复张持续时间、肺复张时机和频率、ARDS 病因及病程早晚、肺可复张性及复张后呼吸末正压通气 PEEP 选择均可影响肺复张效果。因此,对所有 ARDS 患者采用统一肺复张手段的治疗方法显然不妥,甚至是有害的。这可能是肺复张临床研究难以获阳性结果的主要原因。目前认为,肺的可复张性与肺复张策略实施密切相关。对于具有高可复张性肺的患者,医师应积极实施肺复张,肺复张后可选用较高水平 PEEP,维持肺泡开放。对于具有低可复张性肺的患者,医师不宜应用肺复张和选择较高水平 PEEP,反复实施肺复张不但不能将塌陷肺泡复张,反而导致非依赖区肺泡过度膨胀和加重机械通气导致的肺损伤。由于 ARDS 患者的肺可复张性存在显著差异,故对肺可复张性的准确判断是实施肺复张的前提和保障。目前临床医师常通过依赖影像学、功能学和力学判断肺的可复张性。虽然 CT 是评价和测定肺可复张性的金标准,但其难以在床边开展。EIT 的出现为床边肺可复张性评估的开展带来希望。EIT 可在床旁即时反映整体及局部肺容积变化,从而直观快速反映肺复张效果,指导肺复张的实施。肺复张法副作用较大,尤其对于血流动力学影响较大,且施行时患者常需深镇静和麻醉。对于 ARDS 早、中期患者、肺顺应性较好者,此法疗效较佳,而对于重症 ARDS 或合并 MOFS、循环不稳定的患者宜慎重。

3)最佳 PEEP 的选择:通过 PEEP 作用可防止肺泡塌陷,改善氧合,其作用与其压力水平密切相关。但 PEEP 水平过高则会导致肺泡过度膨胀,加重肺损伤,并对循环系统产生不利影响。所谓最佳 PEEP 应当是治疗作用最佳而副作用最小时的 PEEP。适当的 PEEP 一方面可改善氧合,另一方面还可以减少肺萎陷伤和气压伤。但如何选择恰当的 PEEP 以维持肺泡开放是一个让临床医师非常困惑的问题。最佳 PEEP 与 ARDS 病程、肺可复张性及肺损伤分布类型等因素密切相关。传统方法多为通过静态 PV 曲线 LIP 法选择最佳 PEEP。在 ARDS 患者,呼吸静态 PV 曲线常呈 S 形。在曲线开始段有一向上的拐点称为低位拐点(lower inflection point，LIP），此时的 PEEP 值恰好高于气道闭合压.可使小气道和肺泡在呼气末保持开放。使用略高于此压力水平的 PEEP，可以使较多的肺泡维持在开放状态，避免了终末气道和肺泡反复开合所造成的剪切伤。目前多数学者认为将 $P_{LIP}+0.196\sim0.294kPa（2\sim3cmH_2O）$ 的压力水平作为最佳 PEEP，并以此指导 PEEP 的调节。需要注意的是，有少数肺损伤不均匀分布或实变范围较大的 ARDS 患者可能无法描记出理想的 PV 曲线，这部分患者是无法使用 LIP 法选择最佳 PEEP。在无条件记录 PV 曲线的条件下，可先将 PEEP 设定在1.96 $kPa（20cmH_2O）$ 处，然后逐次下降 $0.196\sim0.294kPa（2\sim3cmH_2O）$，以无 PaO_2 下降的 PEEP 值为最佳 PEEP 值。但在近期，梅卡（Mercat）等对 37 个 ICU 内 767 例患者需机械通气的急性肺损伤（ALI）/成人呼吸窘迫综合征（ARDS）患者进行了研究。所有患者在小潮气量通气（6mL/kg）基础上，随机接受中 PEEP $[0.49\sim0.88kPa（5\sim9cmH_2O）]$ 或高 PEEP $[$增加 PEEP，同时将平台压限制在 $2.74\sim2.94kPa（28\sim30cmH_2O）]$。结果显示，与中 PEEP 组比较，高 PEEP 组患者的 28d 病死率虽未降低，但脱机早，脏器功能衰竭后恢复时间较短，而且高 PEEP 组患者气压伤发生率并未增加。这与肺泡复张数量增加后肺顺应性提高、氧合改善和辅助用药减少直接相关，本研究最大特点在于，采用小潮气量通气的同时，参考平台压确定 PEEP 水平，与既往主要参照 P-V 曲线低位拐点对应压力选择 PEEP 水平不同，这可能是患者气压伤发生率并未增加的主要原因。

最新观点认为：最佳 PEEP 的选择应建立在个体化原则基础上，据患者肺的可复张性进行选择。2005 年格拉索等研究发现，对于具有高可复张性肺的患者，高水平 PEEP 显著增加肺复张容积，改善肺顺应性，提示高水平 PEEP 可维持此类患者肺容积和防止肺泡塌陷；对于具有低可复张肺的患者，高水平 PEEP 不仅不能增加肺复张容积，反而降低肺顺应性，提示 PEEP 过高可能使患者正常通气肺组织过度膨胀和肺损伤加重。

4）容许性高碳酸血症：保护性肺通气时的低潮气量和低通气压力常引起肺通气量下降，高碳酸血症及呼吸性酸中毒。允许一定的 CO_2 潴留（$PaCO_2$ $8.0\sim10.7kPa$）和呼吸性酸中毒（pH7.20～7.30）。如果 $PaCO_2$ 上升速度不快$[<1.33kPa（10mmHg/h）]$，而肾脏代偿机制正常，维持 pH＞7.20～7.25，且不伴有低氧血症和高乳酸血症，机体通常可以耐受。但当 pH＜7.2 则需用碳酸氢钠进行纠正。高碳酸血症造成呼吸性酸中毒，可使氧解离曲线右移，促进血红蛋白释放氧，交感神经兴奋性增高，心排血量提高，降低外周阻力，改善内脏器官灌注，增加脑血流灌注和颅内压。毕竟高碳酸血症是一种非生理状态，清醒患者不易耐受，需使用镇静剂和肌松剂。对于颅内压升高患者禁用，左心功能不全者也应慎重。尽管高碳酸血症有较多弊端，但作为保护性肺通气的直接效应，其利大于弊，而且通过适当提高呼吸频率，减少机械无效腔，气管内吹气等方法可以使 $PaCO_2$ 下降。另外通过床旁体外膜肺氧合（extracorporeal membrane oxygenation，ECMO）和小型 ECMO（Mini-ECMO）可有效清除二氧化碳，从而使高碳酸血症不再成为限制小潮气量实施的障碍，但这些治疗费用昂贵，目前临床尚难推广。

5）延长吸气时间或反比通气：通过增加吸呼比（增加吸气相时间）可使气道峰压和平台压降低，平均气道压增加，气体交换时间延长，并可诱发一定水平的内源性 PEEP，因而在减小气压伤发生的可能性的同时，还可使氧合改善。但过高的平均气道压仍有可能引起气压伤和影响循环功能，故平均气道压以不超过 $1.47kPa（15cmH_2O）$ 为宜（在 PEEP 基础上）；当 PEEP 疗效欠佳或气道压力过高时,可配合压力控制模式使用反比呼吸。压力控制反比通气时,吸气时间长于呼气时间,有可能加重 CO_2 潴留。

6)其他呼吸支持手段的使用:对于胸肺顺应性较差的患者,在采取小潮气量通气、限制气道压、加用 PEEP、延长吸气时间等通气策略的同时,由于严格限制了通气水平,常常会造成 CO_2 潴留和氧合不满意。此时可以使用以下一些辅助手段。

①俯卧位通气(prone position ventilation,PPV):将患者置于俯卧位呼吸机通气治疗ARDS 已有 20 多年历史,PPV 以其副作用小而成为一项重要的辅助性治疗措施。英国的一项研究表明,PPV 患者 PaO_2 升高范围为 $3.07\sim10.7kPa$,平均值为 $5.47kPa$,且 PaO_2 随 PaO_2/FiO_2 比值升高而升高,PaO_2/FiO_2 比值升高范围为 $7\sim161$,平均升高 76。PPV 患者在第 1 小时内氧合改善有效率达 $59\%\sim70\%$。肺动力学研究表明,肺静态顺应性和血流动力学指标改变无统计学意义,但是胸壁顺应性明显下降,且有统计学意义。PPV 增强氧合作用可能主要是通过以下机制实现的:①前认为俯卧位时肺内气体得到重新分布是治疗有效的主要机制。急性呼吸衰竭时胸膜腔负压梯度加剧可致重力依赖区肺组织的通气变差,甚至萎陷。仰卧位时主要为背侧肺组织萎陷。由仰卧位变为俯卧位时,胸膜腔负压梯度减小,负压变得较为一致,肺内气体的分布变得更为均匀,从而使背侧肺组织的通气得到改善;同时,肺内血流又优先分布到背侧肺组织,因此背侧肺组织的 v/o 比值改善,气体交换增加,氧合程度改善。②仰卧位时,心脏对肺组织的压迫达 $16\%\sim42\%$,且 ARDS 患者心脏明显增大、增重,进一步加重了对肺组织的压迫;俯卧位时,心脏对肺组织的压迫仅为 $1\%\sim4\%$,故有利于萎陷肺泡复张,从而改善氧合。③仰卧位腹腔内脏器的重量直接压迫双肺背侧后部区域,使其处于膈肌和胸壁的挤压之下,俯卧位时腹内脏器重量向腹侧或尾端移动,减少了对胸腔和背侧肺的压力,从而改善相应部位的通气。虽然该方法可以改善患者的缺氧状态,但治疗过程中护理非常困难,问题较多,且患者生存率亦无明显提高。

②气管内吹气(tracheal gas insufflation,TGI):TGI 是一种新的机械通气辅助措施,即在气管插管旁置入通气管道,尖端距隆突 1cm,以 $2\sim6L/min$ 吹气流量输送新鲜气流。主要目的是解决小潮气通气条件下机械通气时 CO_2 潴留问题,减少高碳酸血症对机体的不利影响。TGI 技术目前尚未广泛应用于临床;主要副作用包括气道湿化不良、防止气道内压骤升、气道黏膜损伤、气道分泌物潴留等。

③体外呼吸支持:体外气体交换的目的是让受损肺获得充分休息,促进受损肺组织愈合,避免 VILI。主要技术包括体外膜氧合 ECMO、体外 CO_2 去除 $ECCO_2R$ 和腔静脉氧合 IVOX,$ECCO_2R$ 和 IVOX 创伤较小。理论上说体外呼吸支持是一种理想的 ARDS 替代治疗方法,但目前应用该方法治疗 ARDS 的结果并不理想,同时由于该方法耗费大、操作复杂、并发症较多,也限制其在临床的应用。

④液体通气(liquid ventilation,LV):液体通气是近年来出现的一种新的通气方式,可以明显改善 ARDS 动物的低氧血症,副作用小,有望临床应用于 ARDS 临床治疗。液体通气可分为:全液体通气和部分液体通气两种。全液体通气是在整个通气回路中充满了液体;部分液体通气是指在肺内注入相当于功能残气量的液体,并结合常规机械通气进行通气治疗,又称全氟化碳(PFC)相关气体交换。部分液体通气以功能残气量的液体加潮气量气体为介质,普通

呼吸机作为通气机,操作简便易推广。而全液体通气需特殊液体呼吸机,液体在体外循环氧合,比较复杂,技术要求高。目前认为 LV 改善肺内气体交换的机制为:①PFC 均匀分布于肺泡表面,降低肺泡的表面张力,使萎陷肺泡复张,改善肺的顺应性,降低肺内分流和气压伤发生率。②PFC 具有较高的气体溶解度,气体转运功能良好。③明显降低局部炎症程度,减轻肺损伤。④促进内源性肺泡表面活性物质产生。目前使用液体通气的主要问题是 PFC 的安全性和 PFC 的用量问题。

镇静、镇痛与肌松:机械通气患者应考虑使用镇静镇痛剂,以缓解焦虑、躁动、疼痛,减少过度的氧耗。合适的镇静状态、适当的镇痛是保证患者安全和舒适的基本环节。镇静方案包括镇静目标和评估镇静效果的标准,根据镇静目标水平来调整镇静剂的剂量。临床研究中常用 Ramsay 评分(表 4-7)来评估镇静深度、制订镇静计划,以 Ramsay 评分 3~4 分作为镇静目标。每日均需中断或减少镇静药物剂量直到患者清醒,以判断患者的镇静程度和意识状态。RCT 研究显示:与持续镇静相比,每日间断镇静患者的机械通气时间、ICU 住院时间和总住院时间均明显缩短,气管切开率、镇静剂的用量及医疗费用均有所下降。可见,对于实施机械通气的 ARDS 患者应用镇静剂时应先制定镇静方案,并实施每日唤醒。

表 4-7　Ramsay 评分

分数	评估标准
1	患者焦虑、躁动不安
2	患者配合,有定向力、安静
3	患者对指令有反应
4	嗜睡,对轻叩眉间或大声听觉刺激反应敏捷
5	嗜睡,对轻叩眉间或大声听觉刺激反应迟钝
6	嗜睡,无任何反应

对机械通气的 ARDS 患者,不推荐常规使用肌松剂。危重患者应用肌松药后,可能延长机械通气时间、导致肺泡塌陷和增加 VAP 发生率,并可能延长住院时间。机械通气的 ARDS 患者应尽量避免使用肌松药物。如确有必要使用肌松药物,应监测肌松水平以指导用药剂量,以预防膈肌功能不全和 VAP 的发生。

(四)连续性血液净化治疗(continuous blood purification,CBP)

目前认为,肺内炎症介质和抗炎介质的平衡失调,是急性肺损伤和 ARDS 发生、发展的关键环节。ALI/ARDS 患者体内存在大量中分子的炎症介质,如肿瘤坏死因子 TNFα、IL-1、IL-6、IL-8 等,可加重或导致肺及其他脏器功能障碍或衰竭。因此只有通过下调炎症瀑布反应,避免其他炎症因子的激活,才能达到控制全身炎症反应,以及减轻肺局部炎症的目的。CBP 不仅能有效地清除体内某些代谢产物、外源性药物或毒物、各种致病体液介质,而且可以改善组织氧代谢,保持体内水电解质酸碱平衡,清除体内多余的液体以减少血管外肺水和减轻肺间质水肿,改善肺泡氧合以及提供更好的营养支持。因此 CBP 已日益成为治疗 ARDS 的一种重要手段。另有研究表明将血液净化与 ECMO 结合起来,形成一体化多功能血液净化和膜氧合器,可进一步增强其疗效并扩大其应用范围,但是确切疗效尚待临床进一步评估。

(五)药物治疗

1.血管扩张剂

主要是吸入一氧化氮(NO)或前列腺素 E_1。低浓度 NO 可选择性扩张有通气肺区的肺血管,改善通气/血流比率,减少肺内分压,降低肺动脉压。目前应用在新生儿和成年人肺动脉高压颇为有效,同时 NO 半衰期短,不影响体循环血压。多中心循证研究结果显示发现吸入 NO 治疗 ARDS 时虽可见到若干生理指标的改善,但不能降低病死率及减少机械通气疗程,故目前国际上已不再推荐使用该制剂治疗 ARDS;加上又缺少临床实用的安全应用装置,从而限制了其临床应用。目前认为该制剂可能在抢救难治性低氧血症方面起急救治疗作用。前列腺素 E_i 与 NO 有同样的作用机制,理论上说,吸入 PGE_1 一段时间后,由于在体循环中的缓慢蓄积可以产生静脉用药类似的降低血压作用,但在实际研究中并未发现此类副作用。

2.促进肺泡水肿液吸收的药物

现认为肺泡水肿液吸收为-主动 Na^+ 转运过程,肾上腺能激动剂对此过程具有促进作用,包括沙美特罗、特布他林和多巴酚丁胺等,但尚缺乏临床对照资料。此外,肾上腺能激动剂的作用与肺损伤程度相关,在损伤程度较轻时能够促进肺泡水肿液吸收,而损伤严重时的作用不明显。

3.表面活性物质(pulmonary surfactant,PS)

目前 PS 用于新生儿肺透明膜病(新生儿呼吸窘迫综合征)的治疗效果已得到公认。ARDS 肺泡内表面活性物质生成减少,理论上说补充外源性 PS 能够降低受损肺泡表面张力,防止肺泡萎陷,达到改善通气,提高肺顺应性,防止肺部感染的目的。但目前多项有关旨在研究表面活性物质治疗 ARDS 的作用的随机对照临床试验,显示出相互矛盾的结果。近年来发现表面活性物质尚具有一定的抗炎作用,其临床应用价值尚待进一步研究。目前认为肺泡表面活性物质的应用仍存在许多尚未解决的问题,如最佳用药剂量、具体给药时间、给药间隔和药物来源等。因此,尽管早期补充肺表面活性物质,有助于改善氧合,还不能将其作为 ARDS 的常规治疗手段。有必要进一步研究,明确其对 ARDS 预后的影响。

4.抗感染治疗药物

理论上已阐明 ARDS 是一种炎症性肺损伤,抑制炎症反应的药物当是从根本上治疗 ARDS 的途径已有很多药物或炎症介质拮抗剂被研究,但尚无一种能显示其临床实用价值。在 20 世纪 80 年代后期,欧美多个前瞻性对照研究证明,不论是 ARDS 的早期治疗还是预防脓毒血症并发 ARDS 治疗,糖皮质激素均是无效的,而又在早期 ARDS 和脓毒血症患者应用激素会导致严重不良后果,包括机械通气时间延长、医院感染和死亡。有报道认为在 ARDS 的后期纤维化期间应用糖皮质激素可能有效,提倡在此阶段应用激素。最近一项小样本随机对照试验评估了在晚期和未消散的 ARDS 持续使用甲泼尼龙治疗的结果支持同样的结论。但近期澳大利亚的一项荟萃分析表明,小剂量糖皮质激素:甲泼尼龙 $0.5 \sim 2.5 mg/(kg \cdot d)$ 或等量激素可改善急性肺损伤/急性呼吸窘迫综合征(ALI/ARDS)患者的病死率和发病率,并且未增加不良反应。应用小剂量糖皮质激素还使患者自主通气时间、ICU 住院时间、多器官功能障碍综合征发生率、肺损伤评分和氧合指数均有所改善。患者的感染率、神经肌病和严重并发症发病率未增加。总之,关于糖皮质激素应用问题,仍存在较大争议。

进展迅速的严重感染性疾病,如严重急性呼吸综合征(SARS)及重症禽流感病毒并发呼吸衰竭实际上也属病毒性感染引起的 ALI/ARDS,但使用糖皮质激素是抢救患者的有效也是主要措施之一。因此在 ALI/ARDS 的救治中虽不主张常规使用激素,但应依据其原发病因,对于病毒、过敏及误吸等所致的进展迅速、弥漫性肺部损伤的患者,应该在治疗原发病的基础上,考虑早期、短期、适量应用糖皮质激素。

5.重组人活化蛋白 C(recombinanthuman activated protein C,thAPC)

thAPC 具有抗血栓、抗炎和纤溶特性,已被试用于治疗严重感染。Ⅲ期临床试验证实,持续静脉注射 thAPC $24\mu g/(kg \cdot h) \times 96h$ 可以显著改善重度严重感染患者(APACHEⅡ>25)的预后。基于 ARDS 的本质是全身性炎症反应,且凝血功能障碍在 ARDS 发生中具有重要地位,thAPC 有可能成为 ARDS 的治疗手段。但 rhAPC 治疗 ARDS 的相关临床试验尚在进行。因此,尚无证据表明 rhAPC 可用于 ARDS 治疗,当然,在严重感染导致的重度 ARDS 患者,如果没有禁忌证,可考虑应用 rhAPC。rhAPC 高昂的治疗费用也限制了它的临床应用。

6.鱼油

鱼油富含 ω-3 脂肪酸,如二十二碳六烯酸(DHA)、二十碳五烯酸(EPA)等,也具有免疫调节作用,可抑制二十烷花生酸样促炎因子释放,并促进 PGE_1 生成。研究显示,通过肠道给 ARDS 患者补充 EPA、γ 亚油酸和抗氧化剂,可使患者肺泡灌洗液内中性粒细胞减少,IL-8 释放受到抑制,病死率降低。对机械通气的 ALI 患者的研究也显示,肠内补充 EPA 和 γ 亚油酸可以显著改善氧合和肺顺应性,明显缩短机械通气时间,但对生存率没有影响。新近的一项针对严重感染和感染性休克的临床研究显示,通过肠内营养补充 EPA、γ 亚油酸和抗氧化剂,明显改善氧合,并可缩短机械通气时间与 ICU 住院时间,减少新发的器官功能衰竭,降低了 28d 病死率。此外,肠外补充 EPA 和 γ 亚油酸也可缩短严重感染患者 ICU 住院时间,并有降低病死率的趋势。因此,对于 ALI/ARDS 患者,特别是严重感染导致的 ARDS,可补充 EPA 和 γ 亚油酸,以改善氧合,缩短机械通气时间。

7.其他药物

抗内毒素抗体、氧自由基清除剂,细胞因子单克隆抗体或拮抗剂(抗 TNF-α、IL-1、IL-8、PAF 等)、N 乙酰半胱氨酸、环氧化酶抑制剂(布洛芬等)、内皮素受体拮抗剂、酮康唑等药物都曾被使用,但还没有一种药物被证实在减少 ARDS 患者病死率方面有明显作用。

虽然近年来针对 ARDS 的治疗手段取得了长足的进展,但 ARDS 的病死率并未明显下降。需要注意的是,由于呼吸支持治疗方式的改进,这些患者大多并非死于单纯的 ARDS(10%~16%),而死于感染性休克和 MOFS。缺乏对于失控性全身炎症反应有效的干预措施,是目前病死率居高不下的主要原因。因此现阶段在 ARDS 的治疗过程中必须格外强调综合治疗和积极防治 MOFS 的重要性。毫无疑问,针对失控性全身炎症反应的免疫调节治疗方法将是未来针对 ARDS 治疗的主要研究方式。

第五章　消化内科疾病

第一节　食管-贲门黏膜撕裂综合征

食管-贲门黏膜撕裂综合征由 Mallory 和 Weiss 于 1929 年首先报道,又称为 Mallory-Weiss 综合征,是指剧烈呕吐和腹内压骤然升高等因素(如剧烈咳嗽、举重、用力排便等)所导致的食管下段和胃贲门部黏膜纵向撕裂出血。出血可轻微,但若撕裂累及小动脉则引起严重出血。1956 年,Hardy 首先应用内镜做出诊断。该病是上消化道出血的重要病因之一,占上消化道出血的 3％～15％,男性多于女性,发病高峰多在 30～50 岁。

一、病因和发病机制

食管-贲门黏膜撕裂综合征发病的最根本原因是腹内压力或胃内压力的骤然升高,在呕吐时,胃内压力急剧升高,可达 16.0～21.3 kPa(120～160 mmHg),甚至高达 26.7 kPa(200 mmHg),而胸内食管内压一般仅有 6.7 kPa(50 mmHg),这种骤然升高的压力差极易使食管黏膜撕裂,食管黏膜下层与胃贲门部有丰富的血管丛。其撕裂的血管多为黏膜下横行动脉,容易造成大出血。

胃内压力升高的主要原因为呕吐和剧烈干呕。60％以上的患者发病前有大量饮酒及暴食史,其他病因如妊娠呕吐、食管炎、急性胃肠炎、消化性溃疡、急性胆囊炎、急性胰腺炎、尿毒症、糖尿病酮症、放置胃管、内镜检查等。

凡能引起胃内压力增高的任何情况均可发生食管-贲门黏膜撕裂,如剧烈咳嗽、举重、用力排便、酗酒、分娩、胸外按摩、癫痫发作、哮喘持续状态、食管裂孔疝、麻醉期间的严重呃逆等,其中尤以食管裂孔疝常诱发撕裂,并同时影响撕裂的部位。静息时有食管裂孔疝的患者,撕裂多位于胃的贲门部;而不伴有食管裂孔疝者,撕裂多位于食管的远端。由于呕吐而产生的一过性裂孔疝,撕裂多骑跨于食管和胃交界处。

二、诊断步骤

(一)病史采集要点

典型表现为先有干呕或剧烈呕吐,随后出现呕血或黑便,大多数患者表现为无痛性出血。出血量与黏膜撕裂范围、程度和位置有关,严重者可引起休克和死亡,但多数患者出血量较少。有的甚至仅有黑便或呕吐物带有血丝。

(二)体格检查要点

轻者多无明显的体征。出血量大者可出现贫血、循环障碍甚至休克等。

(三)辅助检查

1.胃镜检查

胃镜检查是诊断该病的最有效手段,应列为首选检查方法。胃镜应在出血 24 小时内或在出血即时进行。胃镜下可见食管与胃交界处或食管远端、贲门黏膜的纵行撕裂,撕裂多为单发,少数为多发,裂伤一般长 3～20 mm,宽 2～3 mm。

2.X 线气钡双重造影

可见不规则充盈缺损,有时钡剂位于溃疡龛影内,有时可看到出血灶附近的钡剂位于溃疡龛影内,有时可看到出血灶附近的钡剂充盈缺损区。

3.选择性腹腔动脉造影

可检出速度为每分钟 0.5 mL 的出血,可见造影剂自食管和胃的交界处溢出,沿食管上或下流动,可显示食管黏膜的轮廓,适用于钡餐、内镜检查阴性的患者。

三、诊断

(一)诊断要点

诊断依据:①有导致腹内压增高的诱因和明显病史。②出现频繁呕吐,继之呕血的临床表现。③X 线气钡双重造影、选择性腹腔动脉造影和内镜检查有确诊价值。

(二)鉴别诊断要点

本病需与自发性食管破裂、消化性溃疡、糜烂性出血性胃炎、食管胃底静脉曲张破裂等引起的上消化道出血相鉴别。

1.自发性食管破裂

多发生在暴饮、暴食及其他原因所致剧烈呕吐后,常有液气胸的发生,吞咽、饮水、进食后胸痛加剧。

2.消化性溃疡

消化性溃疡有慢性、节律性、周期性中上腹部疼痛;可有反酸、嗳气、恶心、呕吐及其他消化不良的症状,胃镜检查可明确诊断。

3.糜烂性出血性胃炎

一般为少量、间歇性出血,可自止,也可大出血引起呕血和/或黑粪;确诊有赖于胃镜,但宜在出血后 24～48 小时内进行。

4.食管胃底静脉曲张破裂

病情急、出血量大,常有肝炎或肝硬化等病史,肝功能化验异常,胃镜可明确诊断。

(三)临床亚型

胃镜下可将食管-贲门黏膜撕裂综合征的裂伤出血分为 5 类:①活动性动脉性喷血。②活动性血管渗血。③可见血管显露。④裂伤处黏附有新鲜血痂。⑤单纯性裂伤。

四、治疗

(一)治疗原则

治疗包括镇静止吐、减少或避免腹压增加、补充血容量、药物止血和介入治疗等保守疗法,无效时应手术结扎出血血管、缝合撕裂黏膜。

(二)治疗计划

1.一般治疗

出血时给予禁食,出血停止后 24 小时可以进食流质。必要时可以放置胃管抽出胃内容物,避免饱餐的胃加剧撕裂。

（1）积极补充血容量：保证充足的静脉通道，必要时输血，需保持血细胞比容在 30% 以上，血红蛋白浓度在 70 g/L 以上。但应避免输血及输液量过多引起急性肺水肿或再出血。

（2）药物止血：只有当胃内 pH＞6.0 时，才能有效地形成血小板聚集及血液凝固。所以须快速提升胃内 pH。通常静脉给予制酸剂、H_2 受体阻滞剂（如西咪替丁、法莫替丁等）或质子泵抑制剂（如奥美拉唑等）抑制胃酸分泌，目前临床上多采用后者。

（3）止呕：可肌内注射甲氧氯普胺，必要时静脉推注中枢止呕药。

2.内镜治疗

随着内镜技术的发展，治疗内镜技术在消化道出血紧急止血中起着非常重要的作用，对出血量大、活动性出血或内镜发现有近期出血的患者都应进行内镜止血治疗。

（1）注射止血术：其机制是通过向撕裂边缘或出血点注射药物，以压迫、收缩血管或通过局部凝血作用达到止血目的。注射止血术操作简便，疗效确切，费用低廉。但要注意并发症的发生，如食管穿孔、食管狭窄、贲门狭窄、高血压、心律失常等，故不宜反复注射，应严格控制注射药物的浓度，同时应注意监测血压、心率等。

（2）金属钛夹止血术：该方法是近年来国内外广泛开展的一种有效的内镜止血术。其基本方法是在内镜直视下，利用金属止血夹，直接将出血血管或撕裂的黏膜夹持住，起到机械压迫止血及缝合作用，能达到立即止血及预防再出血的目的。主要适用于有活动性及再出血迹象的撕裂患者。该方法止血率高，安全，操作简便，组织损伤小，并发症少，仅个别报道有穿孔发生。钛夹通常在 1～3 周自行脱落，随粪便排出体外。

（3）微波止血术：微波治疗可使组织中的极性离子在瞬间发生局部高速振荡，从而产生高温，使蛋白凝固，达到止血的目的。该方法操作简便，疗效确切，不影响撕裂黏膜愈合。但由于食管没有浆膜层，撕裂的部位较薄，不宜反复操作，以防壁性损伤和穿孔。

（4）其他：电凝止血术利用高频电流通过人体产生热效应，使组织凝固，从而止血。方法与微波止血术相似。电凝止血术疗效可达 80%～90%，其并发症主要有穿孔和出血。其他还有热探头止血术、激光光凝治疗等，其基本原理均为使局部产生高温，达到组织凝固止血的目的。

3.动脉栓塞治疗

对于经保守治疗和内镜治疗失败的患者，可考虑行动脉栓塞治疗，食管贲门部主要由胃左动脉供血，可栓塞胃左动脉或其食管支。该方法止血迅速可靠，但需要有经验的介入医师进行操作。

4.手术治疗

对于经保守治疗或内镜治疗失败的患者应行紧急手术治疗，结扎出血的血管。

（三）治疗方案的选择

对有活动性出血或胃镜发现有近期出血血痂的患者建议采用胃镜治疗。撕裂较表浅且有活动性出血者，选择局部注射止血术、微波和电凝治疗；活动性动脉出血或有血管显露者，选择金属夹止血。胃镜治疗安全、简单、组织损伤小，但不宜反复进行，同时应控制药物浓度和剂量。

五、病情观察及处理

(一)病情观察要点

(1)卧床休息,严密监测生命体征及每小时尿量,保持呼吸道通畅,避免呕吐时引起窒息。

(2)定期复查血常规,必要时监测中心静脉压,尤其是老年患者。

(3)注射止血术后要注意并发症的发生,如食管穿孔、食管狭窄、贲门狭窄、高血压、心律失常等,故不宜反复注射,应严格控制注射药物的浓度,同时应注意监测血压、心率等。

(4)复查大便常规及隐血试验。

(5)必要时可复查内镜。

(二)疗效判断及处理

1.疗效判断(可参考上消化道出血的判断方法)

血红蛋白、红细胞计数及血细胞比容测定上述指标可以用于失血程度的估计,但由于这些指标在急性失血后并不能立即反映出来,故不能以此作为早期判断出血量的依据。此外,上述指标亦受出血前有无贫血、脱水和缺氧等因素的影响。因此,动态地观察血红蛋白、红细胞计数及血细胞比容等的变化则更有意义。

2.处理

对于常规处理后仍有出血或再次出血的患者可采用胃镜治疗;对保守治疗和胃镜治疗失败的患者可考虑动脉栓塞或手术治疗。

六、预后评估

大多数患者经积极补液、禁食、制酸、保护黏膜及止血等治疗后,出血可自行停止,撕裂处大多数在1周内愈合。

第二节　急性胃炎

急性胃炎是由多种不同的病因引起的急性胃黏膜炎症,包括急性单纯性胃炎、急性糜烂出血性胃炎和吞服腐蚀物引起的急性腐蚀性胃炎与胃壁细菌感染所致的急性化脓性胃炎。其中,临床意义最大和发病率最高的是以胃黏膜糜烂、出血为主要表现的急性糜烂出血性胃炎。

一、流行病学

迄今为止,目前国内外尚缺乏有关急性胃炎的流行病学调查。

二、病因

急性胃炎的病因众多,大致有外源和内源两大类,包括急性应激、化学性损伤(如药物、乙醇、胆汁、胰液)和急性细菌感染等。

(一)外源因素

1.药物

各种非甾体抗炎药(NSAIDs),包括阿司匹林、吲哚美辛、吡罗昔康和多种含有该类成分复方药物。另外常见的有糖皮质激素和某些抗生素及氯化钾等均可导致胃黏膜损伤。

2.乙醇

主要是大量酗酒可致急性胃黏膜胃糜烂甚或出血。

3.生物性因素

沙门菌、嗜盐菌和葡萄球菌等细菌或其毒素可使胃黏膜充血水肿和糜烂。幽门螺杆菌(Hp)感染可引起急、慢性胃炎,发病机制类似,将在慢性胃炎节中叙述。

4.其他

某些机械性损伤(包括胃内异物或胃柿石等)可损伤胃黏膜。放射疗法可致胃黏膜受损。偶可见因吞服腐蚀性化学物质(强酸或强碱或来苏水及氯化汞、砷、磷等)引起的腐蚀性胃炎。

(二)内源因素

1.应激因素

多种严重疾病如严重创伤、烧伤或大手术及颅脑病变和重要脏器功能衰竭等可导致胃黏膜缺血、缺氧而损伤。通常称为应激性胃炎,如果是脑血管病变、头颅部外伤和脑手术后引起的胃、十二指肠急性溃疡称为 Cushing 溃疡,而大面积烧灼伤所致溃疡称为 Curling 溃疡。

2.局部血供缺乏

局部血供缺乏主要是腹腔动脉栓塞治疗后或少数因动脉硬化致胃动脉的血栓形成或栓塞引起供血不足。另外,还可见于肝硬化门静脉高压并发上消化道出血者。

3.急性蜂窝织炎或化脓性胃炎

此两者甚少见。

三、病理生理学和病理组织学

(一)病理生理学

胃黏膜防御机制包括黏膜屏障、黏液屏障、黏膜上皮修复、黏膜和黏膜下层丰富的血流、前列腺素和肽类物质(表皮生长因子等)和自由基清除系统。上述结果破坏或保护因素减少,使胃腔中的 H^+ 逆弥散至胃壁,肥大细胞释放组胺,则血管充血甚或出血、黏膜水肿及间质液渗出,同时可刺激壁细胞分泌盐酸、主细胞分泌胃蛋白酶原。若致病因子损及腺颈部细胞,则胃黏膜修复延迟、更新受阻而出现糜烂。

严重创伤、大手术、大面积烧伤、脑血管意外和严重脏器功能衰竭及其休克或者败血症等所致的急性应激的发生机制:急性应激→皮质-垂体前叶-肾上腺皮质轴活动亢进、交感-副交感神经系统失衡→机体的代偿功能不足→不能维持胃黏膜微循环的正常运行→黏膜缺血、缺氧→黏液和碳酸氢盐分泌减少及内源性前列腺素合成不足→黏膜屏障破坏和氢离子反弥散→降低黏膜内 pH→进一步损伤血管与黏膜→糜烂和出血。

NSAIDs 所引起者则为抑制环氧合酶(COX)致使前列腺素产生减少,黏膜缺血、缺氧。氯化钾和某些抗生素或抗肿瘤药等则可直接刺激胃黏膜引起浅表损伤。

乙醇可致上皮细胞损伤和破坏,黏膜水肿、糜烂和出血。另外幽门关闭不全、胃切除(主要是 Billroth Ⅱ 式)术后可引起十二指肠-胃反流,则此时由胆汁和胰液等组成的碱性肠液中的胆盐、溶血磷脂酰胆碱、磷脂酶 A 和其他胰酶可破坏胃黏膜屏障,引起急性炎症。

门静脉高压可致胃黏膜毛细血管和小静脉扩张及黏膜水肿,组织学表现为只有轻度或无炎症细胞浸润,可有显性或非显性出血。

(二)病理学改变

急性胃炎主要病理和组织学表现以胃黏膜充血水肿,表面有片状渗出物或黏液覆盖为主。黏膜皱襞上可见局限性或弥漫性陈旧性或新鲜出血与糜烂,糜烂加深可累及胃腺体。

显微镜下则可见黏膜固有层多少不等的中性粒细胞、淋巴细胞、浆细胞和少量嗜酸性粒细胞浸润,可有水肿。表面的单层柱状上皮细胞和固有腺体细胞出现变性与坏死。重者黏膜下层亦有水肿和充血。

对于腐蚀性胃炎若接触了高浓度的腐蚀物质且长时间,则胃黏膜出现凝固性坏死、糜烂和溃疡,重者穿孔或出血甚至腹膜炎。

另外,少见的化脓性胃炎可表现为整个胃壁(主要是黏膜下层)炎性增厚,大量中性粒细胞浸润,黏膜坏死。可有胃壁脓性蜂窝织炎或胃壁脓肿。

四、临床表现

(一)症状

部分患者可有上腹痛、腹胀、恶心、呕吐和嗳气及食欲缺乏等。如伴胃黏膜糜烂出血,则有呕血和/或黑粪,大量出血可引起出血性休克。有时上腹胀气明显。细菌感染致者可出现腹泻等。并有疼痛、吞咽困难和呼吸困难(由于喉头水肿)。腐蚀性胃炎可吐出血性黏液,严重者可发生食管或胃穿孔,引起胸膜炎或弥漫性腹膜炎。化脓性胃炎起病常较急,有上腹剧痛、恶心和呕吐、寒战和高热,血压可下降,出现中毒性休克。

(二)体征

上腹部压痛是常见体征,尤其多见于严重疾病引起的急性胃炎出血者。腐蚀性胃炎因口腔黏膜、食管黏膜和胃黏膜都有损害,口腔、咽喉黏膜充血、水肿和糜烂。化脓性胃炎有时体征酷似急腹症。

五、辅助检查

急性糜烂出血性胃炎的确诊有赖于急诊胃镜检查,一般应在出血后24~48小时内进行,可见到以多发性糜烂、浅表溃疡和出血灶为特征的急性胃黏膜病损。黏液糊或者可有新鲜或陈旧血液。一般急性应激所致的胃黏膜病损以胃体、胃底部为主,而NSAIDs或乙醇所致的则以胃窦部为主。注意X线钡剂检查并无诊断价值。出血者做呕吐物或大便潜血试验、红细胞计数和血红蛋白测定。感染因素引起者,做白细胞计数和分类检查,以及大便常规和培养。

六、诊断和鉴别诊断

主要由病史和症状做出拟诊,而经胃镜检查得以确诊。但吞服腐蚀物质者禁忌胃镜检查。有长期服NSAIDs、酗酒及临床重危患者,均应想到急性胃炎可能。对于鉴别诊断,腹痛为主者,应通过反复询问病史而与急性胰腺炎、胆囊炎和急性阑尾炎等急腹症,甚至急性心肌梗死相鉴别。

七、治疗

(一)基础治疗

基础治疗包括给予镇静、禁食、补液、解痉、止吐等对症支持治疗。此后给予流质或半流质饮食。

（二）针对病因治疗

针对病因治疗包括根除 Hp、去除 NSAIDs 或乙醇等诱因。

（三）对症处理

表现为反酸、上腹隐痛、烧灼感和嘈杂者，给予 H_2 受体阻滞剂或质子泵抑制剂。以恶心、呕吐或上腹胀闷为主者可选用甲氧氯普胺、多潘立酮或莫沙必利等促动力药。以痉挛性疼痛为主者，可给予莨菪碱等药物进行对症处理。

有胃黏膜糜烂、出血者，可用抑制胃酸分泌的 H_2 受体阻滞剂或质子泵抑制剂外，还可同时应用胃黏膜保护药（如硫糖铝或铝碳酸镁等）。

对于较大量的出血则应采取综合措施进行抢救。当并发大量出血时，可以冰水洗胃或在冰水中加去甲肾上腺素（每 200 mL 冰水中加 8 mL），或同管内滴注碳酸氢钠，浓度为 1 000 mmol/L，24 小时滴 1 L，使胃内 pH 保持在 5 以上。凝血酶是有效的局部止血药，并有促进创面愈合作用，大剂量时止血作用显著。常规的止血药，如卡巴克络、抗血栓溶芳酸和酚磺乙胺等可静脉应用，但效果一般。内镜下止血往往可收到较好效果。

八、并发症的诊断、预防和治疗

急性胃炎的并发症包括穿孔，腹膜炎，水、电解质紊乱和酸碱失衡等。为预防细菌感染者选用抗生素治疗，因过度呕吐致脱水者及时补充水和电解质，并适时检测血气分析，必要时纠正酸碱平衡紊乱。对于穿孔或腹膜炎者，则必要时外科治疗。

九、预后

病因去除后，急性胃炎多在短期内恢复正常。相反病因长期持续存在，则可转为慢性胃炎。由于绝大多数慢性胃炎的发生与 Hp 感染有关，而 Hp 自发清除少见，故慢性胃炎可持续存在，但多数患者无症状。流行病学研究显示，部分 Hp 相关性胃窦炎（＜20％）可发生十二指肠溃疡。

第三节　慢性胃炎

慢性胃炎是由各种病因引起的胃黏膜慢性炎症。根据新悉尼胃炎系统和我国颁布的《中国慢性胃炎共识意见》标准，由内镜及病理组织学变化，将慢性胃炎分为非萎缩性（浅表性）胃炎及萎缩性胃炎两大基本类型和一些特殊类型胃炎。

一、流行病学

幽门螺杆菌（Hp）感染为慢性非萎缩性胃炎的主要病因。大致上说来，慢性非萎缩性胃炎发病率与 Hp 感染情况相平行，慢性非萎缩性胃炎流行情况因不同国家、不同地区 Hp 感染情况而异。一般 Hp 感染率发展中国家高于发达国家，感染率随年龄增加而升高。我国属 Hp 高感染率国家，估计人群中 Hp 感染率为 40％～70％。慢性萎缩性胃炎是原因不明的慢性胃炎，在我国是一种常见病、多发病，在慢性胃炎中占 10％～20％。

二、病因

（一）慢性非萎缩性胃炎的常见病因

1.Hp 感染

Hp 感染是慢性非萎缩性胃炎最主要的病因，两者的关系符合 Koch 提出的确定病原体为感染性疾病病因的 4 项基本要求,即该病原体存在于该病的患者中,病原体的分布与体内病变分布一致,清除病原体后疾病可好转,在动物模型中该病原体可诱发与人相似的疾病。

研究表明,80%～95%的慢性活动性胃炎患者胃黏膜中有 Hp 感染,5%～20%的 Hp 阴性率反映了慢性胃炎病因的多样性;Hp 相关胃炎者,Hp 胃内分布与炎症分布一致;根除 Hp可使胃黏膜炎症消退,一般中性粒细胞消退较快,但淋巴细胞、浆细胞消退需要较长时间;志愿者和动物模型中已证实 Hp 感染可引起胃炎。

Hp 感染引起的慢性非萎缩性胃炎中胃窦为主全胃炎患者胃酸分泌可增加,十二指肠溃疡发生的危险度较高;而胃体为主全胃炎患者胃溃疡和胃癌发生的危险性增加。

2.胆汁和其他碱性肠液反流

幽门括约肌功能不全时含胆汁和胰液的十二指肠液反流入胃,可削弱胃黏膜屏障功能,使胃黏膜遭到消化液作用,产生炎症、糜烂、出血和上皮化生等病变。

3.其他外源因素

酗酒、服用 NSAIDs 等药物、某些刺激性食物等均可反复损伤胃黏膜。这类因素均可各自或与 Hp 感染协同作用而引起或加重胃黏膜慢性炎症。

(二)慢性萎缩性胃炎的主要病因

Strickland 将慢性萎缩性胃炎分为 A、B 两型,A 型是胃体弥漫萎缩,导致胃酸分泌下降,影响维生素 B_{12} 及内因子的吸收,因此常合并恶性贫血,与自身免疫有关;B 型在胃窦部,少数人可发展成胃癌,与 Hp、化学损伤(胆汁反流、非皮质激素消炎药、吸烟、酗酒等)有关,我国80%以上的属于第 2 类。

胃内攻击因子与防御修复因子失衡是慢性萎缩性胃炎发生的根本原因。具体病因与慢性非萎缩性胃炎相似,包括 Hp 感染;长期饮浓茶、烈酒、咖啡、过热、过冷、过于粗糙的食物,可导致胃黏膜的反复损伤;长期大量服用非甾体抗炎药如阿司匹林、吲哚美辛等可抑制胃黏膜前列腺素的合成,破坏黏膜屏障;烟草中的尼古丁不仅影响胃黏膜的血液循环,还可导致幽门括约肌功能紊乱,造成胆汁反流;各种原因的胆汁反流均可破坏黏膜屏障造成胃黏膜慢性炎症改变。比较特殊的是壁细胞抗原和抗体结合形成免疫复合体在补体参与下,破坏壁细胞;胃黏膜营养因子(如促胃液素、表皮生长因子等)缺乏;心力衰竭、动脉硬化、肝硬化合并门脉高压、糖尿病、甲状腺病、慢性肾上腺皮质功能减退、尿毒症、干燥综合征、胃血流量不足及精神因素等均可导致胃黏膜萎缩。

三、病理生理学和病理学

(一)病理生理学

1.Hp 感染

Hp 感染途径为粪-口或口-口途径,其外壁靠黏附素而紧贴胃上皮细胞。

Hp 感染的持续存在,致使腺体破坏,最终发展成为萎缩性胃炎。而感染 Hp 后胃炎的严重程度则除了与细菌本身有关外,还决定与患者机体情况和外界环境。如带有空泡毒素(VacA)和细胞毒相关基因(CagA)者,胃黏膜损伤明显较重。患者的免疫应答反应强弱、其胃酸的分泌情况、血型、民族和年龄差异等也影响胃黏膜炎症程度。此外,患者饮食情况也有一定作用。

2.自身免疫机制

研究早已证明,以胃体萎缩为主的 A 型萎缩性胃炎患者血清中,存在壁细胞抗体(PCA)和内因子抗体(IFA)。前者的抗原是壁细胞分泌小管微绒毛膜上的质子泵 H^+,K^+-ATP 酶,它破坏壁细胞而使胃酸分泌减少。而 IFA 则对抗内因子(壁细胞分泌的一种糖蛋白),使食物中的维生素 B_{12} 无法与后者结合被末端回肠吸收,最后引起维生素 B_{12} 吸收不良,甚至导致恶性贫血。IFA 具有特异性,几乎仅见于胃萎缩伴恶性贫血者。

造成胃酸和内因子分泌减少或丧失,恶性贫血是 A 型萎缩性胃炎的终末阶段,是自身免疫性胃炎最严重的标志。当泌酸腺完全萎缩时称为胃萎缩。

另外,近年发现 Hp 感染者中也存在着自身免疫反应,其血清抗体能与宿主胃黏膜上皮及黏液起交叉反应,如菌体 LewisX 和 LewisY 抗原。

3.外源损伤因素破坏胃黏膜屏障

碱性十二指肠液反流等,可减弱胃黏膜屏障功能。致使胃腔内 H^+ 通过损害的屏障,反弥散入胃黏膜内,使炎症不易消散。长期慢性炎症,又加重屏障功能的减退,如此恶性循环使慢性胃炎久治不愈。

4.生理因素和胃黏膜营养因子缺乏

萎缩性变化和肠化生等皆与衰老相关,而炎症细胞浸润程度与年龄关系不大。这主要是老龄者的退行性变-胃黏膜小血管扭曲,小动脉壁玻璃样变性,管腔狭窄导致黏膜营养不良、分泌功能下降。

新近研究证明,某些胃黏膜营养因子(胃泌素、表皮生长因子等)缺乏或胃黏膜感觉神经终器对这些因子不敏感可引起胃黏膜萎缩。如手术后残胃炎原因之一是 G 细胞数量减少,而引起胃泌素营养作用减弱。

5.遗传因素

萎缩性胃炎、低酸或无酸、维生素 B_{12} 吸收不良的患病率和 PCA、IFA 的阳性率很高,提示可能有遗传因素的影响。

(二)病理学

慢性胃炎病理变化是由胃黏膜损伤和修复过程所引起。病理组织学的描述包括活动性慢性炎症、萎缩和化生及异型增生等。此外,在慢性炎症过程中,胃黏膜也有反应性增生变化,如胃小凹上皮过形成、黏膜肌增厚、淋巴滤泡形成、纤维组织和腺管增生等。

近几年对于慢性胃炎尤其是慢性萎缩性胃炎的病理组织学,有不少新的进展。以下结合中华医学会消化病学分会的"全国第二次慢性胃炎共识会议"中制定的慢性胃炎诊治的共识意见,论述以下关键进展问题。

1.萎缩的定义

新悉尼系统把萎缩定义为"腺体的丧失",这是模糊而易产生歧义的定义,反映了当时肠化是否属于萎缩,病理学家间有不同认识。其后国际上一个病理学家的自由组织——萎缩联谊会进行了 3 次研讨会,并发表了对萎缩的新分类,12 位学者中有 8 位也曾是悉尼系统的执笔者,故此意见可认为是悉尼系统的补充和发展,有很高权威性。

萎缩联谊会把萎缩新定义为"萎缩是胃固有腺体的丧失",将萎缩分为 3 种情况:无萎缩、未确定萎缩和萎缩。进而将萎缩分两个类型：非化生性萎缩和化生性萎缩。前者特点是腺体丧失伴有黏膜固有层中的纤维化或纤维肌增生；后者是胃黏膜腺体被化生的腺体所替换。这两类萎缩的程度分级仍用最初悉尼系统标准和新悉尼系统的模拟评分图，分为4级，即无、轻度、中度和重度萎缩。国际的萎缩新定义对我国来说不是新的，我国学者早年就认为"肠化或假幽门腺化生不是胃固有腺体，因此尽管胃腺体数量未减少，但也属萎缩"，并在全国第一届慢性胃炎共识会议做了说明。

对于上述第2个问题，答案显然是肯定的。这是因为多灶性萎缩性胃炎的胃黏膜萎缩呈灶状分布，即使活检块数少，只要病理活检发现有萎缩，就可诊断为萎缩性胃炎。在此次全国慢性胃炎共识意见中强调，需注意取材于糜烂或溃疡边缘的组织易存在萎缩，但不能简单地视为萎缩性胃炎。此外，活检组织太浅、组织包埋方向不当等因素均可影响萎缩的判断。

"未确定萎缩"是国际新提出的观点，认为黏膜层炎症很明显时，单核细胞密集浸润造成腺体被取代、移置或隐匿，以致难以判断这些"看来似乎丧失"的腺体是否真正丧失，此时暂先诊断为"未确定萎缩"，最后诊断延期到炎症明显消退（大部分在 Hp 根除治疗3～6个月后），再取活检时做出。对萎缩的诊断采取了比较谨慎的态度。

目前，我国共识意见并未采用此概念。因为：①炎症明显时腺体被破坏、数量减少，在这个时点上，病理按照萎缩的定义可以诊断为萎缩，非病理不能。②一般临床希望活检后有病理结论，病理如不作诊断，会出现临床难出诊断、对治疗效果无法评价的情况。尤其在临床研究上，设立此诊断项会使治疗前或后失去相当一部分统计资料。慢性胃炎是个动态过程，炎症可以有两个结局：完全修复和不完全修复（纤维化和肠化），炎症明显期病理无责任预言今后趋向哪个结局。可以预料对萎缩采用的诊断标准不一，治疗有效率也不一，采用"未确定萎缩"的研究课题，因为事先去除了一部分可逆的萎缩，萎缩的可逆性就低。

2.肠化分型的临床意义与价值用

AB-PAS 和 HID-AB 黏液染色能区分肠化亚型，然而，肠化分型的意义并未明了。传统观念认为，肠化亚型中的小肠型和完全型肠化无明显癌前病变意义，而大肠型肠化的胃癌发生危险性增高，从而引起临床的重视。支持肠化分型有意义的学者认为化生是细胞表型的一种非肿瘤性改变，通常在长期不利环境作用下出现。这种表型改变可以是干细胞内出现体细胞突变的结果，或是表现遗传修饰的变化导致后代细胞向不同方向分化的结果。胃内肠化生部位发现很多遗传改变，这些改变甚至可出现在异型增生前。他们认为肠化生中不完全型结肠型者，具有大多数遗传学改变，有发生胃癌的危险性。但近年越来越多的临床资料显示其预测胃癌价值有限而更强调重视肠化范围，肠化分布范围越广，其发生胃癌的危险性越高。10 多年来罕有从大肠型肠化随访发展成癌的报道。另一方面，从病理检测的实际情况看，肠化以混合型多见，大肠型肠化的检出率与活检块数有密切关系，即活检块数越多，大肠型肠化检出率越高。客观地讲，该型肠化生的遗传学改变和胃不典型增生（上皮内瘤）的改变相似。因此，对肠化分型的临床意义和价值的争论仍未有定论。

3.关于异型增生

异型增生（上皮内瘤变）是重要的胃癌癌前病变。分为轻度和重度（或低级别和高级别）两级。异型增生和上皮内瘤变是同义词，后者是 WHO 国际癌症研究协会推荐使用的术语。

4.萎缩和肠化发生过程是否存在不可逆转点

胃黏膜萎缩的产生主要有两种途径：一是干细胞区室和/或腺体被破坏；二是选择性破坏特定的上皮细胞而保留干细胞。这两种途径在慢性 Hp 感染中均可发生。

萎缩与肠化的逆转报道已经不在少数，但是否所有病患均有逆转可能，是否在萎缩的发生与发展过程中存在某一不可逆转点。这一转折点是否可能为肠化生，已明确 Hp 感染可诱发慢性胃炎，经历慢性炎症→萎缩→肠化→异型增生等多个步骤最终发展至胃癌（Correa 模式）。可否通过根除 Hp 来降低胃癌发生危险性始终是近年来关注的热点。多数研究表明，根除 Hp 可防止胃黏膜萎缩和肠化的进一步发展，但萎缩、肠化是否能得到逆转尚待更多研究证实。

Mera 和 Correa 等最新报道了一项长达 12 年的大型前瞻性随机对照研究，纳入 795 例具有胃癌前病变的成人患者，随机给予他们抗 Hp 治疗和/或抗氧化治疗。他们观察到萎缩黏膜在 Hp 根除后持续保持阴性 12 年后可以完全消退，而肠化黏膜也有逐渐消退的趋向，但可能需要随访更长时间。他们认为通过抗 Hp 治疗来进行胃癌的化学预防是可行的策略。

但是，部分学者认为在考虑萎缩的可逆性时，需区分缺失腺体的恢复和腺体内特定细胞的再生。在后一种情况下，干细胞区室被保留，去除有害因素可使壁细胞和主细胞再生，并完全恢复腺体功能。当腺体及干细胞被完全破坏后，腺体的恢复只能由周围未被破坏的腺窝单元来完成。

当萎缩伴有肠化生时，逆转机会进一步减小。如果肠化生是对不利因素的适应性反应，而且不利因素可以被确定和去除，此时肠化生有可能逆转。但是，肠化生还有很多其他原因，如胆汁反流、高盐饮食、乙醇。这意味着即使在 Hp 感染个体，感染以外的其他因素亦可以引发或加速化生的发生。如果肠化生是稳定的干细胞内体细胞突变的结果，则改变黏膜的环境也许不能使肠化生逆转。

曾经有 34 篇文献，根治 Hp 后萎缩可逆和无好转的基本各占一半，主要由于萎缩诊断标准、随访时间和间隔长短、活检取材部位和数量不统一所造成。建议今后制订统一随访方案，联合各医疗单位合作研究，使能得到大宗病例的统计资料。根治 Hp 可以产生某些有益效应，如消除炎症，消除活性氧所致的 DNA 损伤，缩短细胞更新周期，提高低胃酸者的泌酸量，并逐步恢复胃液维生素 C 的分泌。在预防胃癌方面，这些已被证实的结果可能比希望萎缩和肠化生逆转重要得多。

实际上，国际著名学者对有否此不可逆转点也有争论。如美国的 Correa 教授并不认同它的存在，而英国 Aberdeen 大学的 Emad Munir El-Omar 教授则强烈认为在异型增生发展至胃癌的过程中有某个节点，越过此则基本处于不可逆转阶段，但至今为止尚未明确此点的确切位置。

四、临床表现

流行病学研究表明，多数慢性非萎缩性胃炎患者无任何症状。少数患者可有上腹痛或不适、上腹胀、早饱、嗳气、恶心等非特异性消化不良症状。某些慢性萎缩性胃炎患者可有上腹部灼痛、胀痛、钝痛或胀闷且以餐后为著，食欲缺乏、恶心、嗳气、便秘或腹泻等症状。内镜检查和胃黏膜组织学检查结果与慢性胃炎患者症状的相关分析表明，患者的症状缺乏特异性，且症状之有无及严重程度与内镜所见及组织学分级并无肯定的相关性。

伴有胃黏膜糜烂者,可有少量或大量上消化道出血,长期少量出血可引起缺铁性贫血。胃体萎缩性胃炎可出现恶性贫血,常有全身衰弱、疲软、神情淡漠、隐性黄疸,消化道症状一般较少。

体征多不明显,有时上腹轻压痛,胃体胃炎严重时可有舌炎和贫血。

慢性萎缩性胃炎的临床表现不仅缺乏特异性,而且与病变程度并不完全一致。

五、辅助检查

(一)胃镜及活组织检查

1.胃镜检查

随着内镜器械的长足发展,内镜观察更加清晰。内镜下慢性非萎缩性胃炎可见红斑(点状、片状、条状),黏膜粗糙不平,出血点(斑),黏膜水肿及渗出等基本表现,尚可见糜烂及胆汁反流。萎缩性胃炎则主要表现为黏膜色泽白,不同程度的皱襞变平或消失。在不过度充气状态下,可透见血管纹,轻度萎缩时见到模糊的血管,重度时看到明显血管分支。内镜下肠化黏膜呈灰白色颗粒状小隆起,重者贴近观察有绒毛状变化。肠化也可以呈平坦或凹陷外观的。如果喷撒亚甲蓝色素,肠化区可能出现被染上蓝色,非肠化黏膜不着色。

胃黏膜血管脆性增加可致黏膜下出血,谓之壁内出血,表现为水肿或充血胃黏膜上见点状、斑状或线状出血,可多发、新鲜和陈旧性出血相混杂。如观察到黑色附着物常提示糜烂等致出血。

值得注意的是,少数 Hp 感染性胃炎可有胃体部皱襞肥厚,甚至宽度达到 5 mm 以上,且在适当充气后皱襞不能展平,用活检钳将黏膜提起时,可见帐篷征,这是和恶性浸润性病变鉴别点之一。

2.病理组织学检查

萎缩的确诊依赖于病理组织学检查。萎缩的肉眼与病理之符合率仅为 $38\%\sim78\%$,这与萎缩或肠化甚至 Hp 的分布都是非均匀的,或者说多灶性萎缩性胃炎的胃黏膜萎缩呈灶状分布有关。当然,只要病理活检发现有萎缩,就可诊断为萎缩性胃炎。但如果未能发现萎缩,却不能轻易排除之。如果不取足够多的标本或者内镜医师并未在病变最重部位(这也需要内镜医师的经验)活检,则势必可能遗漏病灶。反之,当在糜烂或溃疡边缘的组织活检时,即使病理发现了萎缩,却不能简单地视为萎缩性胃炎,这是因为活检组织太浅、组织包埋方向不当等因素均可影响萎缩的判断。还有,根除 Hp 可使胃黏膜活动性炎症消退,慢性炎症程度减轻。一些因素可影响结果的判断,如:①活检部位的差异。②Hp 感染时胃黏膜大量炎症细胞浸润,形如萎缩;但根除 Hp 后胃黏膜炎症细胞消退,黏膜萎缩、肠化可望恢复。然而在胃镜活检取材多少问题上,病理学家的要求与内镜医师出现了矛盾。从病理组织学观点来看,5 块或更多则有利于组织学的准确判断,然而,就内镜医师而言,考虑到患者的医疗费用,主张 2~3 块即可。

(二)Hp 检测

活组织病理学检查时可同时检测 Hp,并可在内镜检查时多取 1 块组织做快呋塞米素酶检查以增加诊断的可靠性。其他检查 Hp 的方法包括:①胃黏膜直接涂片或组织切片,然后以

Gram 或 Giemsa 或 Warthin-Starry 染色（经典方法），甚至 HE 染色，免疫组化染色则有助于检测球形 Hp。②细菌培养，为金标准；需特殊培养基和微需氧环境，培养时间 3～7 天，阳性率可能不高但特异性高，且可做药物敏感试验。③血清 Hp 抗体测定，多在流行病学调查时用。④尿素呼吸试验，是一种非侵入性诊断法，口服 ^{13}C 或 ^{14}C 标记的尿素后，检测患者呼气中的 ^{13}CO$_2$ 或 ^{14}CO$_2$ 量，结果准确。⑤聚合酶链反应法（PCR 法），能特异地检出不同来源标本中的 Hp。

根除 Hp 治疗后，可在胃镜复查时重复上述检查，亦可采用非侵入性检查手段，如 ^{13}C 或 ^{14}C 尿素呼气试验、粪便 Hp 抗原检测及血清学检查。应注意，近期使用抗生素、质子泵抑制剂、铋剂等药物，因有暂时抑制 Hp 作用，会使上述检查（血清学检查除外）呈假阴性。

（三）X 线钡剂检查

主要是以很好地显示胃黏膜相的气钡双重造影。对于萎缩性胃炎，常常可见胃皱襞相对平坦和减少。但依靠 X 线诊断慢性胃炎价值不如胃镜和病理组织学。

（四）实验室检查

1.胃酸分泌功能测定

非萎缩性胃炎胃酸分泌常正常，有时可以增高。萎缩性胃炎病变局限于胃窦时，胃酸可正常或低酸，低酸是由于泌酸细胞数量减少和 H^+ 向胃壁反弥散所致。测定基础胃液分泌量（BAO）及注射组胺或五肽胃泌素后测定最大泌酸量（MAO）和高峰泌酸量（PAO）以判断胃泌酸功能，有助于萎缩性胃炎的诊断及指导临床治疗。A 型慢性萎缩性胃炎患者多无酸或低酸，B 型慢性萎缩性胃炎患者可正常或低酸，往往在给予酸分泌刺激药后，也不见胃液和胃酸分泌。

2.胃蛋白酶原（PG）测定

胃体黏膜萎缩时血清 PGⅠ水平及 PGⅠ/Ⅱ比例下降，严重时可伴餐后血清 G-17 水平升高；胃窦黏膜萎缩时餐后血清 G-17 水平下降，严重时可伴 PGⅠ水平及 PGⅠ/Ⅱ比例下降。然而，这主要是一种统计学上的差异（图 5-1）。

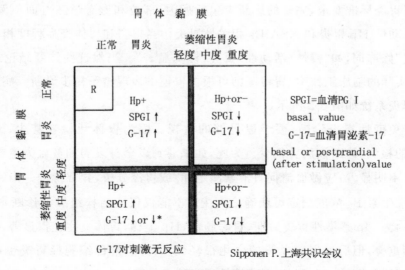

图 5-1 **胃蛋白酶原测定**

有学者发现无症状胃癌患者,本法 85％ 阳性,PGⅠ或比值降低者,推荐进一步胃镜检查,以检出伴有萎缩性胃炎的胃癌。该试剂盒用于诊断萎缩性胃炎和判断胃癌倾向在欧洲国家应用要多于我国。

3.血清促胃液素测定

如果以放射免疫法检测血清促胃液素,则正常值应低于 100 pg/mL。慢性萎缩性胃炎胃体为主者,因壁细胞分泌胃酸缺乏、反馈性地 G 细胞分泌促胃液素增多,致促胃液素中度升高。特别是当伴有恶性贫血时,该值可达 1 000 pg/mL 或更高。注意此时要与胃泌素瘤相鉴别,后者是高胃酸分泌。慢性萎缩性胃炎以胃窦为主时,空腹血清促胃液素正常或降低。

4.自身抗体

血清 PCA 和 IFA 阳性对诊断慢性胃体萎缩性胃炎有帮助,尽管血清 IFA 阳性率较低,但胃液中 IFA 的阳性,则十分有助于恶性贫血的诊断。

5.血清维生素 B_{12} 浓度和维生素 B_{12} 吸收试验

慢性胃体萎缩性胃炎时,维生素 B_{12} 缺乏,常低于 200 ng/L。维生素 B_{12} 吸收试验(Schilling 试验)能检测维生素 B_{12} 在末端回肠吸收情况且可与回盲部疾病和严重肾功能障碍相鉴别。同时服用 ^{58}Co 和 ^{57}Co(加有内因子)标记的氰钴素胶囊。此后收集 24 小时尿液。如两者排出率均大于 10％ 则正常,若尿中 ^{58}Co 排出率低于 10％,而 ^{57}Co 的排出率正常则常提示恶性贫血;而两者均降低的常常是回盲部疾病或者肾衰竭者。

六、诊断和鉴别诊断

(一)诊断

鉴于多数慢性胃炎患者无任何症状,或即使有症状也缺乏特异性,且缺乏特异性体征,因此根据症状和体征难以做出慢性胃炎的正确诊断。慢性胃炎的确诊主要依赖于内镜检查和胃黏膜活检组织学检查,尤其是后者的诊断价值更大。

按照悉尼胃炎标准要求,完整的诊断应包括病因、部位和形态学三方面。例如,诊断为胃窦为主慢性活动性 Hp 胃炎和 NSAIDs 相关性胃炎。当胃窦和胃体炎症程度相差 2 级或以上时,加上“为主”修饰词,如“慢性(活动性)胃炎,胃窦显著”。当然这些诊断结论最好是在病理报告后给出,实际的临床工作中,胃镜医师可根据胃镜下表现给予初步诊断。病理诊断则主要根据新悉尼胃炎系统如图 5-2 所示。

对于自身免疫性胃炎诊断,要予以足够的重视。因为胃体活检者甚少,或者很少开展 PCA 和 IFA 的检测,诊断该病者很少。为此,如果遇到以全身衰弱和贫血为主要表现,而上消化道症状往往不明显者,应做血清促胃液素测定和/或胃液分析,异常者进一步做维生素 B_{12} 吸收试验,血清维生素 B_{12} 浓度测定可获确诊。注意不能仅仅凭活检组织学诊断本病,特别标本数少时,这是因为 Hp 感染性胃炎后期,胃窦肠化,Hp 上移,胃体炎症变得显著,可与自身免疫性胃炎表现相重叠,但后者胃窦黏膜的变化很轻微。另外,淋巴细胞性胃炎也可出现类似情况,而其并无泌酸腺萎缩。A 型、B 型萎缩性胃炎特点见表 5-1。

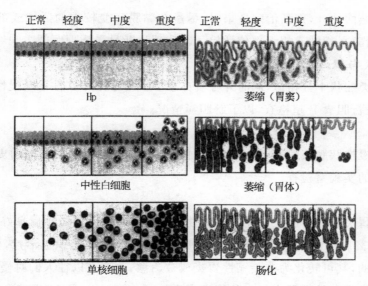

图 5-2　新悉尼胃炎系统

表 5-1　A 型和 B 型慢性萎缩性胃炎的鉴别

项　目		A 型慢性萎缩性胃炎	B 型慢性萎缩性胃炎
部位	胃窦	正常	萎缩
	胃体	弥漫性萎缩	多然性
血清促胃液素		明显升高	不定,可以降低或不变
胃酸分泌		降低	降低或正常
自身免疫抗体(内因子抗体和壁细胞抗体)阳性率		90%	10%
恶性贫血发生率		90%	10%
可能的病因		自身免疫,遗传因素	Hp、化学损伤

(二)鉴别诊断

1.功能性消化不良

《中国慢性胃炎共识意见》将消化不良症状与慢性胃炎做了对比:一方面慢性胃炎患者可有消化不良的各种症状;另一方面,一部分有消化不良症状者如果胃镜和病理检查无明显阳性发现,可能仅仅为功能性消化不良。当然,少数功能性消化不良患者可同时伴有慢性胃炎。这样在慢性胃炎与消化不良症状功能性消化不良之间形成较为错综复杂的关系。但一般说来,消化不良症状的有无和严重程度与慢性胃炎的内镜所见或组织学分级并无明显相关性。

2.早期胃癌和胃溃疡

几种疾病的症状有重叠或类似,但胃镜及病理检查可鉴别。重要的是,如遇到黏膜糜烂,尤其是隆起性糜烂,要多取活检和及时复查,以排除早期胃癌。这是因为即使是病理组织学诊断,也有一定局限性。主要原因:①胃黏膜组织学变化易受胃镜检查前夜的食物(如某些刺激性食物加重黏膜充血)性质、被检查者近日是否吸烟、胃镜操作者手法的熟练程度、患者恶心反应等诸种因素影响。②活检是点的调查,而慢性胃炎病变程度在整个黏膜面上并非一致,要多点活检才能做出全面估计,判断治疗效果时,尽量在黏膜病变较重的区域或部位活检,如果是治疗前后比较,则应在相同或相近部位活检。③病理诊断易受病理医师主观经验的影响。

3.慢性胆囊炎与胆石症

其与慢性胃炎症状十分相似,同时并存者亦较多。对于中年女性诊断慢性胃炎时,要仔细询问病史,必要时行胆囊 B 超检查,以了解胆囊情况。

4.其他

慢性肝炎和慢性胰腺疾病等,也可出现与慢性胃炎类似症状,在详询病史后,行必要的影像学检查和特异的实验室检查。

七、预后

慢性萎缩性胃炎常合并肠上皮化生。慢性萎缩性胃炎绝大多数预后良好,少数可癌变,其癌变率为 1%～3%。目前认为慢性萎缩性胃炎若早期发现,及时积极治疗,病变部位萎缩的腺体是可以恢复的,其可转化为非萎缩性胃炎或被治愈,改变了以往人们对慢性萎缩性胃炎不可逆转的认识。根据萎缩性胃炎每年的癌变率为 0.5%～1.0%,那么,胃镜和病理检查的随访间期定位多长才既提高早期胃癌的诊断率,又方便患者和符合医药经济学要求。这也一直是不同地区和不同学者分歧较大的问题。在我国,城市和乡村由不同胃癌发生率和医疗条件差异。如果纯粹从疾病进展和预防角度考虑,一般认为,不伴有肠化和异型增生的萎缩性胃炎可 1～2 年做内镜和病理随访 1 次;活检有中重度萎缩伴有肠化的萎缩性胃炎 1 年左右随访 1 次。伴有轻度异型增生并剔除取于癌旁者,根据内镜和临床情况缩短至 6～12 个月随访 1 次;而重度异型增生者需立即复查胃镜和病理,必要时手术治疗或内镜下局部治疗。

八、治疗

慢性非萎缩性胃炎的治疗目的是缓解消化不良症状和改善胃黏膜炎症。治疗应尽可能针对病因,遵循个体化原则。消化不良症状的处理与功能性消化不良相同。无症状、Hp 阴性的非萎缩性胃炎无须特殊治疗。

(一)一般治疗

慢性萎缩性胃炎患者,不论其病因如何,均应戒烟、忌酒,避免使用损害胃黏膜的药物如 NSAIDs 等,避免食用对胃黏膜有刺激性的食物和饮品,如过于酸、甜、咸、辛辣和过热、过冷食物,浓茶、咖啡等。饮食宜规律,少吃油炸、烟熏、腌制食物,不食腐烂变质的食物,多吃新鲜蔬菜和水果,所食食品要新鲜并富于营养,保证有足够的蛋白质、维生素(如维生素 C 和叶酸等)及铁质摄入,精神上乐观,生活要规律。

(二)针对病因或发病机制的治疗

1.根除 Hp

慢性非萎缩性胃炎的主要症状为消化不良,其症状应归属于功能性消化不良范畴。目前,国内外均推荐对 Hp 阳性的功能性消化不良行根除治疗。因此,有消化不良症状的 Hp 阳性慢性非萎缩性胃炎患者均应根除 Hp。另外,如果伴有胃黏膜糜烂,也该根除 Hp。大量研究结果表明,根除 Hp 可使胃黏膜组织学得到改善;对预防消化性溃疡和胃癌等有重要意义;对改善或消除消化不良症状具有费用-疗效比优势。

2.保护胃黏膜

关于胃黏膜屏障功能的研究由来已久。1964年,美国密歇根大学 Horace Willard Davenport 博士首次提出"胃黏膜具有阻止 H^+ 自胃腔向黏膜内扩散的屏障作用"。1975年,美国密歇根州 Upjohn 公司的 Robert 博士发现前列腺素可明显防止或减轻 NSAIDs 和应激等对胃黏膜的损伤,其效果呈剂量依赖性。从而提出细胞保护的概念。1996年,加拿大的 Wallace 教授较全面阐述胃黏膜屏障,根据解剖和功能将胃黏膜的防御修复分为5个层次——黏液-HCO_3^- 屏障、单层柱状上皮屏障、胃黏膜血流量、免疫细胞-炎症反应和修复重建因子作用等。至关重要的上皮屏障主要包括胃上皮细胞顶膜能抵御高浓度酸、胃上皮细胞之间紧密连接、胃上皮抗原呈递,免疫探及并限制潜在有害物质,并且它们大约每72小时完全更新一次。这说明它起着关键作用。

近年来,有关前列腺素和胃黏膜血流量等成为胃黏膜保护领域的研究热点。这与 NSAIDs 药物的广泛应用带来的不良反应日益引起学者的重视有关。美国加州大学戴维斯分校的 Tarnawski 教授的研究显示,前列腺素保护胃黏膜抵抗致溃疡及致坏死因素损害的机制不仅是抑制胃酸分泌。当然表皮生长因子(EGF)、成纤维生长因子(bFGF)和血管内皮生长因子(VEGF)及热休克蛋白等都是重要的黏膜保护因子,在抵御黏膜损害中起重要作用。

然而,当机体遇到有害因素强烈攻击时,仅依靠自身的防御修复能力是不够的,强化黏膜防卫能力,促进黏膜的修复是治疗胃黏膜损伤的重要环节之一。具有保护和增强胃黏膜防御功能或者防止胃黏膜屏障受到损害的一类药物统称为胃黏膜保护药。包括铝碳酸镁、硫糖铝、胶体铋剂、地诺前列酮(喜克溃)、替普瑞酮(又名施维舒)、吉法酯(又名惠加强-G)、谷氨酰胺类(麦滋林-S)、瑞巴派特(膜固思达)等药物。另外,合欢香叶酯能增加胃黏膜更新,提高细胞再生能力,增强胃黏膜对胃酸的抵抗能力,达到保护胃黏膜作用。

3.抑制胆汁反流

促动力药如多潘立酮可防止或减少胆汁反流;胃黏膜保护药,特别是有结合胆酸作用的铝碳酸镁制剂,可增强胃黏膜屏障、结合胆酸,从而减轻或消除胆汁反流所致的胃黏膜损害。考来烯胺可络合反流至胃内的胆盐,防止胆汁酸破坏胃黏膜屏障,方法为每次 3～4 g,每天 3～4 次。

(三)对症处理

消化不良症状的治疗由于临床症状与慢性非萎缩性胃炎之间并不存在明确关系,因此症状治疗事实上属于功能性消化不良的经验性治疗。慢性胃炎伴胆汁反流者可应用促动力药(如多潘立酮)和/或有结合胆酸作用的胃黏膜保护药(如铝碳酸镁制剂)。

(1)有胃黏膜糜烂和/或以反酸、上腹痛等症状为主者,可根据病情或症状严重程度选用抗酸药、H_2 受体阻滞剂或质子泵抑制剂。

(2)促动力药如多潘立酮、马来酸曲美布汀、莫沙必利、盐酸伊托必利主要用于上腹饱胀、恶心或呕吐等为主要症状者。

(3)胃黏膜保护药如硫糖铝、瑞巴派特、替普瑞酮、吉法酯、依卡倍特适用于有胆汁反流、胃黏膜损害和/或症状明显者。

(4)抗抑郁药或抗焦虑治疗:可用于有明显精神因素的慢性胃炎伴消化不良症状患者,同时应予耐心解释或心理治疗。

（5）助消化治疗：对于伴有腹胀、食欲缺乏等消化不良症而无明显上述胃灼热、反酸、上腹饥饿痛症状者，可选用含有胃酶、胰酶和肠酶等复合酶制剂治疗。

（6）其他对症治疗：包括解痉止痛、止吐、改善贫血等。

（7）对于贫血，若为缺铁，应补充铁剂。大细胞贫血者根据维生素 B_{12} 或叶酸缺乏分别给予补充。

第四节　消化性溃疡

消化性溃疡主要指发生在胃和十二指肠的慢性溃疡，即胃溃疡（GU）和十二指肠溃疡（DU），因溃疡形成与胃酸/胃蛋白酶的消化作用有关而得名。溃疡的黏膜缺损超过黏膜肌层，不同于糜烂。

一、流行病学

消化性溃疡是全球性常见病。西方国家资料显示，自 20 世纪 50 年代以后，消化性溃疡发病率呈下降趋势。我国临床统计资料提示，消化性溃疡患病率在近十多年来亦开始呈下降趋势。本病可发生于任何年龄，但中年最为常见，DU 多见于青壮年，而 GU 多见于中老年，后者发病高峰比前者约迟 10 年。男性患病比女性较多。临床上 DU 比 GU 为多见，两者之比为（2～3）：1，但有地区差异，在胃癌高发区 GU 所占的比例有增加。

二、病因和发病机制

在正常生理情况下，胃十二指肠黏膜经常接触有强侵蚀力的胃酸和在酸性环境下被激活、能水解蛋白质的胃蛋白酶。此外，还经常受摄入的各种有害物质的侵袭，但却能抵御这些侵袭因素的损害，维持黏膜的完整性，这是因为胃、十二指肠黏膜具有一系列防御和修复机制。目前认为，胃十二指肠黏膜的这一完善而有效的防御和修复机制，足以抵抗胃酸/胃蛋白酶的侵蚀。一般而言，只有当某些因素损害了这一机制才可能发生胃酸/胃蛋白酶侵蚀黏膜而导致溃疡形成。近年的研究已经明确，Hp 和非甾体抗炎药是损害胃十二指肠黏膜屏障从而导致消化性溃疡发病的最常见病因。少见的特殊情况，当过度胃酸分泌远远超过黏膜的防御和修复作用也可能导致消化性溃疡发生。现将这些病因及其导致溃疡发生的机制分述如下。

（一）幽门螺杆菌

确认幽门螺杆菌为消化性溃疡的重要病因主要基于两方面的证据：①消化性溃疡患者的幽门螺杆菌检出率显著高于对照组的普通人群，在 DU 的检出率约为 90％、GU 为 70％～80％（幽门螺杆菌阴性的消化性溃疡患者往往能找到 NSAIDs 服用史等其他原因）。②大量临床研究肯定，成功根除幽门螺杆菌后溃疡复发率明显下降，用常规抑酸治疗后愈合的溃疡年复发率为 50％～70％，而根除幽门螺杆菌可使溃疡复发率降至 5％以下，这就表明去除病因后消化性溃疡可获治愈。至于何以在感染幽门螺杆菌的人群中仅有少部分人（约 15％）发生消化性溃疡，一般认为，这是幽门螺杆菌、宿主和环境因素三者相互作用的不同结果。

幽门螺杆菌感染导致消化性溃疡发病的确切机制尚未阐明。目前比较普遍接受的一种假说试图将幽门螺杆菌、宿主和环境 3 个因素在 DU 发病中的作用统一起来。该假说认为,胆酸对幽门螺杆菌生长具有强烈的抑制作用,因此正常情况下幽门螺杆菌无法在十二指肠生存,十二指肠球部酸负荷增加是 DU 发病的重要环节,因为酸可使结合胆酸沉淀,从而有利于幽门螺杆菌在十二指肠球部生长。幽门螺杆菌只能在胃上皮组织定植,因此在十二指肠球部存活的幽门螺杆菌只有当十二指肠球部发生胃上皮化生才能定植下来,而据认为十二指肠球部的胃上皮化生是十二指肠对酸负荷的一种代偿反应。十二指肠球部酸负荷增加的原因,一方面与幽门螺杆菌感染引起慢性胃窦炎有关,幽门螺杆菌感染直接或间接作用于胃窦 D、G 细胞,削弱了胃酸分泌的负反馈调节,从而导致餐后胃酸分泌增加;另一方面,吸烟、应激和遗传等因素均与胃酸分泌增加有关。定植在十二指肠球部的幽门螺杆菌引起十二指肠炎症,炎症削弱了十二指肠黏膜的防御和修复功能,在胃酸/胃蛋白酶的侵蚀下最终导致 DU 发生。十二指肠炎症同时导致十二指肠黏膜分泌碳酸氢盐减少,间接增加十二指肠的酸负荷,进一步促进 DU 的发生和发展过程。

对幽门螺杆菌引起 GU 的发病机制研究较少,一般认为是幽门螺杆菌感染引起的胃黏膜炎症削弱了胃黏膜的屏障功能,胃溃疡好发于非泌酸区与泌酸区交界处的非泌酸区侧,反映了胃酸对屏障受损的胃黏膜的侵蚀作用。

(二)NSAIDs

NSAIDs 是引起消化性溃疡的另一个常见病因。大量研究资料显示,服用 NSAIDs 患者发生消化性溃疡及其并发症的危险性显著高于普通人群。临床研究报道,在长期服用 NSAIDs 患者中 10%～25% 可发现胃或十二指肠溃疡,有 1%～4% 的患者发生出血、穿孔等溃疡并发症。NSAIDs 引起的溃疡以 GU 较 DU 多见。溃疡形成及其并发症发生的危险性除与服用 NSAIDs 种类、剂量、疗程有关外,尚与高龄、同时服用抗凝血药、糖皮质激素等因素有关。

NSAIDs 通过削弱黏膜的防御和修复功能而导致消化性溃疡发病,损害作用包括局部作用和系统作用两方面,系统作用是主要致溃疡机制,主要是通过抑制环氧合酶(COX)而起作用。COX 是花生四烯酸合成前列腺素的关键限速酶,COX 有两种异构体,即结构型 COX-1 和诱生型 COX-2。COX-1 在组织细胞中恒量表达,催化生理性前列腺素合成而参与机体生理功能调节;COX-2 主要在病理情况下由炎症刺激诱导产生,促进炎症部位前列腺素的合成。传统的 NSAIDs 如阿司匹林、吲哚美辛等旨在抑制 COX-2 而减轻炎症反应,但特异性差,同时抑制了 COX-1,导致胃肠黏膜生理性前列腺素 E 合成不足。后者通过增加黏液和碳酸氢盐分泌、促进黏膜血流增加、细胞保护等作用在维持黏膜防御和修复功能中起重要作用。

NSAIDs 和幽门螺杆菌是引起消化性溃疡发病的两个独立因素,至于两者是否有协同作用则尚无定论。

(三)胃酸和胃蛋白酶

消化性溃疡的最终形成是由于胃酸/胃蛋白酶对黏膜自身消化所致。因胃蛋白酶活性是 pH 依赖性的,在 pH>4 时便失去活性,因此在探讨消化性溃疡发病机制和治疗措施时主要考虑胃酸。无酸情况下罕有溃疡发生及抑制胃酸分泌药物能促进溃疡愈合的事实均确证胃酸在溃疡形成过程中的决定性作用,是溃疡形成的直接原因。胃酸的这一损害作用一般只有在正常黏膜防御和修复功能遭受破坏时才能发生。

DU 患者中约有 1/3 存在五肽胃泌素刺激的最大酸排量(MAO)增高,其余患者 MAO 多在正常高值,DU 患者胃酸分泌增高的可能因素及其在 DU 发病中的间接及直接作用已如前述。GU 患者基础酸排量(BAO)及 MAO 多属正常或偏低。对此,可能解释为 GU 患者多伴多灶萎缩性胃炎,因而胃体壁细胞泌酸功能已受影响,而 DU 患者多为慢性胃窦炎,胃体黏膜未受损或受损轻微因而仍能保持旺盛的泌酸能力。少见的特殊情况如促胃液素瘤患者,极度增加的胃酸分泌的攻击作用远远超过黏膜的防御作用,而成为溃疡形成的起始因素。近年来非幽门螺杆菌、非 NSAIDs(也非胃泌素瘤)相关的消化性溃疡报道有所增加,这类患者病因未明,是否与高酸分泌有关尚有待研究。

(四)其他因素

下列因素与消化性溃疡发病有不同程度的关系。

1.吸烟

吸烟者消化性溃疡发生率比不吸烟者高,吸烟影响溃疡愈合和促进溃疡复发。吸烟影响溃疡形成和愈合的确切机制未明,可能与吸烟增加胃酸分泌、减少十二指肠及胰腺碳酸氢盐分泌、影响胃十二指肠协调运动、黏膜损害性氧自由基增加等因素有关。

2.遗传

遗传因素曾一度被认为是消化性溃疡发病的重要因素,但随着幽门螺杆菌在消化性溃疡发病中的重要作用得到认识,遗传因素的重要性受到挑战。例如,消化性溃疡的家族史可能是幽门螺杆菌感染的"家庭聚集"现象;O 型血胃上皮细胞表面表达更多黏附受体而有利于幽门螺杆菌定植。因此,遗传因素的作用尚有待进一步研究。

3.急性应激

急性应激可引起应激性溃疡已是共识。但在慢性溃疡患者,情绪应激和心理障碍的致病作用却无定论。临床观察发现长期精神紧张、过劳,确实易使溃疡发作或加重,但这多在慢性溃疡已经存在时发生,因此情绪应激可能主要起诱因作用,可能通过神经内分泌途径影响胃十二指肠分泌、运动和黏膜血流的调节。

4.胃十二指肠运动异常

研究发现部分 DU 患者胃排空增快,这可使十二指肠球部酸负荷增大;部分 GU 患者有胃排空延迟,这可增加十二指肠液反流入胃,加重胃黏膜屏障损害。但目前认为,胃肠运动障碍不大可能是原发病因,但可加重幽门螺杆菌或 NSAIDs 对黏膜的损害。

概言之,消化性溃疡是一种多因素疾病,其中幽门螺杆菌感染和服用 NSAIDs 是已知的主要病因,溃疡发生是黏膜侵袭因素和防御因素失平衡的结果,胃酸在溃疡形成中起关键作用。

三、病理

DU 发生在球部,前壁比较常见;GU 多在胃角和胃窦小弯。组织学上,GU 大多发生在幽门腺区(胃窦)与泌酸腺区(胃体)交界处的幽门腺区一侧。幽门腺区黏膜可随年龄增长而扩大[假幽门腺化生和/或肠化生],使其与泌酸腺区之交界线上移,故老年患者 GU 的部位多较高。溃疡一般为单个,也可多个,呈圆形或椭圆形。DU 直径多小于 10 mm,GU 要比 DU 稍大。亦可见到直径大于 2 cm 的巨大溃疡。溃疡边缘光整、底部洁净,由肉芽组织构成,上面覆盖有灰白色或灰黄色纤维渗出物。活动性溃疡周围黏膜常有炎症水肿。溃疡浅者累及黏膜肌层，深者达肌层甚至浆膜层，溃破血管时引起出血，穿破浆膜层时引起穿孔。溃疡愈合时周围黏膜炎症、水肿消退，边缘上皮细胞增生覆盖溃疡面，其下的肉芽组织纤维转化，变为瘢痕，瘢痕收缩使周围黏膜皱襞向其集中。

四、临床表现

上腹痛是消化性溃疡的主要症状，但部分患者可无症状或症状较轻以至不为患者所注意，而以出血、穿孔等并发症为首发症状。典型的消化性溃疡有如下临床特点：①慢性过程，病史可达数年至数十年。②周期性发作，发作与自发缓解相交替，发作期可为数周或数月，缓解期亦长短不一，短者数周、长者数年；发作常有季节性，多在秋冬或冬春之交发病，可因精神情绪不良或过劳而诱发。③发作时上腹痛呈节律性，表现为空腹痛即餐后 2～4 小时和/或午夜痛，腹痛多为进食或服用抗酸药所缓解，典型节律性表现在 DU 多见。

(一)症状

上腹痛为主要症状，性质多为灼痛，亦可为钝痛、胀痛、剧痛或饥饿样不适感。多位于中上腹，可偏右或偏左。一般为轻至中度持续性痛。疼痛常有典型的节律性如上述。腹痛多在进食或服用抗酸药后缓解。

部分患者无上述典型表现的疼痛，而仅表现为无规律性的上腹隐痛或不适。具或不具典型疼痛者均可伴有反酸、嗳气、上腹胀等症状。

(二)体征

溃疡活动时上腹部可有局限性轻压痛，缓解期无明显体征。

五、特殊类型的消化性溃疡

(一)复合溃疡

复合溃疡指胃和十二指肠同时发生的溃疡。DU 往往先于 GU 出现。幽门梗阻发生率较高。

(二)幽门管溃疡

幽门管位于胃远端，与十二指肠交界，长约 2 cm。幽门管溃疡与 DU 相似，胃酸分泌一般较高。幽门管溃疡上腹痛的节律性不明显，对药物治疗反应较差，呕吐较多见，较易发生幽门梗阻、出血和穿孔等并发症。

(三)球后溃疡

DU 大多发生在十二指肠球部，发生在球部远段十二指肠的溃疡称球后溃疡。多发生在十二指肠乳头的近端。具 DU 的临床特点，但午夜痛及背部放射痛多见，对药物治疗反应较差，较易并发出血。

(四)巨大溃疡

巨大溃疡指直径大于 2 cm 的溃疡。对药物治疗反应较差、愈合时间较慢，易发生慢性穿透或穿孔。胃的巨大溃疡注意与恶性溃疡鉴别。

(五)老年人消化性溃疡

近年，老年人发生消化性溃疡的报道增多。临床表现多不典型，GU 多位于胃体上部甚至胃底部，溃疡常较大，易误诊为胃癌。

（六）无症状性溃疡

约15％消化性溃疡患者可无症状，而以出血、穿孔等并发症为首发症状。可见于任何年龄，以老年人较多见；NSAIDs引起的溃疡近半数无症状。

六、实验室和其他检查

（一）胃镜检查

胃镜检查是确诊消化性溃疡首选的检查方法。胃镜检查不仅可对胃十二指肠黏膜直接观察、摄像，还可在直视下取活组织做病理学检查及幽门螺杆菌检测，因此胃镜检查对消化性溃疡的诊断及胃良、恶性溃疡鉴别诊断的准确性高于X线钡餐检查。例如，在溃疡较小或较浅时钡餐检查有可能漏诊；钡餐检查发现十二指肠球部畸形可有多种解释；活动性上消化道出血是钡餐检查的禁忌证；胃的良、恶性溃疡鉴别必须由活组织检查来确定。

内镜下消化性溃疡多呈圆形或椭圆形，也有呈线形，边缘光整，底部覆有灰黄色或灰白色渗出物，周围黏膜可有充血、水肿，可见皱襞向溃疡集中。内镜下溃疡可分为活动期（A）、愈合期（H）和瘢痕期（S）3个病期，其中每个病期又可分为1和2两个阶段。

（二）X线钡餐检查

适用于对胃镜检查有禁忌或不愿接受胃镜检查者。溃疡的X线征象有直接和间接两种：龛影是直接征象，对溃疡有确诊价值；局部压痛、十二指肠球部激惹和球部畸形、胃大弯侧痉挛性切迹均为间接征象，仅提示可能有溃疡。

（三）幽门螺杆菌检测

幽门螺杆菌检测应列为消化性溃疡诊断的常规检查项目，因为有无幽门螺杆菌感染决定治疗方案的选择。检测方法分为侵入性和非侵入性两大类。前者需通过胃镜检查取胃黏膜活组织进行检测，主要包括快呋塞米素酶试验、组织学检查和幽门螺杆菌培养；后者主要有^{13}C或^{14}C尿素呼气试验、粪便幽门螺杆菌抗原检测及血清学检查（定性检测血清抗幽门螺杆菌IgG抗体）。

快呋塞米素酶试验是侵入性检查的首选方法，操作简便、费用低。组织学检查可直接观察幽门螺杆菌，与快呋塞米素酶试验结合，可提高诊断准确率。幽门螺杆菌培养技术要求高，主要用于科研。^{13}C或^{14}C尿素呼气试验检测幽门螺杆菌敏感性及特异性高而无须胃镜检查，可作为根除治疗后复查的首选方法。

应注意，近期应用抗菌药物、质子泵抑制剂、铋剂等药物，因有暂时抑制幽门螺杆菌作用，会使上述检查（血清学检查除外）呈假阴性。

（四）胃液分析和血清促胃液素测定

一般仅在疑有促胃液素瘤时做鉴别诊断之用。

七、诊断和鉴别诊断

慢性病程、周期性发作的节律性上腹疼痛，且上腹痛可为进食或抗酸药所缓解的临床表现是诊断消化性溃疡的重要临床线索。但应注意，一方面有典型溃疡样上腹痛症状者不一定是消化性溃疡，另一方面部分消化性溃疡患者症状可不典型甚至无症状。因此，单纯依靠病史难以做出可靠诊断。确诊有赖胃镜检查。X线钡餐检查发现龛影亦有确诊价值。

鉴别诊断本病主要临床表现为慢性上腹痛，当仅有病史和体检资料时，需与其他有上腹痛症状的疾病如肝、胆、胰、肠疾病和胃的其他疾病相鉴别。功能性消化不良临床常见且临床表现与消化性溃疡相似,应注意鉴别。如做胃镜检查,可确定有无胃、十二指肠溃疡存在。

胃镜检查如见胃、十二指肠溃疡,应注意与引起胃、十二指肠溃疡的少见特殊病因或以溃疡为主要表现的胃、十二指肠肿瘤鉴别。其中,与胃癌、促胃液素瘤的鉴别要点如下。

(一)胃癌

内镜或 X 线检查见到胃的溃疡,必须进行良性溃疡(胃溃疡)与恶性溃疡(胃癌)的鉴别。Ⅲ型(溃疡型)早期胃癌单凭内镜所见与良性溃疡鉴别有困难,放大内镜和染色内镜对鉴别有帮助,但最终必须依靠直视下取活组织检查鉴别。恶性溃疡的内镜特点:①溃疡形状不规则,一般较大;②底凹凸不平、苔污秽;③边缘呈结节状隆起;④周围皱襞中断;⑤胃壁僵硬、蠕动减弱(X 线钡餐检查亦可见上述相应的 X 线征)。活组织检查可以确诊,但必须强调,对于怀疑胃癌而一次活检阴性者,必须在短期内复查胃镜进行再次活检;即使内镜下诊断为良性溃疡且活检阴性,仍有漏诊胃癌的可能,因此对初诊为胃溃疡者,必须在完成正规治疗的疗程后进行胃镜复查,胃镜复查溃疡缩小或愈合不是鉴别良、恶性溃疡的最终依据,必须重复活检加以证实。

(二)促胃液素瘤

该病亦称 Zollinger-Ellison 综合征,是胰腺非 β 细胞瘤分泌大量促胃液素所致。肿瘤往往很小(直径<1 cm),生长缓慢,半数为恶性。大量促胃液素可刺激壁细胞增生,分泌大量胃酸,使上消化道经常处于高酸环境,导致胃、十二指肠球部和不典型部位(十二指肠降段、横段、甚或空肠近端)发生多发性溃疡。促胃液素瘤与普通消化性溃疡的鉴别要点是该病溃疡发生于不典型部位,具难治性特点,有过高胃酸分泌(BAO 和 MAO 均明显升高,且 BAO/MAO>60%)及高空腹血清促胃液素(>200 pg/mL,常>500 pg/mL)。

八、并发症

(一)出血

溃疡侵蚀周围血管可引起出血。出血是消化性溃疡最常见的并发症,也是上消化道大出血最常见的病因(约占所有病因的 50%)。

(二)穿孔

溃疡病灶向深部发展穿透浆膜层则并发穿孔。溃疡穿孔临床上可分为急性、亚急性和慢性 3 种类型,以第一种常见。急性穿孔的溃疡常位于十二指肠前壁或胃前壁,发生穿孔后胃肠的内容物漏入腹腔而引起急性腹膜炎。十二指肠或胃后壁的溃疡深至浆膜层时已与邻近的组织或器官发生粘连,穿孔时胃肠内容物不流入腹腔,称为慢性穿孔,又称为穿透性溃疡。这种穿透性溃疡改变了腹痛规律,变得顽固而持续,疼痛常放射至背部。邻近后壁的穿孔或游离穿孔较小,只引起局限性腹膜炎时称亚急性穿孔,症状较急性穿孔轻而体征较局限,且易漏诊。

(三)幽门梗阻

幽门梗阻主要是由 DU 或幽门管溃疡引起。溃疡急性发作时可因炎症水肿和幽门部痉挛而引起暂时性梗阻,可随炎症的好转而缓解;慢性梗阻主要由于瘢痕收缩而呈持久性。幽门梗阻临床表现:餐后上腹饱胀、上腹疼痛加重,伴有恶心、呕吐,大量呕吐后症状可以改善,呕吐物含发酵酸性宿食。严重呕吐可致失水和低氯低钾性碱中毒。可发生营养不良和体重减轻。体检可见胃型和胃蠕动波,清晨空腹时检查胃内有振水声。进一步做胃镜或 X 线钡剂检查可确诊。

(四)癌变

少数 GU 可发生癌变,DU 则否。GU 癌变发生于溃疡边缘,据报道癌变率在 1% 左右。长期慢性GU 病史、年龄在 45 岁以上、溃疡顽固不愈者应提高警惕。对可疑癌变者,在胃镜下取多点活检做病理检查;在积极治疗后复查胃镜,直到溃疡完全愈合;必要时定期随访复查。

九、治疗

治疗的目的是消除病因、缓解症状、愈合溃疡、防止复发和防治并发症。针对病因的治疗如根除幽门螺杆菌,有可能彻底治愈溃疡病,是近年消化性溃疡治疗的一大进展。

(一)一般治疗

生活要有规律,避免过度劳累和精神紧张。注意饮食规律,戒烟、酒。服用 NSAIDs 者尽可能停用,即使未用亦要告诫患者今后慎用。

(二)治疗消化性溃疡的药物及其应用

治疗消化性溃疡的药物可分为抑制胃酸分泌的药物和保护胃黏膜的药物两大类,主要起缓解症状和促进溃疡愈合的作用,常与根除幽门螺杆菌治疗配合使用。现就这些药物的作用机制及临床应用分别简述如下。

1.抑制胃酸药物

溃疡的愈合与抑酸治疗的强度和时间成正比。抗酸药具中和胃酸作用,可迅速缓解疼痛症状,但一般剂量难以促进溃疡愈合,故目前多作为加强止痛的辅助治疗。H_2 受体阻滞剂(H_2RA)可抑制基础及刺激的胃酸分泌,以前一作用为主,而后一作用不如 PPI 充分。使用推荐剂量各种 H_2RA 溃疡愈合率相近,不良反应发生率均低。西咪替丁可通过血-脑屏障,偶有精神异常不良反应;与雄性激素受体结合而影响性功能;经肝细胞色素 P450 代谢而延长华法林、苯妥英钠、茶碱等药物的肝内代谢。雷尼替丁、法莫替丁和尼扎替丁上述不良反应较少。已证明 H_2RA 全天剂量于睡前顿服的疗效与一天 2 次分服相仿。由于该类药物价格较 PPI 便宜,临床上特别适用于根除幽门螺杆菌疗程完成后的后续治疗,及某些情况下预防溃疡复发的长程维持治疗。质子泵抑制剂作用于壁细胞胃酸分泌终末步骤中的关键酶 H^+,K^+-ATP 酶,使其不可逆失活,因此抑酸作用比 H_2RA 更强且作用持久。与 H_2RA 相比,PPI 促进溃疡愈合的速度较快、溃疡愈合率较高,因此特别适用于难治性溃疡或 NSAIDs 溃疡患者不能停用 NSAIDs 时的治疗。对根除幽门螺杆菌治疗,PPI 与抗菌药物的协同作用较 H_2RA 好,因此是根除幽门螺杆菌治疗方案中最常用的基础药物。使用推荐剂量的各种 PPI,对消化性溃疡的疗效相仿,不良反应均少。

2.保护胃黏膜药物

硫糖铝和胶体铋目前已少用作治疗消化性溃疡的一线药物。枸橼酸铋钾(胶体次枸橼酸铋)因兼有较强抑制幽门螺杆菌作用,可作为根除幽门螺杆菌联合治疗方案的组分,但要注意此药不能长期服用,因会过量蓄积而引起神经毒性。米索前列醇具有抑制胃酸分泌、增加胃十二指肠黏膜的黏液及碳酸氢盐分泌和增加黏膜血流等作用,主要用于 NSAIDs 溃疡的预防,腹泻是常见不良反应,因会引起子宫收缩故孕妇忌服。

(三)根除幽门螺杆菌治疗

对幽门螺杆菌感染引起的消化性溃疡,根除幽门螺杆菌不但可促进溃疡愈合,而且可预防溃疡复发,从而彻底治愈溃疡。因此,凡有幽门螺杆菌感染的消化性溃疡,无论初发或复发、活动或静止、有无并发症,均应予以根除幽门螺杆菌治疗。

1.根除幽门螺杆菌的治疗方案

已证明在体内具有杀灭幽门螺杆菌作用的抗菌药物有克拉霉素、阿莫西林、甲硝唑(或替硝唑)、四环素、呋喃唑酮、某些喹诺酮类如左氧氟沙星等。PPI 及胶体铋体内能抑制幽门螺杆菌,与上述抗菌药物有协同杀菌作用。目前尚无单一药物可有效根除幽门螺杆菌,因此必须联合用药。应选择幽门螺杆菌根除率高的治疗方案力求一次根除成功。研究证明以 PPI 或胶体铋为基础加上两种抗菌药物的三联治疗方案有较高根除率。这些方案中,以 PPI 为基础的方案所含 PPI 能通过抑制胃酸分泌提高口服抗菌药物的抗菌活性从而提高根除率,再者 PPI 本身具有快速缓解症状和促进溃疡愈合作用,因此是临床中最常用的方案。而其中,又以 PPI 加克拉霉素再加阿莫西林或甲硝唑的方案根除率最高。幽门螺杆菌根除失败的主要原因是患者的服药依从性问题和幽门螺杆菌对治疗方案中抗菌药物的耐药性。因此,在选择治疗方案时要了解所在地区的耐药情况,近年世界不少国家和我国一些地区幽门螺杆菌对甲硝唑和克拉霉素的耐药率在增加,应引起注意。呋喃唑酮(200 mg/d,分 2 次)耐药性少见、价廉,国内报道用呋喃唑酮代替克拉霉素或甲硝唑的三联疗法亦可取得较高的根除率,但要注意呋喃唑酮引起的周围神经炎和溶血性贫血等不良反应。治疗失败后的再治疗比较困难,可换用另外两种抗菌药物(阿莫西林原发和继发耐药均极少见,可以不换)如 PPI 加左氧氟沙星(500 mg/d,每天 1 次)和阿莫西林,或采用 PPI 和胶体铋合用再加四环素(1 500 mg/d,每天 2 次)和甲硝唑的四联疗法。

2.根除幽门螺杆菌治疗结束后的抗溃疡治疗

在根除幽门螺杆菌疗程结束后,继续给予一个常规疗程的抗溃疡治疗(如 DU 患者予 PPI 常规剂量、每天 1 次、总疗程 2~4 周,或 H_2RA 常规剂量、疗程 4~6 周;GU 患者 PPI 常规剂量、每天 1 次、总疗程4~6 周,或 H_2RA 常规剂量、疗程 6~8 周)是最理想的。这在有并发症或溃疡面积大的患者尤为必要,但对无并发症且根除治疗结束时症状已得到完全缓解者,也可考虑停药以节省药物费用。

3.根除幽门螺杆菌治疗后复查

治疗后应常规复查幽门螺杆菌是否已被根除,复查应在根除幽门螺杆菌治疗结束至少 4 周后进行,且在检查前停用 PPI 或铋剂 2 周,否则会出现假阴性。可采用非侵入性的^{13}C或^{14}C尿素呼气试验,也可通过胃镜在检查溃疡是否愈合的同时取活检做尿素酶和/或组织学检查。对未排除胃恶性溃疡或有并发症的消化性溃疡应常规进行胃镜复查。

(四)NSAIDs 溃疡的治疗、复发预防及初始预防

对服用 NSAIDs 后出现的溃疡,如情况允许应立即停用 NSAIDs,如病情不允许可换用对黏膜损伤少的 NSAIDs 如特异性 COX-2 抑制剂(如塞来昔布)。对停用 NSAIDs 者,可予常规剂量常规疗程的 H_2RA 或 PPI 治疗;对不能停用 NSAIDs 者,应选用 PPI 治疗(H_2RA 疗效差)。因幽门螺杆菌和 NSAIDs 是引起溃疡的两个独立因素,因此应同时检测幽门螺杆菌,如

有幽门螺杆菌感染应同时根除幽门螺杆菌。溃疡愈合后,如不能停用 NSAIDs,无论幽门螺杆菌阳性还是阴性都必须继续 PPI 或米索前列醇长程维持治疗以预防溃疡复发。对初始使用 NSAIDs 的患者是否应常规给药预防溃疡的发生仍有争论。已明确的是,对于发生 NSAIDs 溃疡并发症的高危患者,如既往有溃疡病史、高龄、同时应用抗凝血药(包括低剂量的阿司匹林)或糖皮质激素者,应常规予抗溃疡药物预防,目前认为 PPI 或米索前列醇预防效果较好。

(五)溃疡复发的预防

有效根除幽门螺杆菌及彻底停服 NSAIDs,可消除消化性溃疡的两大常见病因,因而能大大减少溃疡复发。对溃疡复发同时伴有幽门螺杆菌感染复发(再感染或复燃)者,可予根除幽门螺杆菌再治疗。下列情况则需用长程维持治疗来预防溃疡复发:①不能停用 NSAIDs 的溃疡患者,无论幽门螺杆菌阳性还是阴性(如前述)。②幽门螺杆菌相关溃疡,幽门螺杆菌感染未能被根除。③幽门螺杆菌阴性的溃疡(非幽门螺杆菌、非 NSAIDs 溃疡)。④幽门螺杆菌相关溃疡,幽门螺杆菌虽已被根除,但曾有严重并发症的高龄或有严重伴随病患者。长程维持治疗一般以 H_2RA 或 PPI 常规剂量的半量维持,而 NSAIDs 溃疡复发的预防多用 PPI 或米索前列醇,已如前述。

(六)外科手术指征

由于内科治疗的进展,目前外科手术主要限于少数有并发症者,包括:①大量出血经内科治疗无效;②急性穿孔;③瘢痕性幽门梗阻;④胃溃疡癌变;⑤严格内科治疗无效的顽固性溃疡。

十、预后

由于内科有效治疗的发展,预后远较过去为佳,病死率显著下降。死亡主要见于高龄患者,死亡的主要原因是并发症,特别是大出血和急性穿孔。

第六章　神经内科疾病

第一节　蛛网膜下隙出血

蛛网膜下隙出血(SAH)是指脑表面或脑底部的血管自发破裂,血液流入蛛网膜下隙,伴或不伴颅内其他部位出血的一种急性脑血管疾病。本病可分为原发性、继发性和外伤性。原发性 SAH 是指脑表面或脑底部的血管破裂出血,血液直接或基本直接流入蛛网膜下隙所致,称特发性蛛网膜下隙出血或自发性蛛网膜下隙出血(ISAH),占急性脑血管疾病的 15% 左右,是神经科常见急症之一;继发性 SAH 则为脑实质内、脑室、硬脑膜外或硬脑膜下的血管破裂出血,血液穿破脑组织进入脑室或蛛网膜下隙者;外伤引起的概称外伤性 SAH,常伴发于脑挫裂伤。SAH 临床表现为急骤起病的剧烈头痛、呕吐、精神或意识障碍、脑膜刺激征和血性脑脊液。SAH 的年发病率世界各国各不相同,中国约为5/10万,美国为6/10万~16/10万,德国约为 10/10 万,芬兰约为 25/10 万,日本约为25/10 万。

一、病因与发病机制

(一)病因

SAH 的病因很多,以动脉瘤为最常见,包括先天性动脉瘤、高血压动脉硬化性动脉瘤、夹层动脉瘤和感染性动脉瘤等,其他如脑血管畸形、脑底异常血管网、结缔组织病、脑血管炎等。75%~85%的非外伤性 SAH 患者为颅内动脉瘤破裂出血,其中,先天性动脉瘤发病多见于中青年;高血压动脉硬化性动脉瘤为梭形动脉瘤,约占 13%,多见于老年人。脑血管畸形占第 2位,以动静脉畸形最常见,约占 15%,常见于青壮年。其他如烟雾病、感染性动脉瘤、颅内肿瘤、结缔组织病、垂体卒中、脑血管炎、血液病及凝血障碍性疾病、妊娠并发症等均可引起SAH。近年发现约 15%的 ISAH 患者病因不清,即使 DSA 检查也未能发现 SAH 的病因。

1.动脉瘤

近年来,对先天性动脉瘤与分子遗传学的多个研究支持 I 型胶原蛋白 α_2 链基因($COLIA_2$)和弹力蛋白基因(FLN)是先天性动脉瘤最大的候补基因。颅内动脉瘤好发于Willis 环及其主要分支的血管分叉处,其中位于前循环颈内动脉系统者约占 85%,位于后循环基底动脉系统者约占 15%。对此类动脉瘤的研究证实,血管壁的最大压力来自沿血流方向上的血管分叉处的尖部。随着年龄增长,在血压增高、动脉瘤增大,更由于血流涡流冲击和各种危险因素的综合因素作用下,出血的可能性也随之增大。颅内动脉瘤体积的大小与有无蛛网膜下隙出血相关,直径<3 mm 的动脉瘤,SAH 的风险小;直径>7 mm 的动脉瘤,SAH 的风险高。对于未破裂的动脉瘤,每年发生动脉瘤破裂出血的危险性介于 1%~2%。曾经破裂过的动脉瘤有更高的再出血率。

2.脑血管畸形

以动静脉畸形最常见,且90％以上位于小脑幕上。脑血管畸形是胚胎发育异常形成的畸形血管团,血管壁薄,在有危险因素的条件下易诱发出血。

3.高血压动脉硬化性动脉瘤

长期高血压动脉粥样硬化导致脑血管弯曲多,侧支循环多,管径粗细不均,且脑内动脉缺乏外弹力层,在血压增高、血流涡流冲击等因素影响下,管壁薄弱的部分逐渐向外膨胀形成囊状动脉瘤,极易破裂出血。

4.其他病因

动脉炎或颅内炎症可引起血管破裂出血,肿瘤可直接侵袭血管导致出血。脑底异常血管网形成后可并发动脉瘤,一旦破裂出血可导致反复发生的脑实质内出血或 SAH。

(二)发病机制

蛛网膜下隙出血后,血液流入蛛网膜下隙淤积在血管破裂相应的脑沟和脑池中,并可下流至脊髓蛛网膜下隙,甚至逆流至第四脑室和侧脑室,引起一系列变化,主要包括以下几项。①颅内容积增加:血液流入蛛网膜下隙使颅内容积增加,引起颅内压增高,血液流入量大者可诱发脑疝。②化学性脑膜炎:血液流入蛛网膜下隙后直接刺激血管,使白细胞崩解释放各种炎症介质。③血管活性物质释放:血液流入蛛网膜下隙后,血细胞破坏产生各种血管活性物质(氧合血红蛋白、5-羟色胺、血栓烷 A_2、肾上腺素、去甲肾上腺素)刺激血管和脑膜,使脑血管发生痉挛和蛛网膜颗粒粘连。④脑积水:血液流入蛛网膜下隙在颅底或逆流入脑室发生凝固,造成脑脊液回流受阻引起急性阻塞性脑积水和颅内压增高;部分红细胞随脑脊液流入蛛网膜颗粒并溶解,使其阻塞,引起脑脊液吸收减慢,最后产生交通性脑积水。⑤下丘脑功能紊乱:血液及其代谢产物直接刺激下丘脑引起神经内分泌紊乱,引起发热、血糖含量增高、应激性溃疡、肺水肿等。⑥脑-心综合征:急性高颅压或血液直接刺激下丘脑、脑干,导致自主神经功能亢进,引起急性心肌缺血、心律失常等。

二、病理

肉眼可见脑表面呈紫红色,覆盖有薄层血凝块;脑底部的脑池、脑桥小脑三角及小脑延髓池等处可见更明显的血块沉积,甚至可将颅底的血管、神经埋没。血液可穿破脑底面进入第三脑室和侧脑室。脑底大量积血或脑室内积血可影响脑脊液循环出现脑积水,约5％的患者,由于部分红细胞随脑脊液流入蛛网膜颗粒并使其堵塞,引起脑脊液吸收减慢而产生交通性脑积水。蛛网膜及软膜增厚、色素沉着,脑与神经、血管间发生粘连。脑脊液呈血性。血液在蛛网膜下隙的分布,以出血量和范围分为弥散型和局限型。前者出血量较多,穹隆面与基底面蛛网膜下隙均有血液沉积;后者血液则仅存于脑底池。40％～60％的脑标本并发脑内出血。出血的次数越多,并发脑内出血的比例越大。并发脑内出血的发生率第 1 次约39.6％,第 2 次约55％,第 3 次达 100％。出血部位随动脉瘤的部位而定。动脉瘤好发于 Willis 环的血管上,尤其是动脉分叉处,可单发或多发。

三、临床表现

SAH 发生于任何年龄,发病高峰多在 30～60 岁;50 岁后,ISAH 的危险性有随年龄的增加而升高的趋势。男女在不同的年龄段发病不同,10 岁前男性的发病率较高,男女比为 4∶1;

40～50 岁时，男女发病相等；70～80 岁时，男女发病率之比高达 1∶10。临床主要表现为剧烈头痛、脑膜刺激征阳性、血性脑脊液。在严重病例中，患者可出现意识障碍，从嗜睡至昏迷不等。

（一）症状与体征

1.先兆及诱因

先兆通常是不典型头痛或颈部僵硬，部分患者有病侧眼眶痛、轻微头痛、动眼神经麻痹等表现，主要由少量出血造成；70%的患者存在上述症状数天或数周后出现严重出血，但绝大部分患者起病急骤，无明显先兆。常见诱因有过量饮酒、情绪激动、精神紧张、剧烈活动、用力状态等，这些诱因均能增加 ISAH 的风险性。

2.一般表现

出血量大者，当天体温即可升高，可能与下丘脑受影响有关；多数患者于 2～3 天后体温升高，多属于吸收热；SAH 后患者血压增高，1～2 周病情趋于稳定后逐渐恢复病前血压。

3.神经系统表现

绝大部分患者有突发持续性剧烈头痛。头痛位于前额、枕部或全头，可扩散至颈部、腰背部；常伴有恶心、呕吐。呕吐可反复出现，是由颅内压急骤升高和血液直接刺激呕吐中枢所致的。如呕吐物为咖啡色样胃内容物则提示上消化道出血，预后不良。头痛部位各异，轻重不等，部分患者类似眼肌麻痹型偏头痛。有 48%～81%的患者可出现不同程度的意识障碍，轻者嗜睡，重者昏迷，多逐渐加深。意识障碍的程度、持续时间及意识恢复的可能性均与出血量、出血部位及有无再出血有关。

部分患者以精神症状为首发或主要的临床症状，常表现为兴奋、躁动不安、定向障碍，甚至谵妄和错乱；少数可出现迟钝、淡漠、抗拒等。精神症状可由大脑前动脉或前交通动脉附近的动脉瘤破裂引起，大多在病后 1～5 天出现，但多数在数周内自行恢复。癫痫发作较少见，多发生在出血时或出血后的急性期，国外发生率为 6.0%～26.1%，国内资料为 10.0%～18.3%。在一项 SAH 的大宗病例报道中，大约有 15%的动脉瘤性 SAH 表现为癫痫。癫痫可为局限性抽搐或全身强直-阵挛性发作，多见于脑血管畸形引起者，出血部位多在天幕上，多由于血液刺激大脑皮质所致，患者有反复发作倾向。部分患者由于血液流入脊髓蛛网膜下隙可出现神经根刺激症状，如腰背痛。

4.神经系统体征

（1）脑膜刺激征：为 SAH 的特征性体征，包括头痛、颈强直、Kernig 征和 Brudzinski 征阳性。常于起病后数小时至 6 天内出现，持续 3～4 周。颈强直发生率最高（6%～100%）。另外，应当注意临床上有少数患者可无脑膜刺激征，如老年患者，可能因蛛网膜下隙扩大等老年性改变和痛觉不敏感等因素，往往使脑膜刺激征不明显，但意识障碍仍可较明显，老年人的意识障碍可达 90%。

（2）脑神经损害：以第 Ⅱ、Ⅲ 对脑神经最常见，其次为第 Ⅴ、Ⅵ、Ⅶ、Ⅷ 对脑神经，主要由于未破裂的动脉瘤压迫或破裂后的渗血、颅内压增高等直接或间接损害引起。少数患者有一过性肢体单瘫、偏瘫、失语，早期出现者多因出血破入脑实质和脑水肿所致；晚期多由于迟发性脑血管痉挛引起。

(3)眼症状:SAH 的患者中,17%有玻璃体膜下出血,7%～35%有视盘水肿。视网膜下出血及玻璃体下出血是诊断 SAH 有特征性的体征。

(4)局灶性神经功能缺失:如有局灶性神经功能缺失有助于判断病变部位,如突发头痛伴眼睑下垂者,应考虑载瘤动脉可能是后交通动脉或小脑上动脉。

(二)SAH 并发症

1.再出血

在脑血管疾病中,最易发生再出血的疾病是 SAH,国内文献报道再出血率为 24%左右。再出血临床表现严重,病死率远远高于第 1 次出血,一般发生在第 1 次出血后 10～14 天,2 周内再发生率占再发病例的 54%～80%。近期再出血病死率为 41%～46%,甚至更高。再发出血多因动脉瘤破裂所致,通常在病情稳定的情况下,突然头痛加剧、呕吐、癫痫发作,并迅速陷入深昏迷,瞳孔散大,对光反射消失,呼吸困难甚至停止。神经定位体征加重或脑膜刺激征明显加重。

2.脑血管痉挛

脑血管痉挛(CVS)是 SAH 发生后出现的迟发性大、小动脉的痉挛狭窄,以后者更多见。典型的血管痉挛发生在出血后 3～5 天,于 5～10 天达高峰,2～3 周逐渐缓解。在大多数研究中,血管痉挛发生率在 25%～30%。早期可逆性 CVS 多在蛛网膜下隙出血后30 分钟内发生,表现为短暂的意识障碍和神经功能缺失。70%的 CVS 在蛛网膜下隙出血后 1～2 周内发生,尽管及时干预治疗,但仍有约 50%有症状的 CVS 患者将会进一步发展为脑梗死。因此,CVS 的治疗关键在预防。血管痉挛发作的临床表现通常是头痛加重或意识状态下降,除发热和脑膜刺激征外,也可表现局灶性的神经功能损害体征,但不常见。尽管导致血管痉挛的许多潜在危险因素已经确定,但 CT 扫描所见的蛛网膜下隙出血的数量和部位是最主要的危险因素。基底池内有厚层血块的患者比仅有少量出血的患者更容易发展为血管痉挛。虽然国内外均有大量的临床观察和实验数据,但是 CVS 的机制仍不确定。蛛网膜下隙出血本身或其降解产物中的一种或多种成分可能是导致 CVS 的原因。

CVS 的检查常选择经颅多普勒超声(TCD)和数字减影血管造影(DSA)检查。TCD 有助于血管痉挛的诊断。TCD 血液流速峰值大于 200 cm/s 和/或平均流速大于 120 cm/s 时能很好地与血管造影显示的严重血管痉挛相符。值得提出的是,TCD 只能测定颅内血管系统中特定深度的血管段。测得数值的准确性在一定程度上依赖于超声检查者的经验。动脉插管血管造影诊断 CVS 较 TCD 更为敏感。CVS 患者行血管造影的价值不仅用于诊断,更重要的目的是血管内治疗。动脉插管血管造影为有创检查,价格较高。

3.脑积水

大约 25%的动脉瘤性蛛网膜下隙出血患者由于出血量大、速度快,血液大量涌入第三脑室、第四脑室并凝固,使第四脑室的外侧孔和正中孔受阻,可引起急性梗阻性脑积水,导致颅内压急剧升高,甚至出现脑疝而死亡。急性脑积水常发生于起病数小时至 2 周内,多数患者在 1～2 天内意识障碍呈进行性加重,神经症状迅速恶化,生命体征不稳定,瞳孔散大。颅脑 CT 检查可发现阻塞上方的脑室明显扩大等脑室系统有梗阻表现,此类患者应迅速进行脑室引流术。慢性脑积水是 SAH 后 3 周至 1 年发生的脑积水,原因可能为蛛网膜下隙出血刺激脑膜,引起无菌性炎症反应形成粘连,阻塞蛛网膜下隙及蛛网膜绒毛而影响脑脊液的吸收与回流,以脑脊液吸收障碍为主,病理切片可见蛛网膜增厚纤维变性,室管膜破坏及脑室周围脱髓鞘改变。Johnston 认为脑脊液的吸收与蛛网膜下隙和上矢状窦的压力差,以及蛛网膜绒毛颗粒的阻力有关。当脑外伤后颅内压增高时,上矢状窦的压力随之升高,使蛛网膜下隙和上矢状窦的压力差变小,从而使蛛网膜绒毛微小管系统受压甚至关闭,直接影响脑脊液的吸收。由于脑脊液的积蓄造成脑室内静水压升高,致使脑室进行性扩大。因此,慢性脑积水的初期,患者的颅内压是高于正常的,及至脑室扩大到一定程度之后,由于加大了吸收面,才渐使颅内压下降至正常范围,故临床上称之为正常颅压脑积水。但由于脑脊液的静水压已超过脑室壁所能承受的压力,使脑室不断继续扩大、脑萎缩加重而致进行性痴呆。

4.自主神经及内脏功能障碍

常因下丘脑受出血、脑血管痉挛和颅内压增高的损伤所致,临床可并发心肌缺血或心肌梗死、急性肺水肿、应激性溃疡。这些并发症被认为是由于交感神经过度活跃或迷走神经张力过高所致。

5.低钠血症

尤其是重症 SAH 常影响下丘脑功能,而导致有关水盐代谢激素的分泌异常。目前,关于低钠血症发生的病因有两种机制,即血管升压素分泌异常综合征(SIADH)和脑性耗盐综合征(CSWS)。

SIADH 理论是 1957 年由 Bartter 等提出的,该理论认为,低钠血症产生的原因是由于各种创伤性刺激作用于下丘脑,引起血管升压素(ADH)分泌过多,或血管升压素渗透性调节异常,丧失了低渗对 ADH 分泌的抑制作用,而出现持续性 ADH 分泌。肾脏远曲小管和集合管重吸收水分的作用增强,引起水潴留、血钠被稀释及细胞外液增加等一系列病理生理变化。同时,促肾上腺皮质激素(ACTH)相对分泌不足,血浆 ACTH 降低,醛固酮分泌减少,肾小管排钾保钠功能下降,尿钠排出增多。细胞外液增加和尿、钠丢失的后果是血浆渗透压下降和稀释性低血钠,尿渗透压高于血渗透压,低钠而无脱水,中心静脉压增高的一种综合征。若进一步发展,将导致水分从细胞外向细胞内转移、细胞水肿及代谢功能异常。当血钠<120 mmol/L时,可出现恶心、呕吐、头痛;当血钠<110 mmol/L时可发生嗜睡、躁动、谵语、肌张力低下、腱反射减弱或消失甚至昏迷。

但 20 世纪 70 年代末以来,越来越多的学者发现,发生低钠血症时,患者多伴有尿量增多和尿钠排泄量增多,而血中 ADH 并无明显增加。这使得脑性耗盐综合征的概念逐渐被接受。SAH 时,CSWS 的发生可能与脑钠肽(BNP)的作用有关。下丘脑受损时可释放出 BNP,脑血管痉挛也可使 BNP 升高。BNP 的生物效应类似心房钠尿肽(ANP),有较强的利钠和利尿反应。CSWS 时可出现厌食、恶心、呕吐、无力、直立性低血压、皮肤无弹性、眼球内陷、心率增快等表现。诊断依据:细胞外液减少,负钠平衡,水摄入与排出率<1,肺动脉楔压<1.1 kPa(8 mmHg),中央静脉压<0.8 kPa(6 mmHg),体重减轻。Ogawasara 提出每天对 CSWS 患者定时测体重和中央静脉压是诊断 CSWS 和鉴别 SIADH 最简单和实用的方法。

四、辅助检查

(一)脑脊液检查

目前,脑脊液(CSF)检查尚不能被 CT 检查所完全取代。由于腰椎穿刺(LP)有诱发再出血和脑疝的风险,在无条件行 CT 检查和病情允许的情况下,或颅脑 CT 所见可疑时才可考虑谨慎施行 LP 检查。均匀一致的血性脑脊液是诊断 SAH 的金标准,脑脊液压力增高,蛋白含量增高,糖和氯化物水平正常。起初脑脊液中红、白细胞比例与外周血基本一致(700∶1),12小时后脑脊液开始变黄,2~3 天后因出现无菌性炎症反应,白细胞计数可增加,初为中性粒细胞,后为单核细胞和淋巴细胞。LP 阳性结果与穿刺损伤出血的鉴别很重要。通常是通过连续观察试管内红细胞计数逐渐减少的三管试验来证实,但采用脑脊液离心检查上清液黄变及匿血反应是更灵敏的诊断方法。脑脊液细胞学检查可见巨噬细胞内吞噬红细胞及碎片,有助于鉴别。

(二)颅脑 CT 检查

CT 检查是诊断蛛网膜下隙出血的首选常规检查方法。急性期颅脑 CT 检查快速、敏感,不但可早期确诊,还可判定出血部位、出血量、血液分布范围及动态观察病情进展和有无再出血迹象。急性期 CT 表现为脑池、脑沟及蛛网膜下隙呈高密度改变,尤以脑池局部积血有定位价值,但确定出血动脉及病变性质仍需借助于数字减影血管造影(DSA)检查。发病距 CT 检查的时间越短,显示蛛网膜下隙出血病灶部位的积血越清楚。Adams 观察发病当天 CT 检查显示阳性率为 95%,1 天后降至 90%,5 天后降至 80%,7 天后降至 50%。CT 显示蛛网膜下隙高密度出血征象,多见于大脑外侧裂池、前纵裂池、后纵裂池、鞍上池和环池等。CT 增强扫描可能显示大的动脉瘤和血管畸形。须注意 CT 阴性并不能绝对排除 SAH。

部分学者依据 CT 扫描并结合动脉瘤好发部位推测动脉瘤的发生部位,如蛛网膜下隙出血以鞍上池为中心呈不对称向外扩展,提示颈内动脉瘤;外侧裂池基底部积血提示大脑中动脉瘤;前纵裂池基底部积血提示前交通动脉瘤;出血以脚间池为中心向前纵裂池和后纵裂池基底部扩散,提示基底动脉瘤。CT 显示弥漫性出血或局限于前部的出血发生再出血的风险较大,应尽早行 DSA 检查确定动脉瘤部位并早期手术。MRA 作为初筛工具具有无创、无风险的特点,但敏感性不如 DSA 检查高。

(三)数字减影血管造影

确诊 SAH 后应尽早行数字减影血管造影(DSA)检查,以确定动脉瘤的部位、大小、形状、数量、侧支循环和脑血管痉挛等情况,并可协助除外其他病因如动静脉畸形、烟雾病和炎性血管瘤等。大且不规则、分成小腔(为责任动脉瘤典型的特点)的动脉瘤可能是出血的动脉瘤。如发病之初脑血管造影未发现病灶,应在发病 1 个月后复查脑血管造影,可能会有新发现。DSA 可显示 80% 的动脉瘤及几乎 100% 的血管畸形,而且对发现继发性脑血管痉挛有帮助。脑动脉瘤大多数在 2~3 周再次破裂出血,尤以病后 6~8 天为高峰,因此对动脉瘤应早检查、早期手术治疗,如在发病后 2~3 天,脑水肿尚未达到高峰时进行手术则手术并发症少。

(四)MRI 检查

MRI 对蛛网膜下隙出血的敏感性不及 CT。急性期 MRI 检查还可能诱发再出血。但 MRI 可检出脑干隐匿性血管畸形;对直径 3~5 mm 的动脉瘤检出率可达 84%~100%,而由于空间分辨率较差,不能清晰显示动脉瘤颈和载瘤动脉,仍需行 DSA 检查。

(五)其他检查

心电图可显示 T 波倒置、QT 间期延长、出现高大 U 波等异常;血常规、凝血功能和肝功能检查可排除凝血功能异常方面的出血原因。

五、诊断与鉴别诊断

(一)诊断

根据以下临床特点,诊断 SAH 一般并不困难,如突然起病,主要症状为剧烈头痛,伴呕吐;可有不同程度的意识障碍和精神症状,脑膜刺激征明显,少数伴有脑神经及轻偏瘫等局灶症状;辅助检查 LP 为血性脑脊液,脑 CT 所显示的出血部位有助于判断动脉瘤。

临床分级:一般采用 Hunt-Hess 分级法(表 6-1)或世界神经外科联盟(WFNS)分级。前者主要用于动脉瘤引起 SAH 的手术适应证及预后判断的参考,Ⅰ~Ⅲ级应尽早行 DSA,积极术前准备,争取尽早手术;对Ⅳ~Ⅴ级先行血块清除术,待症状改善后再行动脉瘤手术。后者根据格拉斯哥昏迷评分和有无运动障碍进行分级(表 6-2),即Ⅰ级的 SAH 患者很少发生局灶性神经功能缺损;GCS≤12 分(Ⅳ~Ⅴ级)的患者,不论是否存在局灶神经功能缺损,并不影响其预后判断;对于 GCS 13~14 分(Ⅱ~Ⅲ级)的患者,局灶神经功能缺损是判断预后的补充条件。

表 6-1　Hunt-Hess 分级法

分类	标准
0 级	未破裂动脉瘤
Ⅰ级	无症状或轻微头痛
Ⅱ级	中-重度头痛、脑膜刺激征、脑神经麻痹
Ⅲ级	嗜睡、意识浑浊、轻度局灶性神经体征
Ⅳ级	昏迷、中或重度偏瘫,有早期去大脑强直或自主神经功能紊乱
Ⅴ级	深昏迷、去大脑强直、濒死状态

注:凡有高血压、糖尿病、高度动脉粥样硬化、慢性肺部疾病等全身性疾病,或 DSA 呈现高度脑血管痉挛的病例,则向恶化阶段提高 1 级。

表 6-2　SAH 的 WFNS 分级

分类	GCS	运动障碍
Ⅰ级	15	无
Ⅱ级	14~13	无
Ⅲ级	14~13	有局灶性体征
Ⅳ级	12~7	有或无
Ⅴ级	6~3	有或无

注:格拉斯哥昏迷(GCS)评分。

(二)鉴别诊断

1.脑出血

脑出血深昏迷时与 SAH 不易鉴别,但脑出血多有局灶性神经功能缺失体征,如偏瘫、失语等,患者多有高血压病史。仔细的神经系统检查及脑 CT 检查有助于鉴别诊断。

2.颅内感染

发病较 SAH 缓慢。各类脑膜炎起病初均先有高热,脑脊液呈炎性改变而有别于 SAH。进一步脑影像学检查,脑沟、脑池无高密度增高影改变。脑炎临床表现为发热、精神症状、抽搐和意识障碍,且脑脊液多正常或只有轻度白细胞数增高,只有脑膜出血时才表现为血性脑脊液;脑 CT 检查有助于鉴别诊断。

3.瘤卒中

依靠详细病史(如有慢性头痛、恶心、呕吐等)、体征和脑 CT 检查可以鉴别。

六、治疗

主要治疗原则:①控制继续出血,预防及解除血管痉挛,去除病因,防治再出血,尽早采取措施预防、控制各种并发症。②掌握时机尽早行 DSA 检查,如发现动脉瘤及动静脉畸形,应尽早行血管介入、手术治疗。

(一)一般处理

绝对卧床护理 4～6 周,避免情绪激动和用力排便,防治剧烈咳嗽,烦躁不安时适当应用止咳剂、镇静剂;稳定血压,控制癫痫发作。对于血性脑脊液伴脑室扩大者,必要时可行脑室穿刺和体外引流,但应掌握引流速度要缓慢。发病后应密切观察 GCS 评分,注意心电图变化,动态观察局灶性神经体征变化和进行脑功能监测。

(二)防止再出血

二次出血是本病的常见现象,故积极进行药物干预对防治再出血十分必要。蛛网膜下隙出血急性期脑脊液纤维素溶解系统活性增高,第 2 周开始下降,第 3 周后恢复正常。因此,选用抗纤维蛋白溶解药物抑制纤溶酶原的形成,具有防治再出血的作用。

1.6-氨基己酸

该药为纤维蛋白溶解抑制剂,可阻止动脉瘤破裂处凝血块的溶解,又可预防再破裂和缓解脑血管痉挛。每次 8～12 g 加入 10% 葡萄糖盐水 500 mL 中静脉滴注,每天 2 次。

2.氨甲苯酸

该药又称抗血纤溶芳酸,能抑制纤溶酶原的激活因子,每次200～400 mg,溶于葡萄糖注射液或0.9%氯化钠注射液 20 mL 中缓慢静脉注射,每天 2 次。

3.氨甲环酸

该药为氨甲苯酸的衍化物,抗血纤维蛋白溶酶的效价强于前两种药物,每次 250～500 mg 加入 5% 葡萄糖注射液 250～500 mL 中静脉滴注,每天 1～2 次。

但近年的一些研究显示抗纤溶药虽有一定的防止再出血作用,但同时增加了缺血事件的发生,因此不推荐常规使用此类药物,除非凝血障碍所致出血时可考虑应用。

(三)降颅压治疗

蛛网膜下隙出血可引起颅内压升高、脑水肿,严重者可出现脑疝,应积极进行脱水降颅压治疗,主要选用 20% 甘露醇静脉滴注,每次 125～250 mL,2～4 次/天;呋塞米入小壶,每次 20～80 mg,2～4 次/天;清蛋白 10～20 g/d,静脉滴注。药物治疗效果不佳或疑有早期脑疝时,可考虑脑室引流或颞肌下减压术。

（四）防治脑血管痉挛及迟发性缺血性神经功能缺损

目前认为脑血管痉挛引起迟发性缺血性神经功能缺损（DIND）是动脉瘤性 SAH 最常见的死亡和致残原因。钙通道阻滞剂可选择性作用于脑血管平滑肌，减轻脑血管痉挛和 DIND。常用尼莫地平，每天 10 mg（50 mL），以每小时 2.5～5.0 mL 速度泵入或缓慢静脉滴注，5～14 天为 1 个疗程；也可选择尼莫地平，每次 40 mg，每天 3 次，口服。国外报道高血压-高血容量-血液稀释（3H）疗法可使大约 70% 的患者临床症状得到改善。有数个报道认为与以往相比，"3H"疗法能够明显改善患者预后。增加循环血容量，提高平均动脉压（MAP），降低血细胞比容（HCT）至 30%～50%，被认为能够使脑灌注达到最优化。3H 疗法必须排除已存在脑梗死、高颅压，并已夹闭动脉瘤后才能应用。

（五）防治急性脑积水

急性脑积水常发生于病后 1 周内，发生率为 9%～27%。急性阻塞性脑积水患者脑 CT 显示脑室急速进行性扩大，意识障碍加重，有效的疗法是行脑室穿刺引流和冲洗。但应注意防止脑脊液引流过度，维持颅内压在 2.0～4.0 kPa（15～30 mmHg），因过度引流会突然发生再出血。长期脑室引流要注意继发感染（脑炎、脑膜炎），感染率为 5%～10%。同时常规应用抗菌药物防治感染。

（六）低钠血症的治疗

SIADH 的治疗原则主要是纠正低血钠和防止体液容量过多。可限制液体摄入量，每天 <1 000 mL，使体内水分处于负平衡以减少体液过多与尿钠丢失。注意应用利尿药和高渗盐水，纠正低血钠与低渗血症。当血浆渗透压恢复，可给予 5% 葡萄糖注射液维持，也可用抑制 ADH 药物，地美环素 1～2 g/d，口服。

CSWS 的治疗主要是维持正常水盐平衡，给予补液治疗。可静脉或口服等渗或高渗盐液，根据低钠血症的严重程度和患者耐受程度单独或联合应用。高渗盐液补液速度以每小时 0.7 mmol/L，24 小时 <20 mmol/L 为宜。如果纠正低钠血症速度过快可导致脑桥脱髓鞘病，应予特别注意。

（七）外科治疗

经造影证实有动脉瘤或动静脉畸形者，应争取手术或介入治疗，根除病因防止再出血。

1.显微外科

夹闭颅内破裂的动脉瘤是消除病变并防止再出血的最好方法，而且动脉瘤被夹闭，继发性血管痉挛就能得到积极有效的治疗。一般认为 Hunt-Hess 分级 Ⅰ～Ⅱ 级的患者应在发病后 48～72 小时内早期手术。应用现代技术，早期手术已经不再难以克服。一些神经血管中心富有经验的医师已经建议给低评分的患者早期手术，只要患者的血流动力学稳定，颅内压得以控制即可。对于神经状况分级很差和/或伴有其他内科情况，手术应该延期。对于病情不太稳定、不能承受早期手术的患者，可选择血管内治疗。

2.血管内治疗

选择适合的患者行血管内放置 Guglielmi 可脱式弹簧圈（GDCs），已经被证实是一种安全的治疗手段。近年来，一般认为治疗指征为手术风险大或手术治疗困难的动脉瘤。

七、预后与预防

（一）预后

临床常采用 Hunt 和 Kosnik 修改的 Botterell 的分级方案，对预后判断有帮助。Ⅰ～Ⅱ级患者预后佳，Ⅳ～Ⅴ级患者预后差，Ⅲ级患者介于两者之间。

首次蛛网膜下隙出血的病死率为 10%～25%。病死率随着再出血递增。再出血和脑血管痉挛是导致死亡和致残的主要原因。蛛网膜下隙出血的预后与病因、年龄、动脉瘤的部位、瘤体大小、出血量、有无并发症、手术时机选择及处置是否及时、得当有关。

（二）预防

蛛网膜下隙出血病情常较危重，病死率较高，尽管不能从根本上达到预防目的，但对已知的病因应及早积极对因治疗，如控制血压、戒烟、限酒，以及尽量避免剧烈运动、情绪激动、过劳、用力排便、剧烈咳嗽等；对于长期便秘的个体应采取辨证论治思路长期用药（如麻仁润肠丸、芪蓉润肠口服液、香砂枳术丸、越鞠保和丸等）；情志因素常为本病的诱发因素，对于已经存在脑动脉瘤、动脉血管夹层或烟雾病的患者，保持情绪稳定至关重要。

不少尸检材料证实，患者生前曾患动脉瘤但未曾破裂出血，说明存在危险因素并不一定完全会出血，预防动脉瘤破裂有着非常重要的意义。应当强调的是，蛛网膜下隙出血常在首次出血后 2 周再次发生出血且常常危及生命，故对已出血患者积极采取有效措施进行整体调节并及时给予恰当的对症治疗，对预防再次出血至关重要。

第二节　短暂性脑缺血发作

短暂性脑缺血发作（TIA）是指因脑血管病变引起的短暂性、局限性脑功能缺失或视网膜功能障碍。临床症状一般持续 10～20 分钟，多在 1 小时内缓解，最长不超过 24 小时，不遗留神经功能缺失症状，结构性影像学（CT、MRI）检查无责任病灶。凡临床症状持续超过 1 小时且神经影像学检查有明确病灶者不宜称为 TIA。

1975 年，曾将 TIA 定义限定为 24 小时，这是基于时间的定义。2002 年，美国 TIA 工作组提出了新的定义，即由于局部脑或视网膜缺血引起的短暂性神经功能缺损发作，典型临床症状持续不超过 1 小时，且无急性脑梗死的证据。TIA 新的基于组织学的定义以脑组织有无损伤为基础，更有利于临床医师及时进行评价，使急性脑缺血能得到迅速干预。

流行病学统计表明，15% 的脑卒中患者曾发生过 TIA。不包括未就诊的患者，美国每年 TIA 发作人数估计为 20 万～50 万人。TIA 发生脑卒中率明显高于一般人群，TIA 后第 1 个月内发生脑梗死者占 4%～8%；1 年内 12%～13%；5 年内增至 24%～29%。TIA 患者发生脑卒中在第 1 年内较一般人群高 13～16 倍，是最严重的"卒中预警"事件，也是治疗干预的最佳时机，频发 TIA 更应以急诊处理。

一、病因与发病机制

（一）病因

TIA 病因各有不同，主要是动脉粥样硬化和心源性栓子。多数学者认为微栓塞或血流动力学障碍是 TIA 发病的主要原因,90%左右的微栓子来源于心脏和动脉系统,动脉粥样硬化是50 岁以上患者 TIA 的最常见原因。

(二)发病机制

TIA 的真正发病机制至今尚未完全阐明。主要有血流动力学改变学说和微栓子学说。

1.血流动力学改变学说

TIA 的主要原因是血管本身病变。动脉粥样硬化造成大血管的严重狭窄,由于病变血管自身调节能力下降,当一些因素引起灌注压降低时,病变血管支配区域的血流就会显著下降,同时又可能存在全血黏度增高、红细胞变形能力下降和血小板功能亢进等血液流变学改变,促进了微循环障碍的发生,而使局部血管无法保持血流量的恒定,导致相应供血区域 TIA 的发生。血流动力学型 TIA 在大动脉严重狭窄基础上合并血压下降,导致远端一过性脑供血不足症状,当血压回升时症状可缓解。

2.微栓子学说

大动脉的不稳定粥样硬化斑块破裂,脱落的栓子随血流移动,阻塞远端动脉,随后栓子很快发生自溶,临床表现为一过性缺血发作。动脉的微栓子来源最常见的部位是颈内动脉系统。心源性栓子为微栓子的另一来源,多见于心房颤动、心瓣膜疾病及左心室血栓形成。

3.其他学说

脑动脉痉挛、受压学说,如脑血管受到各种刺激造成的痉挛或由于颈椎骨质增生压迫椎动脉造成缺血;颅外血管盗血学说,如锁骨下动脉严重狭窄,椎动脉脑血流逆行,导致颅内灌注不足等。

TIA 常见的危险因素包括高龄、高血压、抽烟、心脏病(冠心病、心律失常、充血性心力衰竭、心脏瓣膜病)、高血脂、糖尿病和糖耐量异常、肥胖、不健康饮食、体力活动过少、过度饮酒、口服避孕药或绝经后雌激素的应用、高同型半胱氨酸血症、抗心磷脂抗体综合征、蛋白 C/蛋白 S 缺乏症等。

二、病理

发生缺血部位的脑组织常无病理改变,但部分患者可见脑深部小动脉发生闭塞而形成的微小梗死灶,其直径常小于 1.5 mm。主动脉弓发出的大动脉、颈动脉可见动脉粥样硬化性改变、狭窄或闭塞。颅内动脉也可有动脉粥样硬化性改变,或可见动脉炎性浸润。另外可有颈动脉或椎动脉过长或扭曲。

三、临床表现

TIA 多发于老年人,男性多于女性。发病突然,恢复完全,不遗留神经功能缺损的症状和体征,多有反复发作的病史。持续时间短暂,一般为 10～15 分钟,颈内动脉系统平均为 14 分钟,椎-基底动脉系统平均为 8 分钟,每天可有数次发作,发作间期无神经系统症状及阳性体征。颈内动脉系统 TIA 与椎-基底动脉系统 TIA 相比,发作频率较少,但更容易进展为脑梗死。

TIA 神经功能缺损的临床表现依据受累的血管供血范围而不同,临床常见的神经功能缺损有以下两种。

(一)颈动脉系统 TIA

最常见的症状为对侧面部或肢体的一过性无力和感觉障碍、偏盲,偏侧肢体或单肢的发作性轻瘫最常见,通常以上肢和面部较重,优势半球受累可出现语言障碍。单眼视力障碍为颈内动脉系统 TIA 所特有,短暂的单眼黑蒙是颈内动脉分支——眼动脉缺血的特征性症状,表现为短暂性视物模糊、眼前灰暗感或云雾状。

(二)椎-基底动脉系统 TIA

常见症状为眩晕、头晕、平衡障碍、复视、构音障碍、吞咽困难、皮质性盲和视野缺损、共济失调、交叉性肢体瘫痪或感觉障碍。脑干网状结构缺血可能由于双下肢突然失张力,造成跌倒发作。颞叶、海马、边缘系统等部位缺血可能出现短暂性全面性遗忘症,表现为突发的一过性记忆丧失,时间、空间定向力障碍,患者有自知力,无意识障碍,对话、书写、计算能力保留,症状可持续数分钟至数小时。

血流动力学型 TIA 与微栓塞型 TIA 在临床表现上也有所区别(表 6-3)。

表 6-3　血流动力学型 TIA 与微栓塞型 TIA 的临床鉴别要点

临床表现	血流动力学型	微栓塞型
发作频率	密集	稀疏
持续时间	短暂	较长
临床特点	刻板	多变

四、辅助检查

治疗的结果与确定病因直接相关,辅助检查的目的就在于确定病因及危险因素。

(一)TIA 的神经影像学表现

普通 CT 和 MRI 扫描正常。MRI 灌注成像(PWI)表现可有局部脑血流减低,但不出现 DWI 的影像异常。TIA 作为临床常见的脑缺血急症,要进行快速的综合评估,尤其是 MRI 检查(包括 DWI 和 PWI),以便鉴别脑卒中、确定半暗带、制订治疗方案和判断预后。CT 检查可以排除脑出血、硬膜下血肿、脑肿瘤、动静脉畸形和动脉瘤等临床表现与 TIA 相似的疾病,必要时需行腰椎穿刺以排除蛛网膜下隙出血。CT 血管成像(CTA)、磁共振血管成像(MRA)有助于了解血管情况。梗死型 TIA 的概念是指临床表现为 TIA,但影像学上有脑梗死的证据,早期的 MRI 弥散成像(DWI)检查发现,20%~40%临床上表现为 TIA 的患者存在梗死灶。但实际上根据 TIA 的新概念,只要出现了梗死灶就不能诊断为 TIA。

(二)血浆同型半胱氨酸检查

血浆同型半胱氨酸浓度与动脉粥样硬化程度密切相关,血浆同型半胱氨酸水平升高是全身性动脉硬化的独立危险因素。

(三)其他检查

TCD 检查可发现颅内动脉狭窄,并且可进行血流状况评估和微栓子监测。血常规和生化检查也是必要的,神经心理学检查可能发现轻微的脑功能损害。双侧肱动脉压、桡动脉搏动、双侧颈动脉及心脏有无杂音、全血和血小板检查、血脂、空腹血糖及糖耐量、纤维蛋白原、凝血功能、抗心磷脂抗体、心电图、心脏及颈动脉超声、TCD、DSA 等,有助于发现 TIA 的病因和危险因素、评判动脉狭窄程度、评估侧支循环建立程度和进行微栓子的检测；有条件时应考虑经食管超声心动图检查，可能发现卵圆孔未闭等心源性栓子的来源。

五、诊断与鉴别诊断

(一)诊断

诊断只能依靠病史，根据血管分布区内急性短暂神经功能障碍与可逆性发作特点，结合CT 排除出血性疾病可考虑 TIA。确立 TIA 诊断后应进一步进行病因、发病机制的诊断和危险因素分析。TIA 和脑梗死之间并没有截然的区别，二者应被视为一个疾病动态演变过程的不同阶段，应尽可能采用"组织学损害"的标准界定二者。

(二)鉴别诊断

鉴别需要考虑其他可以导致短暂性神经功能障碍发作的疾病。

1.局灶性癫痫后出现的 Todd 麻痹

局限性运动性发作后可能遗留短暂的肢体无力或轻偏瘫，持续 0.5～36.0 小时后可消除。患者有明确的癫痫病史，EEG 可见局限性异常，CT 或 MRI 可能发现脑内病灶。

2.偏瘫型偏头痛

多于青年期发病，女性多见，可有家族史，头痛发作的同时或过后出现同侧或对侧肢体不同程度瘫痪，并可在头痛消退后持续一段时间。

3.晕厥

为短暂性弥漫性脑缺血、缺氧所致，表现为短暂性意识丧失，常伴有面色苍白、大汗、血压下降，EEG 多数正常。

4.梅尼埃病

发病年龄较轻，发作性眩晕、恶心、呕吐可与椎-基底动脉系统 TIA 相似，反复发作常合并耳鸣及听力减退，症状可持续数小时至数天，但缺乏中枢神经系统定位体征。

5.其他

血糖异常、血压异常、颅内结构性损伤（如肿瘤、血管畸形、硬膜下血肿、动脉瘤等）、多发性硬化等，也可能出现类似 TIA 的临床症状。临床上可以依靠影像学资料和实验室检查进行鉴别诊断。

六、治疗

TIA 是缺血性血管病变的重要部分。TIA 既是急症，也是预防缺血性血管病变的最佳和最重要时机。TIA 的治疗与二级预防密切结合，可减少脑卒中及其他缺血性血管事件发生。TIA 症状持续 1 小时以上，应按照急性脑卒中流程进行处理。根据 TIA 病因和发病机制的不同，应采取不同的治疗策略。

(一)药物治疗

1.抗血小板聚集药物

已证实对有卒中危险因素的患者行抗血小板治疗能有效预防卒中。抗血小板药物的选择以单药治疗为主。不推荐常规应用双重抗血小板药物。对非心源性缺血性脑卒中或 TIA 除少数需要抗凝治疗，大多数情况均建议给予抗血小板药物。但急性冠状动脉疾病或近期有支架成形术的患者，推荐联合应用氯吡格雷和阿司匹林。

阿司匹林 50～300 mg,每天 1 次。阿司匹林通过抑制环氧化酶而抑制血小板聚集,长期服用对消化道有刺激性,严重时可致消化道出血。氯吡格雷 75mg,每天 1 次。氯吡格雷是 ADP 诱导血小板聚集的抑制剂,与阿司匹林相比上消化道出血的发生率显著减少,在预防血管性事件发生方面优于阿司匹林。

2.抗凝治疗

抗凝治疗不应作为 TIA 患者的常规治疗,对于伴发心房颤动(包括阵发性)风湿性二尖瓣病变、二尖瓣关闭不全、有人工机械瓣膜的缺血性脑卒中和 TIA 患者(感染性心内膜炎除外),建议使用华法林口服抗凝治疗,目标剂量是国际标准化比值(INR)在 2.0～3.0;不能接受抗凝治疗的患者,推荐使用抗血小板治疗。有出血倾向、溃疡病、严重高血压及肝肾疾病的患者禁忌抗凝治疗。一般选用华法林 6～12 mg,每天 1 次,口服,3～5 天后改为 2～6 mg 维持,监测凝血酶原时间(PT)为正常值的 1.5 倍或 INR 为 2.0～3.0。必要时可用静脉肝素或低分子量肝素皮下注射。

3.钙通道阻滞剂

能阻止细胞内钙超载,防止血管痉挛,增加血流量,改善微循环。尼莫地平 20～40 mg,每天 3 次;盐酸氟桂利嗪 5～10 mg,每天睡前口服 1 次。

4.其他

可应用中医中药,也可用改善循环药物。如患者血纤维蛋白原明显增高,可以考虑应用降纤药物如巴曲酶、降纤酶、蚓激酶等。

(二)病因治疗

对 TIA 患者要积极查找病因,针对可能存在的脑血管病危险因素如高血压、糖尿病、血脂异常、心脏疾病等要进行积极有效的治疗。高血压患者在考虑高龄、基础血压、平时用药、可耐受性的情况下,降压目标一般应达到≤18.7/12.0 kPa(140/90 mmHg),理想目标应达到≤17.3/10.7 kPa(130/80 mmHg);低密度脂蛋白水平降至 2.59 mmol/L 以下,或下降幅度达到 30%～40%,伴有大动脉易损斑块、冠心病、糖尿病等多种危险因素的应控制在 2.07 mmol/L 以下。同时应建立健康的生活方式,合理运动,避免酗酒,适度降低体重等。病因治疗是预防 TIA 复发的关键。

(三)手术和介入治疗

常用方法包括颈动脉内膜切除术(CEA)和动脉血管成形术(PTA)。对于有或无症状,单侧的重度颈动脉狭窄超过 70%,或经药物治疗无效者可考虑行 CEA 或 PTA 治疗。

七、预后与预防

(一)预后

TIA 患者发生卒中的概率明显高于一般人群。一次 TIA 后 1 个月内发生卒中的概率为 4%～8%,1 年内 12%～13%,5 年内则达 24%～29%。TIA 患者发生卒中在第 1 年内较一般人群高 13～16 倍,5 年内也达 7 倍之多。不同病因的 TIA 患者预后不同。表现为大脑半球症状的 TIA 和伴有颈动脉狭窄的患者有 70%的人预后不佳,2 年内发生卒中的概率是 40%。当眼动脉受累时,可有单眼一过性失明。椎-基底动脉系统 TIA 发生脑梗死的比例较少。在评价 TIA 患者时,应尽快确定病因以判定预后和决定治疗。

（二）预防

近年来以中西医结合治疗本病的临床研究证明，在注重整体调节的前提下，病证结合，中医辨证论治能有效减少 TIA 发作的频率及程度并降低形成脑梗死的危险因素，从而起到预防脑血管病事件发生的作用。

第三节　动脉粥样硬化性脑梗死

动脉粥样硬化性脑梗死是脑梗死中最常见的类型。在脑动脉粥样硬化等原因引起的血管壁病变的基础上，管腔狭窄、闭塞或有血栓形成，造成局部脑组织因血液供应中断而发生缺血缺氧性坏死，引起相应的神经系统症状和体征。

一、病因与发病机制

最常见的病因是动脉粥样硬化，其次为高血压、糖尿病和血脂异常等。脑动脉粥样硬化性闭塞或有血栓形成，是造成动脉粥样硬化性脑梗死的核心环节。脑动脉粥样硬化性闭塞是在脑动脉粥样硬化血管狭窄的基础上，由于动脉壁粥样斑块内新生的血管破裂形成血肿，血肿使斑块进一步隆起，甚至完全闭塞管腔，导致急性供血中断；或因斑块表面的纤维帽破裂，粥样物自裂口逸入血流，遗留粥瘤样溃疡，排入血流的坏死物质和脂质形成胆固醇栓子，引起动脉管腔闭塞。脑动脉血栓形成是动脉粥样硬化性脑梗死最常见的发病机制，斑块破裂形成溃疡后，由于胶原暴露，可促进血栓形成，血栓形成通常发生在血管内皮损伤（如动脉粥样斑块）或血流产生漩涡（如血管分支处）的部位，血管内皮损伤和血液"湍流"是动脉血栓形成的主要原因，血小板激活并在损伤的动脉壁上黏附和聚集是动脉血栓形成的基础。

试验证明，神经细胞在完全缺血、缺氧后十几秒即出现电位变化，20～30 秒后大脑皮质的生物电活动消失，30～90 秒后小脑及延髓的生物电活动也消失。脑动脉血流中断持续 5 分钟，神经细胞就会发生不可逆性损害，出现脑梗死。上述变化是一个复杂的过程，称为缺血性级联反应。严重缺血的脑组织能量很快耗竭，能量依赖性神经细胞膜的泵功能衰竭，脑缺血引起膜去极化和突触前兴奋性递质（主要是谷氨酸和天门冬氨酸）的大量释放，细胞外液中的 Ca^{2+} 通过电压门控通道和 NMDA 受体门控通道进入细胞内，细胞内还由于 ATP 供应不足和乳酸酸中毒，使细胞内的结合钙大量释放，细胞内 Ca^{2+} 稳态失调在神经细胞缺血损害中起重要作用，称为细胞内钙超载。受 Ca^{2+} 调节的多种酶类被激活，导致膜磷脂分解和细胞骨架破坏，大量自由基的生成，细胞产生不可逆性损伤。在上述过程中，还包括有转录因子的合成及炎性介质的产生等参与。造成缺血性损伤的另一种机制是细胞凋亡。到目前为止，缺血性级联反应的很多机制尚未完全阐明，有待于进一步研究。

急性脑梗死病灶是由缺血中心区及其周围的缺血半暗带组成。缺血中心区的脑血流阈值为 10 mL/(100 g·min)，神经细胞膜离子泵和细胞能量代谢衰竭，脑组织发生不可逆性损害。缺血半暗带的脑血流处于电衰竭［约为 20 mL/(100 g·min)］与能量衰竭［约为 10 mL/(100 g·min)］之间，局部脑组织存在大动脉残留血流和/或侧支循环，尚有大量存活的神经元，如能在短时间内迅速恢复缺血半暗带的血流，该区脑组织功能是可逆的，神经细胞可存活并恢复功能。缺血中心区和缺血半暗带是一个动态的病理生理过程,随着缺血程度的加重和时间的延长,中心坏死区逐渐扩大,缺血半暗带逐渐缩小。因此尽早恢复缺血半暗带的血液供应和应用有效的脑保护药物对减少脑卒中的致残率是非常重要的,但这些措施必须在一个限定的时间内进行,这个时间段即为治疗时间窗(TTW)。它包括再灌注时间窗(RTW)和神经细胞保护时间窗(CTW),前者指脑缺血后,若血液供应在一定时间内恢复,脑功能可恢复正常;后者指在时间窗内应用神经保护药物,可防止或减轻脑损伤,改善预后。缺血半暗带的存在受 TTW 影响之外,还受到脑血管闭塞的部位、侧支循环、组织对缺血的耐受性及体温等诸多因素的影响,因此不同的患者 TTW 存在着差异。一般认为 RTW 为发病后的 3~4 小时内,不超过 6 小时,在进展性脑卒中可以相应的延长。CTW 包含部分或全部 RTW,包括所有神经保护疗法所对应的时间窗,时间可以延长至发病数小时后,甚至数天。

二、病理

颈内动脉系统脑梗死占 80%,椎-基底动脉系统脑梗死占 20%。闭塞好发的血管依次为颈内动脉、大脑中动脉、大脑后动脉、大脑前动脉及椎-基底动脉等。闭塞血管内可见动脉粥样硬化改变、血栓形成或栓子。局部血液供应中断引起的脑梗死多为白色梗死(即贫血性梗死)。如果闭塞的血管再开通,再灌流的血液可经已损害的血管壁大量渗出,使白色梗死转变成红色梗死(即出血性梗死)。

脑梗死首先表现为凝固性坏死,然后是坏死组织液化,最后有可能形成囊腔。脑细胞死亡有坏死性细胞死亡和细胞凋亡(程序性细胞死亡)两种方式。最早的形态学改变发生在细胞死亡12~24 小时后,其典型神经元凝固性坏死的形态学改变为神经元核裂解,细胞质嗜伊红,称红色神经元。与凋亡性细胞死亡不同,缺血坏死性细胞死亡与细胞质和线粒体肿胀相关联,并在随后出现细胞膜的分解。这两种细胞死亡方式可以并存,通常坏死性细胞死亡主要发生在脑梗死发病数小时内,而凋亡在发病数周内都可出现。脑梗死 1 天后,梗死灶开始出现边界模糊水肿区,并出现大量炎性细胞浸润。梗死 1~2 天后,大量毛细血管和内皮细胞增生,中性粒细胞被巨噬细胞替代。脑梗死 3~5 天脑水肿达高峰,大面积梗死时脑组织高度肿胀,可向对侧移位,导致脑疝形成。在脑梗死发生的数天内,巨噬细胞数量迅速增加,吞噬大量细胞和组织碎片,并最终返回血液循环。7~14 天脑梗死的坏死组织转变为液化的蜂窝状囊腔。3~4 周后,小病灶形成胶质瘢痕,大病灶可形成中风囊。

三、临床表现

中老年患者多见,病前有脑梗死的危险因素,如高血压、糖尿病、冠心病及血脂异常等。常在安静状态下或睡眠中起病,部分病例在发病前可有 TIA 发作。临床表现决定于梗死灶的大小和部位,主要为局灶性神经功能缺损的症状和体征。如偏瘫、偏身感觉障碍、失语共济失调等,部分可有头痛、呕吐、昏迷等全脑症状。患者一般意识清楚,在发生基底动脉血栓或大面积脑梗死时,病情严重,出现意识障碍,甚至有脑疝形成,最终导致死亡。下面介绍一下不同部位脑梗死的临床表现。

(一)颈内动脉系统(前循环)脑梗死

1.颈内动脉血栓形成

颈内动脉闭塞的临床表现复杂多样。如果侧支循环代偿良好,可以全无症状。若侧支循环不良,可引起 TIA,也可表现为大脑中动脉和/或大脑前动脉缺血症状,或分水岭梗死(位于大脑前、中动脉或大脑中、后动脉之间)。临床表现可有同侧 Horner 征,对侧偏瘫、偏身感觉障碍、双眼对侧同向性偏盲,优势半球受累可出现失语,非优势半球受累可有体象障碍。当眼动脉受累时,可有单眼一过性失明,偶尔成为永久性视力丧失。颈部触诊发现颈内动脉搏动减弱或消失,听诊可闻及血管杂音。

2.大脑中动脉血栓形成

大脑中动脉主干闭塞可出现对侧偏瘫、偏身感觉障碍和同向性偏盲,可伴有双眼向病灶侧凝视,优势半球受累可出现失语,非优势半球病变可有体象障碍。由于主干闭塞引起大面积的脑梗死,患者多有不同程度的意识障碍,脑水肿严重时可导致脑疝形成,甚至死亡。皮层支闭塞引起的偏瘫及偏身感觉障碍,以面部和上肢为重,下肢和足部受累较轻,累及优势半球可有失语,意识水平不受影响。深穿支闭塞更为常见,表现为对侧偏瘫,肢体、面和舌的受累程度均等,对侧偏身感觉障碍,可伴有偏盲、失语等。

3.大脑前动脉血栓形成

大脑前动脉近段阻塞时由于前交通动脉的代偿,可全无症状。非近段闭塞时,对侧偏瘫,下肢重于上肢,有轻度感觉障碍,主侧半球病变可有 Broca 失语,可伴有尿失禁(旁中央小叶受损)及对侧强握反射等。深穿支闭塞,出现对侧面、舌瘫及上肢轻瘫(内囊膝部及部分内囊前肢)。双侧大脑前动脉闭塞时,可出现淡漠、欣快等精神症状,双下肢瘫痪,尿潴留或尿失禁,及强握等原始反射。

(二)椎-基底动脉系统(后循环)脑梗死

1.大脑后动脉血栓形成

大脑后动脉闭塞引起的临床症状变异很大,动脉的闭塞位置和 Willis 环的代偿功能在很大程度上决定了脑梗死的范围和严重程度。

(1)主干闭塞表现为对侧偏盲、偏瘫及偏身感觉障碍,丘脑综合征,优势半球受累可伴有失读。

(2)皮质支闭塞出现双眼对侧视野同向偏盲(但有黄斑回避),偶为象限盲,可伴有视幻觉、视物变形和视觉失认等,优势半球受累可表现为失读、命名性失语等症状,非优势半球受累可有体象障碍。基底动脉上端闭塞,尤其是双侧后交通动脉异常细小时,会引起双侧大脑后动脉皮层支闭塞,表现为双眼全盲(黄斑回避),光反射存在,有时可伴有不成形的幻视发作;累及颞叶的下内侧时,会出现严重的记忆力损害。

(3)深穿支闭塞的表现。①丘脑膝状体动脉闭塞出现丘脑综合征:表现为对侧偏身感觉障碍,以深感觉障碍为主,自发性疼痛,感觉过度,轻偏瘫,共济失调,舞蹈-手足徐动。②丘脑穿动脉闭塞出现红核丘脑综合征:表现为病灶侧舞蹈样不自主运动、意向性震颤、小脑性共济失调,对侧偏身感觉障碍。③中脑脚间支闭塞出现 Weber 综合征(表现为同侧动眼神经麻痹,对侧偏瘫)或 Benedikt 综合征(表现为同侧动眼神经麻痹,对侧不自主运动)。

2.椎动脉血栓形成

若两侧椎动脉的粗细差别不大,当一侧闭塞时,通过对侧椎动脉的代偿作用,可以无明显的症状。约 10% 的患者一侧椎动脉细小,脑干仅由另一侧椎动脉供血,此时供血动脉闭塞引起的病变范围,等同于基底动脉或双侧椎动脉阻塞后的梗死区域,症状较为严重。

延髓背外侧综合征:在小脑后下动脉,或椎动脉供应延髓外侧的分支闭塞时发生。临床表现为眩晕、恶心、呕吐和眼球震颤(前庭神经核受损);声音嘶哑、吞咽困难及饮水呛咳(舌咽、迷走神经,疑核受累);病灶侧小脑性共济失调(绳状体或小脑损伤);交叉性感觉障碍:即病灶同侧面部痛、温觉减退或消失(三叉神经脊束核受损),病灶对侧偏身痛、温觉减退或消失(对侧交叉的脊髓丘脑束受损);病灶同侧 Horner 征(交感神经下行纤维损伤)。由于小脑后下动脉的解剖变异很大,除上述症状外,还可能有一些不典型的临床表现,需仔细识别。

3.基底动脉血栓形成

基底动脉主干闭塞,表现为眩晕、恶心、呕吐及眼球震颤、复视、构音障碍、吞咽困难及共济失调等,病情进展迅速而出现延髓性麻痹、四肢瘫、昏迷、中枢性高热、应激性溃疡,常导致死亡。

基底动脉分支的闭塞会引起脑干和小脑的梗死,表现为各种临床综合征,下面介绍几种常见的类型。

(1)脑桥前下部综合征:Millard-Gubler 综合征是基底动脉的短旋支闭塞,表现为同侧面神经和展神经麻痹,对侧偏瘫;Foville 综合征是基底动脉的旁正中支闭塞,表现为两眼不能向病灶侧同向运动,病灶侧面神经和展神经麻痹,对侧偏瘫。

(2)闭锁综合征:脑桥基底部双侧梗死,表现为双侧面瘫、延髓性麻痹、四肢瘫、不能讲话,但因脑干网状结构未受累,患者意识清楚,能随意睁闭眼,可通过睁闭眼或眼球垂直运动来表达自己的意愿。

(3)基底动脉尖综合征:基底动脉尖端分出两对动脉,大脑后动脉和小脑上动脉,供血区域包括中脑、丘脑、小脑上部颞叶内侧和枕叶。临床表现为眼球运动障碍,瞳孔异常,觉醒和行为障碍,可伴有记忆力丧失,病灶对侧偏盲或皮质盲,少数患者可出现大脑脚幻觉。

四、辅助检查

(一)血液化验及心电图

血液化验包括血常规、血流变、肾功能、离子、血糖及血脂。这些检查有利于发现脑梗死的危险因素。

(二)头颅 CT

对于急性卒中患者,头颅 CT 平扫是最常用的检查,它对于发病早期脑梗死与脑出血的识别很重要。脑梗死发病后的 24 小时内,一般无影像学改变,在 24 小时后,梗死区出现低密度病灶。在脑梗死的超早期阶段(发病 6 小时内),CT 可以发现一些轻微的改变:大脑中动脉高密度征;皮质边缘(尤其是岛叶)以及豆状核区灰白质分界不清楚;脑沟消失等。这些改变的出现提示梗死灶较大,预后较差,选择溶栓治疗应慎重。发病后 2 周左右,脑梗死病灶处因水肿减轻和吞噬细胞浸润可与周围正常脑组织等密度,CT 上难以分辨,称为"模糊效应"。通常平扫为临床上提供的信息已经足够,但由于对超早期缺血性病变和皮质或皮质下小的梗死灶不敏感,特别是后颅窝的脑干和小脑梗死更难检出。进行 CT 血管成像、灌注成像,或要排除肿瘤、炎症等则需注射造影剂增强显像。灌注 CT 可区别可逆性与不可逆性缺血,因此可识别缺血半暗带,但其在指导急性脑梗死治疗方面的作用尚未肯定。

(三)MRI 检查

脑梗死发病数小时后，即可显示 T_1 低信号，T_2 高信号的病变区域。与 CT 相比，MRI 可以发现脑干、小脑梗死及小灶梗死。功能性 MRI，如弥散加权成像（DWI）和灌注加权成像（PWI），可以在发病后的数分钟内检测到缺血性改变，DWI 与 PWI 显示的病变范围相同区域，为不可逆性损伤部位，DWI 与 PWI 的不一致区，为缺血性半暗带。功能性 MRI 对超早期溶栓治疗提供了科学依据。DWI 可以早期显示缺血组织的大小、部位，甚至可显示皮质下、脑干和小脑的小梗死灶。早期梗死的诊断敏感性达到 88%～100%，特异性达到 95%～100%。PWI 是静脉注射顺磁性造影剂后显示脑组织相对血流动力学改变的成像。灌注加权改变的区域较弥散加权改变范围大，目前认为弥散-灌注不匹配区域为半暗带。MRI 的最大缺陷是诊断急性脑出血不如 CT 灵敏，需应用梯度回波技术（GRE）和平面回波敏感加权技术观察急性脑实质出血。标准的 MRI 序列（T_1、T_2 和质子相）对发病几个小时内的脑梗死不敏感。

(四)血管造影数字减影

血管造影（DSA）、CT 血管造影（CTA）和磁共振动脉成像（MRA）可以显示脑部大动脉的狭窄、闭塞和其他血管病变，如血管炎、纤维肌性发育不良、颈动脉或椎动脉壁分离及烟雾病等。作为无创性检查，MRA 的应用非常广泛，但对于小血管显影不清，尚不能替代 DSA 及 CTA。

(五)彩色多普勒超声检查(TCD)

对评估颅内外血管狭窄、闭塞、血管痉挛或者侧支循环建立的程度有帮助。应用于溶栓治疗监测，对预后判断有参考意义。

(六)SPECT 和 PET

能在发病后数分钟显示脑梗死的部位和局部脑血流的变化。通过对脑血流量（CBF）的测定，可以识别缺血性半暗带，指导溶栓治疗，并判定预后。

(七)脑脊液(CSF)检查

CSF 一般正常，当有出血性脑梗死时，CSF 中可见红细胞。在大面积脑梗死时，CSF 压力可升高，细胞数和蛋白可增加。目前已不再广泛用于诊断一般的脑卒中。怀疑蛛网膜下隙出血而 CT 未显示或怀疑卒中继发于感染性疾病可行腰椎穿刺检查。

五、诊断及鉴别诊断

(一)诊断

第一步，需明确是否为卒中。中年以上的患者，急性起病，迅速出现局灶性脑损害的症状和体征，并能用某一动脉供血区功能损伤解释，排除非血管性病因，临床应考虑急性脑卒中。第二步，明确是缺血性还是出血性脑卒中。CT 或 MRI 检查可排除脑出血和其他病变，帮助进行鉴别诊断。当影像学检查发现责任梗死灶时，即可明确诊断。当缺乏影像学责任病灶时，如果症状或体征持续 24 小时以上，也可诊断急性脑梗死。第三步，需明确是否适合溶栓治疗。卒中患者首先应了解发病时间及溶栓治疗的可能性。若在溶栓治疗时间窗内，应迅速进行溶栓适应证筛查，对有指征者实施紧急血管再灌注治疗。此外，还应评估卒中的严重程度（如NIHSS 卒中量表），了解脑梗死发病是否存在低灌注及其病理生理机制，并进行脑梗死病因分型。

动脉粥样硬化性脑梗死的 TOAST 分型诊断标准：①血管影像学检查证实有与脑梗死神经功能缺损相对应的颅内或颅外大动脉狭窄超过 50% 或闭塞，且血管病变符合动脉粥样硬化改变；或存在颅内或颅外大动脉狭窄超过 50% 或闭塞的间接证据，如影像学(CT 或 MRI)显示大脑皮质、脑干、小脑或皮质下梗死灶的直径大于 1.5 cm，临床表现主要为皮质损害体征，如失语、意识改变、体象障碍等，或有脑干、小脑损害体征。②有至少一个动脉粥样硬化卒中危险因素(如高龄、高血压、高血脂、糖尿病、吸烟等)或系统性动脉粥样硬化(如斑块、冠心病等)证据。③排除心源性栓塞所致脑梗死。

(二)鉴别诊断

主要需与以下疾病相鉴别。

1.脑出血

脑梗死有时与脑出血的临床表现相似，但活动中起病、病情进展快、发病当时血压明显升高常提示脑出血，CT 检查发现出血灶可明确诊断(表 6-4)。

表 6-4　脑梗死与脑出血的鉴别

鉴别要点	脑梗死	脑出血
发病年龄	多为 60 岁以上	多为 60 岁以下
起病状态	安静或睡眠中	动态起病(活动中或情绪激动)
起病速度	10 余小时或 1～2 天症状达到高峰	10 分钟至数小时症状达到高峰
全脑症状	轻或无	头痛、呕吐、嗜睡、打哈欠等颅压高症状
意识障碍	无或较轻	多见且较重
神经体征	多为非均等性偏瘫(大脑中动脉主干或皮质支)	多为均等性偏瘫(基底核区)
CT 检查	脑实质内低密度病灶	脑实质内高密度病灶
脑脊液	无色透明	可有血性

2.脑栓塞

起病急骤，局灶性体征在数秒至数分钟达到高峰，常有栓子来源的基础疾病如心源性(心房颤动、风湿性心脏病、冠心病、心肌梗死、亚急性细菌性心内膜炎等)非心源性(颅内外动脉粥样硬化斑块脱落、空气脂肪滴等)。大脑中动脉栓塞最常见。

3.颅内占位病变

颅内肿瘤、硬膜下血肿和脑脓肿可呈卒中样发病，出现偏瘫等局灶性体征，颅内压增高征象不明显时易与脑梗死混淆，须提高警惕，CT 或 MRI 检查有助确诊。

六、治疗

挽救缺血半暗带，避免或减轻原发性脑损伤，是急性脑梗死治疗的最根本目标。"时间就是大脑"，对有指征的患者，应力争尽早实施再灌注治疗。临床医师应重视卒中指南的指导作用，根据患者发病时间、病因、发病机制、卒中类型、病情严重程度、伴发的基础疾病、脑血流储备功能和侧支循环状态等具体情况，制定适合患者的最佳个体化治疗方案。

(一)一般处理

1.吸氧和通气支持

必要时可给予吸氧，以维持氧饱和度 94% 以上。对脑干梗死和大面积脑梗死等病情危重患者或有气道受累者,需要气道支持和辅助通气。轻症、无低氧血症的卒中患者无须常规吸氧。

2.心脏监测和心脏病变处理

脑梗死后 24 小时内应常规进行心电图检查,有条件者可根据病情进行 24 小时或更长时间的心电监护,以便早期发现阵发性心房纤颤或严重心律失常等心脏病变;避免或慎用增加心脏负担的药物。

3.体温控制

对体温超过 38 ℃的患者应给予退热措施。发热主要源于下丘脑体温调节中枢受损、并发感染或吸收热、脱水等情况。体温升高可以增加脑代谢耗氧及自由基产生,从而增加卒中患者死亡率及致残率。对中枢性发热患者,应以物理降温为主(冰帽、冰毯或乙醇擦浴),必要时予以人工亚冬眠治疗,如存在感染应给予抗生素治疗。

4.血压控制

约 70%脑梗死患者急性期血压升高,主要原因:病前存在高血压、疼痛、恶心呕吐、颅内压增高、尿潴留、焦虑、卒中后应激状态等。多数患者在卒中后 24 小时内血压自发降低。病情稳定而无颅内高压或其他严重并发症的患者,24 小时后血压水平基本可反映其病前水平。

急性脑梗死血压的调控应遵循个体化、慎重、适度原则:①准备溶栓者,血压应控制在收缩压<24.0 kPa(180 mmHg)、舒张压<13.3 kPa(100 mmHg)。②发病 72 小时内,通常收缩压≥26.7 kPa(200 mmHg)或舒张压≥14.7 kPa(110 mmHg),或伴有急性冠脉综合征、急性心力衰竭、主动脉夹层、先兆子痫/子痫等其他需要治疗的并发症,才可缓慢降压治疗,且在卒中发病最初 24 小时内降压一般不应超过原有血压水平的 15%。可选用拉贝洛尔、尼卡地平等静脉药物,避免使用引起血压急剧下降和不易调控血压的药物,如舌下含服短效硝苯地平。③卒中后若病情稳定,持续血压≥18.7/12.0 kPa(140/90 mmHg),可于发病数天后恢复发病前使用的降压药物或开始,启动降压治疗。④对卒中后低血压和低血容量,应积极寻找和处理原因,必要时采用扩容升压措施,可静脉输注 0.9%氯化钠溶液纠正低血容量,纠正可能引起心排血量减少的心律失常。

5.血糖

脑卒中急性期高血糖较常见,可以是原有糖尿病的表现或应激反应。血糖超过 10 mmol/L 时应给予胰岛素治疗,并加强血糖监测,注意避免低血糖,血糖值可控制在 7.7～10 mmol/L。发生低血糖(<3.36 mmol/L)时,可用 10%～20%的葡萄糖口服或静脉注射纠正。

6.营养支持

卒中后呕吐、吞咽困难等可引起脱水及营养不良,导致神经功能恢复减慢。应重视卒中后液体及营养状况评估。急性脑卒中入院 7 天内应开始肠内营养,对营养不良或有营养不良风险的患者可使用营养补充剂。不能正常经口进食者可鼻饲,持续时间长者(2～3 周)可行经皮内镜下胃造口术(PEC)管饲补充营养。

(二)特异性治疗

指针对缺血损伤病理生理机制中某一特定环节进行的干预。

1.静脉溶栓

静脉溶栓是目前最主要的恢复血流措施,rtPA 和尿激酶是我国目前使用的主要溶栓药。

(1)rtPA 静脉溶栓:发病 3 小时内或 3～4.5 小时,应按照适应证和禁忌证严格筛选患者,尽快给予 rtPA 静脉溶栓治疗。使用方法:rtPA 0.9 mg/kg(最大剂量 90 mg)静脉滴注,其中 10% 在最初 1 分钟内静脉推注,其余持续滴注 1 小时。溶栓药用药期间及用药 24 小时内应严密监护患者,定期进行血压和神经功能检查。如出现严重头痛、高血压、恶心和呕吐或神经症状体征明显恶化,考虑合并脑出血时,应立即停用溶栓药物并行颅脑 CT 检查。

迄今为止,发病 3 小时内 rtPA 标准静脉溶栓疗法是唯一被严格的临床科学试验证实具有显著疗效并被批准应用于临床的急性脑梗死药物治疗方法。每溶栓治疗 100 例急性脑梗死,就有 32 例在发病 3 个月时临床完全或基本恢复正常,溶栓较安慰剂增加了 13 例完全恢复,但同时也增加了 3 例症状性脑出血,净获益 29 例。①适应证:有急性脑梗死导致的神经功能缺损症状;症状出现<3 小时;年龄≥18 岁;患者或家属签署知情同意书。②禁忌证:既往有颅内出血史;近 3 个月有重大头颅外伤史或卒中史;可疑蛛网膜下隙出血;已知颅内肿瘤、动静脉畸形、动脉瘤;近 1 周内有在不易压迫止血部位的动脉穿刺或近期颅内、椎管内手术史;血压升高[收缩压≥24.0 kPa(180 mmHg)或舒张压≥13.3 kPa(100 mmHg)];活动性内出血;急性出血倾向,包括血小板计数低于 $100×10^9$/L 或其他情况,如 48 小时内接受过肝素治疗(APTT 超出正常范围上限)、已口服抗凝药且 INR>1.7 或 PT>15 秒、目前正在使用凝血酶抑制剂或 Ⅹa 因子抑制剂、各种敏感的实验室检查异常(如 APTT、INR、血小板计数、ECT、TT 或恰当的 Ⅹa 因子活性测定等);血糖<2.7 mmol/L;QCT 提示多脑叶梗死(低密度影>1/3 大脑半球)。③相对禁忌证:轻型卒中或症状快速改善的卒中;妊娠;痫性发作后出现的神经功能损害症状;近 2 周内有大型外科手术或严重外伤;近 3 周内有胃肠或泌尿系统出血;近 3 个月内有心肌梗死史。

国内外卒中指南对发病 3～4.5 小时 rtPA 标准静脉溶栓疗法均给予了最高推荐,但目前循证医学的证据还不够充分。因时间延长,其疗效只有 3 小时内 rtPA 标准静脉溶栓疗法的一半;因入选溶栓的标准更严格,其症状性脑出血发生率相似。①适应证:有急性脑梗死导致的神经功能缺损症状;症状持续时间在发病 3～4.5 小时;年龄 18～80 岁;患者或家属签署知情同意书。②禁忌证同 3 小时内 rtPA 静脉溶栓。③相对禁忌证:年龄>80 岁;严重卒中(NIHSS>25);口服抗凝药(不考虑 INR 水平);有糖尿病和缺血性卒中病史。

(2)尿激酶静脉溶栓:研究结果表明,尿激酶静脉溶栓治疗发病 6 小时内急性脑梗死相对安全、有效。如没有条件使用 rtPA,且发病在 6 小时内,对符合适应证和禁忌证的患者,可考虑静脉给予尿激酶。①使用方法:尿激酶 100 万～150 万 U,溶于生理盐水 100～200 mL,持续静脉滴注 30 分钟。②适应证:有急性脑梗死导致的神经功能缺损症状;症状出现<6 小时;年龄 18～80 岁;意识清楚或嗜睡;脑 CT 无明显早期脑梗死低密度改变;患者或家属签署知情同意书。③禁忌证同 3 小时内 rtPA 静脉溶栓。

2.血管内介入治疗

血管内介入治疗包括动脉溶栓、桥接、机械取栓、血管成形和支架术等。

采用 rtPA 标准静脉溶栓治疗,大血管闭塞的血管再通率较低(ICA<10%,MCA<

30%),疗效欠佳。对 rtPA 标准静脉溶栓治疗无效的大血管闭塞患者,在发病 6 小时内给予补救机械取栓,每治疗 3～7 个患者,就可多 1 个临床良好结局。对最后看起来正常的时间为6～24 小时的前循环大血管闭塞患者,在特定条件下也可进行机械取栓。对非致残性卒中患者(改良 Rankin 量表评分 0～2),如果有颈动脉血运重建的二级预防指征,且没有早期血运重建的禁忌证时,应在发病 48 小时～7 天之间进行颈动脉内膜切除术(CEA)或颈动脉血管成形和支架植入术(CAS),而不是延迟治疗。

3.抗血小板治疗

常用的抗血小板聚集剂包括阿司匹林和氯吡格雷。未行溶栓的急性脑梗死患者应在 48 小时之内尽早服用阿司匹林(150～325 mg/d),但在阿司匹林过敏或不能使用时,可用氯吡格雷替代。一般 2 周后按二级预防方案选择抗栓治疗药物和剂量。如果发病 24 小时内,患者 NIHSS 评分≤3,应尽早给予阿司匹林联合氯吡格雷治疗 21 天,以预防卒中的早期复发。由于目前安全性还没有确定,通常动脉粥样硬化性脑梗死急性期不建议阿司匹林联合氯吡格雷治疗,在溶栓后24 小时内也不推荐抗血小板或抗凝治疗,以免增加脑出血风险。合并不稳定型心绞痛和冠状动脉支架置入是特殊情况,可能需要双重抗血小板治疗,甚至联合抗凝治疗。

4.抗凝治疗

一般不推荐急性期应用抗凝药来预防卒中复发、阻止病情恶化或改善预后。但对于合并高凝状态、有形成深静脉血栓和肺栓塞风险的高危患者,可以使用预防剂量的抗凝治疗。对于大多数合并房颤的急性缺血性脑卒中患者,可在发病后 4～14 天开始口服抗凝治疗,进行卒中二级预防。

5.脑保护治疗

脑保护剂包括自由基清除剂、阿片受体阻断剂、电压门控性钙通道阻断剂、兴奋性氨基酸受体阻断剂、镁离子和他汀类药物等,可通过降低脑代谢、干预缺血引发细胞毒性机制减轻缺血性脑损伤。大多数脑保护剂在动物试验中显示有效,但目前还没有一种脑保护剂被多中心、随机双盲的临床试验研究证实有明确的疗效。他汀类药物在内皮功能脑血流、炎症等方面发挥神经保护作用,近来研究提示脑梗死急性期短期停用他汀与病死率和致残率增高相关。推荐急性脑梗死病前已服用他汀的患者,继续使用他汀。

6.扩容治疗

纠正低灌注,适用于血流动力学机制所致的脑梗死。

7.其他药物治疗

(1)降纤治疗:疗效尚不明确。可选药物有巴曲酶、降纤酶和安克洛酶等,使用中应注意出血并发症。

(2)中药制剂:临床上常应用丹参、川芎嗪、三七和葛根素等,以通过活血化瘀改善脑梗死症状,但目前尚缺乏大规模临床试验证据。

(3)针灸:中医也有应用针刺治疗急性脑梗死,但其疗效尚需高质量大样本的临床研究进一步证实。

(4)丁基苯酞、人尿激肽原酶是近年国内开发的两个新药,对脑缺血和微循环均有一定改善作用。

(三)急性期并发症处理

1.脑水肿和颅内压增高

治疗目标是降低颅内压、维持足够脑灌注[脑灌注压超过 9.3 kPa(70 mmHg)]和预防脑疝发生。推荐床头抬高 20°～45°,避免和处理引起颅内压增高的因素,如头颈部过度扭曲、激动、用力、发热、癫痫、呼吸道不通畅、咳嗽、便秘等。可使用 20％甘露醇每次 125～250 mL 静滴,每6～8 小时一次;对心、肾功能不全患者可改用呋塞米 20～40 mg 静脉注射,每 6～8 小时一次;可酌情同时应用甘油果糖每次 250～500 mL 静脉滴注,1～2 次/天;还可用注射用七叶皂苷钠和白蛋白辅助治疗。

对于发病 48 小时内、60 岁以下的恶性大脑中动脉梗死伴严重颅内压增高患者,施行去骨瓣减压术是有效挽救生命的措施。60 岁以上患者手术减压可降低死亡和严重残疾,但独立生活能力并未显著改善。对具有占位效应的小脑梗死患者施行去骨瓣减压术可有效防治脑疝和脑干受压。去骨瓣减压术的最佳时机尚不明确,一般将脑水肿引起的意识水平降低作为选择手术的标准。

2.梗死后出血

脑梗死出血转化发生率为 8.5％～30.0％,其中有症状的为 1.5％～5.0％。症状性出血转化应停用抗栓治疗等致出血药物,无症状性脑出血转化一般抗栓治疗可以继续使用。需抗栓治疗时,应权衡利弊,一般可于症状性出血病情稳定后数天或数周后开始抗血小板治疗;对于再发血栓风险相对较低或全身情况较差者,可用抗血小板药物代替华法林。除非合并心脏机械瓣膜,症状性脑出血后至少 4 周内应避免抗凝治疗。

3.癫痫

不推荐预防性应用抗癫痫药物。孤立发作一次者或急性期痫性发作控制后,不建议长期使用抗癫痫药物。卒中后 2～3 个月再发的癫痫,按常规进行抗癫痫长期药物治疗。

4.感染

脑卒中患者(尤其存在意识障碍者)急性期容易发生呼吸道、泌尿系统等感染,感染是导致病情加重的重要原因。应实施口腔卫生护理以降低卒中后肺炎的风险。患者采用适当的体位,经常翻身叩背及防止误吸是预防肺炎的重要措施。肺炎的治疗主要包括呼吸支持(如氧疗)和抗生素治疗;尿路感染主要继发于尿失禁和留置导尿,尽可能避免插管和留置导尿,间歇导尿和酸化尿液可减少尿路感染。一旦发生感染应及时根据细菌培养和药敏试验应用敏感抗生素。

5.上消化道出血

高龄和重症脑卒中患者急性期容易发生应激性溃疡,建议常规应用静脉抗溃疡药;对已发生消化道出血患者,应进行冰盐水洗胃、局部应用止血药(如口服或鼻饲云南白药、凝血酶等);出血量多引起休克者,必要时输注新鲜全血或红细胞成分输血,及进行胃镜下止血或手术止血。

6.深静脉血栓形成(DVT)和肺栓塞(PE)

高龄、严重瘫痪和房颤均增加 DVT 风险,DVT 增加 PE 风险。应鼓励患者尽早活动,下肢抬高,避免下肢静脉输液(尤其是瘫痪侧)。对发生 DVT 和 PE 风险高的患者可给予较低剂量的抗凝药物进行预防性抗凝治疗,如低分子肝素 4 000 U 左右,皮下注射,1 次/天。

7.吞咽困难

约 50%的卒中患者入院时存在吞咽困难。为防治卒中后肺炎与营养不良,应重视吞咽困难的评估与处理。患者开始进食、饮水或口服药物之前应筛查吞咽困难,识别高危误吸患者。对怀疑误吸的患者,可进行造影、光纤内镜等检查来确定误吸是否存在,并明确其病理生理学机制,从而指导吞咽困难的治疗。

8.心脏损伤

脑卒中合并的心脏损伤是脑心综合征的表现之一,主要包括急性心肌缺血、心肌梗死、心律失常及心力衰竭。应密切观察心脏情况,必要时进行动态心电监测和心肌酶谱检查,及时发现心脏损伤,并及时治疗。治施包括减轻心脏负荷,慎用增加心脏负担的药物,注意输液速度及输液量,对高龄患者或原有心脏病患者甘露醇用量减半或改用其他脱水剂,积极处理心脏损伤。

(四)早期康复治疗

应制定短期和长期康复治疗计划,分阶段、因地制宜地选择治疗方法。卒中发病 24 小时内不应进行早期、大量的运动。在病情稳定的情况下应尽早开始坐、站、走等活动。卧床者注意良肢位摆放,尽量减少皮肤摩擦和皮肤受压,保持良好的皮肤卫生,防止皮肤皲裂,使用特定的床垫、轮椅坐垫和座椅,直到恢复行走能力。应重视语言、运动和心理等多方面的康复训练,常规进行卒中后抑郁的筛查,并对无禁忌证的卒中后抑郁患者进行抗抑郁治疗,目的是尽量恢复患者日常生活自理能力。

(五)早期开始二级预防

不同病情患者卒中急性期长短有所不同,通常规定卒中发病 2 周后即进入恢复期。对于病情稳定的急性卒中患者,应尽可能早期安全启动卒中的二级预防,并向患者进行健康教育。

七、预后

本病发病 30 天内的病死率为 5%~15%,致残率达 50%以上。存活者中 40%以上复发,且复发次数越多病死率和致残率越高。预后受年龄、伴发基础疾病、是否出现并发症等多种因素影响。

近来研究表明,NIHSS 基线评分是早期死亡风险最强的预测指标之一。NIHSS 基线评分在 0~7、8~13、14~21、22~42 不同区间时,其急性脑梗死 30 天病死率分别为 4.2%、13.9%、31.6%和 53.5%。溶栓治疗前,如果 NIHSS 基线评分>20,溶栓并发症状性脑出血的发生率高达 17%,如果基线颅脑 CT 显示早期脑梗死低密度改变大于 1/3 大脑中动脉分布区,症状性脑出血的发生率则高达 31%。大动脉粥样硬化型脑梗死复发风险与其血管狭窄程度直接相关。如果症状性颅内动脉狭窄超过 70%,其年卒中发生率为 18%,而动脉狭窄 70%以下者,仅为 6%。一般症状性颅内动脉狭窄患者卒中复发风险高于颈动脉狭窄患者。

第四节　腔隙性脑梗死

腔隙性脑梗死是指大脑半球深部白质和脑干等中线部位,由直径为 $100\sim400\ \mu m$ 的穿支动脉血管闭塞导致的脑梗死。所引起的病灶为 $0.5\sim15.0\ mm^3$ 的梗死灶。大多由大脑前动脉、大脑中动脉、前脉络膜动脉和基底动脉的穿支动脉闭塞所引起。脑深部穿动脉闭塞导致相应灌注区脑组织缺血、坏死、液化，由吞噬细胞将该处组织移走而形成小腔隙。好发于基底节、丘脑、内囊、脑桥的大脑皮质贯通动脉供血区。反复发生多个腔隙性脑梗死，称多发性腔隙性脑梗死。临床引起相应的综合征，常见的有纯运动性轻偏瘫、纯感觉性卒中、构音障碍-手笨拙综合征、共济失调性轻偏瘫和感觉运动性卒中。高血压和糖尿病是主要原因，特别是高血压尤为重要。腔隙性脑梗死占脑梗死的 20%～30%。

一、病因与发病机制

(一)病因

真正的病因和发病机制尚未完全清楚，但与下列因素有关。

1.高血压

长期高血压作用于小动脉及微小动脉壁，致脂质透明变性，管腔闭塞，产生腔隙性病变。舒张压增高是多发性腔隙性脑梗死的常见原因。

2.糖尿病

糖尿病时血浆低密度脂蛋白及极低密度脂蛋白的浓度增高，引起脂质代谢障碍，促进胆固醇合成，从而加速、加重动脉硬化的形成。

3.微栓子(无动脉病变)

各种类型小栓子阻塞小动脉导致腔隙性脑梗死，如胆固醇、红细胞增多症、纤维蛋白等。

4.血液成分异常

如红细胞增多症、血小板增多症和高凝状态，也可导致发病。

(二)发病机制

腔隙性脑梗死的发病机制还不完全清楚。微小动脉粥样硬化被认为是症状性腔隙性脑梗死常见的发病机制。在慢性高血压患者中，在粥样硬化斑为 $100\sim400~\mu m$ 的小动脉中，也能发现动脉狭窄和闭塞。颈动脉粥样斑块，尤其是多发性斑块，可能会导致腔隙性脑梗死；脑深部穿动脉闭塞，导致相应灌注区脑组织缺血、坏死，由吞噬细胞将该处脑组织移走，遗留小腔，因而导致该部位神经功能缺损。

二、病理

腔隙性脑梗死灶呈不规则圆形、卵圆形或狭长形。累及管径在 $100\sim400~\mu m$ 的穿动脉，梗死部位主要在基底节(特别是壳核和丘脑)、内囊和脑桥的白质。大多数腔隙性脑梗死位于豆纹动脉分支、大脑后动脉的丘脑深穿支、基底动脉的旁中央支供血区。阻塞常发生在深穿支的前半部分，因而梗死灶均较小，大多数直径为 $0.2\sim15.0~mm$。病变血管可见透明变性、玻璃样脂肪变、玻璃样小动脉坏死、血管壁坏死和小动脉硬化等。

三、临床表现

本病常见于 $40\sim60$ 岁以上的中老年人。腔隙性脑梗死患者中高血压的发病率约为 75%，糖尿病的发病率为 25%～35%，有 TIA 史者约有 20%。

(一)症状和体征

临床症状一般较轻，体征单一，一般无头痛、颅内高压症状和意识障碍。由于病灶小，又常位于脑的静区，故许多腔隙性脑梗死在临床上无症状。

（二）临床综合征

Fisher 根据病因、病理和临床表现，归纳为 21 种综合征，常见的有以下几种。

1.纯运动性轻偏瘫（PMH）

PMH 最常见，约占 60%，有病灶对侧轻偏瘫，而不伴失语、感觉障碍和视野缺损，病灶多在内囊和脑干。

2.纯感觉性卒中（PSS）

PSS 约占 10%，表现为病灶对侧偏身感觉障碍，也可伴有感觉异常，如麻木、烧灼和刺痛感。病灶在丘脑腹后外侧核或内囊后肢。

3.构音障碍-手笨拙综合征（DCHS）

DCHS 约占 20%，表现为构音障碍、吞咽困难，病灶对侧轻度中枢性面、舌瘫，手的精细运动欠灵活，指鼻试验欠稳。病灶在脑桥基底部或内囊前肢及膝部。

4.共济失调性轻偏瘫（AH）

病灶同侧共济失调和病灶对侧轻偏瘫，下肢重于上肢，伴有锥体束征。病灶多在放射冠汇集至内囊处，或脑桥基底部皮质脑桥束受损所致。

5.感觉运动性卒中（SMS）

SMS 少见，以偏身感觉障碍起病，再出现轻偏瘫，病灶位于丘脑腹后核及邻近内囊后肢。

6.腔隙状态

由 Marie 提出，由于多次腔隙性脑梗死后，有进行性加重的偏瘫、严重的精神障碍、痴呆、平衡障碍、二便失禁、假性延髓性麻痹、双侧锥体束征和类帕金森综合征等。近年由于有效控制血压及治疗的进步，现在已很少见。

四、辅助检查

（一）神经影像学检查

1.颅脑 CT

非增强 CT 扫描显示为基底节区或丘脑呈卵圆形低密度灶，边界清楚，直径为 10～15 mm。由于病灶小，占位效应轻微，一般仅为相邻脑室局部受压，多无中线移位，梗死密度随时间逐渐降低，4 周后接近脑脊液密度，并出现萎缩性改变。增强扫描于梗死后 3 天至 1 个月可能发生均一或斑块性强化，以 2～3 周明显，待达到脑脊液密度时，则不再强化。

2.颅脑 MRI

MRI 显示比 CT 优越，尤其是对脑桥的腔隙性脑梗死和新旧腔隙性脑梗死的鉴别有意义，增强后能提高阳性率。颅脑 MRI 检查在 T_2WI 像上显示高信号，是小动脉阻塞后新的或陈旧的病灶。T_1WI 和 T_2WI 分别表现为低信号和高信号斑点状或斑片状病灶，呈圆形、椭圆形或裂隙形，最大直径常为数毫米，一般不超过 1 cm。急性期 T_1WI 的低信号和 T_2WI 的高信号，常不及慢性期明显，由于水肿的存在，使病灶看起来常大于实际梗死灶。注射造影剂后，T_1WI 急性期、亚急性期和慢性期病灶显示增强，呈椭圆形、圆形，也可呈环形。

3.CT 血管成像（CTA）、磁共振血管成像（MRA）

了解颈内动脉有无狭窄及闭塞程度。

(二)超声检查

经颅多普勒超声(TCD)了解颈内动脉狭窄及闭塞程度。三维B超检查,了解颈内动脉粥样硬化斑块的大小和厚度。

(三)血液学检查

了解有无糖尿病和高脂血症等。

五、诊断与鉴别诊断

(一)诊断

(1)中老年人发病,多数患者有高血压病史,部分患者有糖尿病史或 TIA 史。

(2)急性或亚急性起病,症状比较轻,体征比较单一。

(3)临床表现符合 Fisher 描述的常见综合征之一。

(4)颅脑 CT 或 MRI 发现与临床神经功能缺损一致的病灶。

(5)预后较好,恢复较快,大多数患者不遗留后遗症状和体征。

(二)鉴别诊断

1.小量脑出血

均为中老年发病,有高血压和急起的偏瘫和偏身感觉障碍。但小量脑出血头颅 CT 显示高密度灶即可鉴别。

2.脑囊虫病

CT 均表现为低信号病灶。但是,脑囊虫病 CT 呈多灶性、小灶性和混合灶性病灶,临床表现常有头痛和癫痫发作,血和脑脊液囊虫抗体阳性,可供鉴别。

六、治疗

(一)抗血小板聚集药物

抗血小板聚集药物是预防和治疗腔隙性脑梗死的有效药物。

1.肠溶阿司匹林(或拜阿司匹林)

每次 100 mg,每天 1 次,口服,可连用 6~12 个月。

2.氯吡格雷

每次 50~75 mg,每天 1 次,口服,可连用半年。

3.西洛他唑

每次 50~100 mg,每天 2 次,口服。

4.曲克芦丁

每次 200 mg,每天 3 次,口服;或每次 400~600 mg 加入 5% 葡萄糖注射液或 0.9% 氯化钠注射液500 mL 中静脉滴注,每天 1 次,可连用 20 天。

(二)钙通道阻滞剂

1.氟桂利嗪

每次 5~10 mg,睡前口服。

2.尼莫地平

每次 20~30 mg,每天 3 次,口服。

3.尼卡地平

每次 20 mg,每天 3 次,口服。

(三)血管扩张药

1.丁苯酞

每次 200 mg,每天 3 次,口服。偶见恶心、腹部不适,有严重出血倾向者忌用。

2.丁咯地尔

每次 200 mg 加入 5%葡萄糖注射液或 0.9%氯化钠注射液 250 mL 中静脉滴注,每天 1 次,连用10～14 天;或每次 200 mg,每天 3 次,口服。可有头痛、头晕、恶心等不良反应。

3.倍他司汀

每次 6～12 mg,每天 3 次,口服。可有恶心、呕吐等不良反应。

(四)内科病的处理

有效控制高血压、糖尿病、高脂血症等,坚持药物治疗,定期检查血压、血糖、血脂、心电图和有关血液流变学指标。

七、预后与预防

(一)预后

Marie 和 Fisher 认为腔隙性脑梗死一般预后良好,下述几种情况影响本病的预后。

(1)梗死灶的部位和大小,如腔隙性脑梗死发生在脑的重要部位——脑桥和丘脑,以及大的和多发性腔隙性脑梗死者预后不良。

(2)有反复 TIA 发作,有高血压、糖尿病和严重心脏病(缺血性心脏病、心房颤动、心脏瓣膜病等),症状没有得到很好控制者预后不良。据报道,1 年内腔隙性脑梗死的复发率为10%～18%;腔隙性脑梗死,特别是多发性腔隙性脑梗死半年后约有 23%的患者发展为血管性痴呆。

(二)预防

控制高血压、防治糖尿病和 TIA 是预防腔隙性脑梗死发生和复发的关键。

(1)积极处理危险因素。①血压的调控:长期高血压是腔隙性脑梗死主要的危险因素之一。在降血压药物方面无统一规定应用的药物。选用降血压药物的原则是既要有效和持久的降低血压,又不至于影响重要器官的血流量。可选用钙通道阻滞剂,如硝苯地平缓释片,每次20 mg,每天 2 次,口服;或尼莫地平,每次 30 mg,每天 1 次,口服。也可选用血管紧张素转化酶抑制剂,如卡托普利,每次12.5～25 mg,每天 3 次,口服;或贝拉普利,每次5～10 mg,每天1 次,口服。②调控血糖:糖尿病也是腔隙性脑梗死主要的危险因素之一。详见血栓形成性脑梗死章节。③调控高血脂:可选用辛伐他汀(舒降之),每次 10～20 mg,每天1 次,口服;或洛伐他汀(美降之),每次20～40 mg,每天 1～2 次,口服。④积极防治心脏病:要减轻心脏负荷,避免或慎用增加心脏负荷的药物,注意补液速度及补液量;对有心肌缺血、心肌梗死者应在心血管内科医师的协助下进行药物治疗。

(2)可以较长时期应用抗血小板聚集药物,如阿司匹林、氯吡格雷和中药活血化瘀药物。

(3)生活规律,心情舒畅,饮食清淡,适宜的体育锻炼。

第七章 内分泌科疾病

第一节 甲状腺功能亢进症

甲状腺功能亢进症(Hyperthyroidism,简称甲亢),是指由于甲状腺本身或甲状腺以外的多种原因引起的甲状腺激素增多,进入循环血中,作用于全身的组织和器官,造成机体的神经、循环、消化等各系统的兴奋性增高和代谢亢进为主要表现的疾病的总称。甲亢是内分泌系统的常见病和多发病。本病可发生于任何年龄,从新生儿到老年人均可能患甲亢,但最多见于中青年女性。

甲亢的病因较复杂,其中以 Graves 病(GD)最多见,又称毒性弥漫性甲状腺肿,是一种伴甲状腺激素分泌增多的器官特异性自身免疫病,约占所有甲亢患者的 85%;其次为亚急性甲状腺炎伴甲亢和结节性甲状腺肿伴甲亢;其他少见的病因有垂体性甲亢、碘甲亢等。本节主要讨论 Graves 病。

一、病因及发病机制

GD 的发病机制和病因未明,一般认为它是以遗传易患性为背景,在精神创伤、感染等应激因素作用下,诱发体内的免疫系统功能紊乱,"禁忌株"细胞失控,Ts 细胞减弱了对 Th 细胞的抑制,特异 B 淋巴细胞在特异 Th 细胞辅助下产生异质性免疫球蛋白(自身抗体)而致病。可作为这些自身抗体的组织抗原或抗原成分很多,主要有 TSH、TSH 受体、Tg、甲状腺 TPO 等。

二、病理

(一)甲状腺

多呈不同程度的弥漫性、对称性肿大,或伴峡部肿大。质软至韧,包膜表面光滑、透亮,也可不平或呈分叶状。甲状腺内血管增生、充血,使其外观呈鲜牛肉色或猪肝色。滤泡增生明显,呈立方形或高柱状,并可形成乳头状皱褶突入滤泡腔内,腔内胶质常减少或消失。细胞核位于底部,可有分裂象。高尔基器肥大,内质网发育良好,有较多核糖体,线粒体常增多。凡此均提示滤泡上皮功能活跃,处于 TH 合成和分泌功能亢进状态。

(二)眼

浸润性突眼者的球后组织中常有脂肪浸润,纤维组织增生,黏多糖和糖胺聚糖沉积,透明质酸增多,淋巴细胞及浆细胞浸润。眼肌纤维增粗、纹理模糊,肌纤维透明变性、断裂及破坏,肌细胞内黏多糖亦增多。

(三)双下肢对称性胫前黏液性水肿

少见。病变皮肤切片在光镜下可见黏蛋白样透明质酸沉积,伴多数带颗粒的肥大细胞、吞噬细胞和内质网粗大的成纤维细胞浸润;电镜下可见大量微纤维伴糖蛋白及酸性糖胺聚糖沉积。

(四)其他

骨骼肌、心肌有类似上述眼肌的改变,但较轻。久病者或重度甲亢患者肝内可有脂肪浸润、灶状或弥漫性坏死、萎缩,门静脉周围纤维化乃至肝硬化。颈部、支气管及纵隔淋巴结增大较常见,脾亦可增大。少数病例可有骨质疏松。

三、临床表现

女性多见,男女之比为 1∶(4~6),各年龄组均可发病,以 20~40 岁为多。临床表现不一,老年和儿童患者的临床表现常不典型,典型病例表现三联症。

(一)甲状腺激素分泌过多综合征

1.高代谢综合征

由于 T_3、T_4 分泌过多和交感神经兴奋性增高,促进物质代谢,氧化加速使产热、散热明显增多,患者常有疲乏无力、怕热多汗,皮肤温暖潮湿、体重锐减、低热(危象时可有高热)等。

2.心血管系统

可有心悸、胸闷、气短、心动过速,严重者可导致甲亢性心脏病。查体时可见:①心动过速,常为窦性,休息及熟睡时心率仍快。②心尖区第一心音亢进,常有收缩期杂音,偶在心尖部可听到舒张期杂音。③心律失常以期前收缩、房颤多见,房扑及房室传导阻滞少见。④可有心脏肥大、扩大及心力衰竭。⑤由于收缩压上升、舒张压下降,脉压差增大,有时出现水冲脉、毛细血管搏动等周围血管征。

3.精神、神经系统

易激动、烦躁、失眠、多言多动、记忆力减退。有时出现幻觉,甚而表现为亚躁狂症或精神分裂症。偶尔表现为寡言、抑郁者,以老年人多见。可有双手及舌平伸细震颤,腱反射亢进。

4.消化系统

常有食欲亢进、多食消瘦、大便频繁。老年患者可有食欲缺乏、厌食。重者可有肝大及肝功能异常,偶有黄疸。

5.肌肉骨骼系统

部分患者可有甲亢性肌病、肌无力及肌萎缩,多见于肩胛与骨盆带肌群。周期性瘫痪多见于青年男性患者,原因不明。

6.内分泌系统

早期血 ACTH、皮质醇及 24 小时尿 17-羟皮质类固醇(17-羟)升高,继而受过多 T_3、T_4 抑制而下降,皮质醇半衰期缩短。

7.生殖系统

女性常有月经减少或闭经,男性有阳痿,偶有乳腺发育。

8.血液和造血系统

周围血液中,淋巴细胞绝对值和百分比及单核细胞增多,但白细胞总数偏低。血小板寿命缩短。有时可出现皮肤紫癜或贫血。

(二)甲状腺肿

绝大多数患者有程度不等的弥漫性、对称性甲状腺肿大,随吞咽动作上下运动;质软、无压痛、久病者较韧;肿大程度与甲亢轻重无明显关系;左、右叶上下极可扪及细震颤,可闻及收缩期吹风样或连续性收缩期增强的血管杂音,为诊断本病的重要体征。极少数无甲状腺肿大或甲状腺位于胸骨后纵隔内。甲状腺肿大压迫气管、食管及喉返神经时,出现气短、进食哽噎及声音嘶哑。

(三)眼征

GD 患者中,有 25%～50% 伴有眼征,其中突眼为重要而较特异的体征之一。突眼多与甲亢同时发生,但亦可在甲亢症状出现前或甲亢经药物治疗后出现,少数仅有突眼而缺少其他临床表现。按病变程度可分为单纯性(干性、良性、非浸润性)和浸润性(水肿性、恶性)突眼两类。

1.非浸润性突眼

占大多数,无症状,主要因交感神经兴奋和 TH 的 β 肾上腺素能样作用致眼外肌群和提上睑肌张力增高有关,球后及眶内软组织改变不大,突眼度＜18 mm,经治疗常可恢复,预后良好。眼征有以下几种。①Dalrymple 征:眼裂增大。②Stellwag 征:瞬目减少。③Mobius 征:双眼聚合能力欠佳。④Von Graefe 征:眼向下看时巩膜外露。⑤Joffroy 征:眼向上看时前额皮肤不能皱起。

2.浸润性突眼

较少见,症状明显,多发生于成年患者,由于眼球后软组织水肿和浸润所致,预后较差。除上述眼征更明显外,往往伴有眼睑肿胀肥厚,结膜充血水肿。患者畏光、复视、视力减退、阅读时易疲劳、异物感、眼胀痛或刺痛、流泪,眼球肌麻痹而视野缩小、斜视、眼球活动度减少甚至固定。突眼度一般＞19 mm,左右突眼度常不等。由于突眼明显,不能闭合,结膜及角膜经常暴露,尤其睡眠时易受外界刺激而引起充血、水肿,继而感染。

四、实验室检查

(一)血清甲状腺激素测定

1.血清总三碘甲状腺原氨酸(TT$_3$)

TT$_3$ 浓度常与 TT$_4$ 的改变平行,但在甲亢初期与复发早期,TT$_3$ 上升往往很快,约 4 倍于正常;而 TT$_4$ 上升较缓,仅为正常的 2.5 倍,故测定 TT$_3$ 为早期 GD,治疗中疗效观察及停药后复发的敏感指标,亦是诊断 T$_3$ 型甲亢的特异指标。但应注意老年淡漠型甲亢或久病者 TT$_3$可不高。

2.血总甲状腺素(TT$_4$)

TT$_4$ 是判定甲状腺功能最基本的筛选指标,在估计患者甲状腺激素结合球蛋白 TBG 正常情况下,TT$_4$ 的增高提示甲亢。甲亢患者 TT$_4$ 升高受 TBG 影响,而 TBG 又受雌激素、妊娠、病毒性肝炎等影响而升高,受雄激素、低蛋白血症(严重肝病、肾病综合征)、泼尼松等的影响而下降,分析时必须注意。

3.血清游离甲状腺素(FT$_4$)及游离 T$_3$(FT$_3$)

不受血 TBG 影响,能直接反映甲状腺功能。其敏感性和特异性均明显高于 TT$_4$ 和 TT$_3$,含量极微,正常值因检查机构而有不同。

4.血清反 T$_3$(rT$_3$)

rT$_3$ 无生物活性,是 T$_4$ 在外周组织的降解产物,其血浓度的变化与 T$_3$、T$_4$ 维持一定比例,尤其与 T_4 的变化一致,可作为了解甲状腺功能的指标。

(二)促甲状腺激素(TSH)

甲状腺功能改变时,TSH 的波动较 T_3、T_4 更迅速而显著,故血中 TSH 是反映下丘脑-垂体-甲状腺轴功能的敏感指标。尤其对亚临床型甲亢和亚临床型甲减的诊断有重要意义。垂体性甲亢升高,甲状腺性甲亢正常或降低。

(三)甲状腺摄[131]I率

本法诊断甲亢的符合率达 90%。正常值为:3 小时,5%～25%;24 小时,20%～45%,高峰出现在24 小时。甲亢患者摄[131]I率增强,3 小时＞25%,24 小时＞45%,且高峰前移。缺碘性甲状腺肿摄[131]I率也可增高,但一般无高峰前移,可做 T_3 抑制试验鉴别。影响摄[131]I率的因素如下,①使摄[131]I率升高的因素:长期服用女性避孕药。②使摄[131]I率降低的因素:多种食物及含碘药物(包括中药)、抗甲状腺药物、溴剂、利舍平(利血平)、保泰松、对氨基水杨酸、甲苯磺丁脲等。做本测定前应停用上述药物、食物1～2 个月以上。孕妇和哺乳期妇女禁用。

(四)促甲状腺激素释放激素(TRH)兴奋试验

GD 时血 T_3、T_4 增高,反馈抑制 TSH,故 TSH 细胞不被 TRH 兴奋。如静脉注射 TRH 200 μg后 TSH 有升高反应,可排除甲亢;如 TSH 不增高(无反应)则支持甲亢的诊断。本试验因在体外进行测定 TSH,无须将核素引入人体,故不良反应少,对年老有冠心病或甲亢性心脏病者较 T_3 抑制试验安全。

(五)T_3 抑制试验

主要用于鉴别甲状腺肿伴摄[131]I率增高系由甲亢或是单纯性甲状腺肿所致;也曾用于长期抗甲状腺药物治疗后,预测停药后复发可能性的参考。方法:先测定基础摄[131]I率后,口服 T_3 20 μg,每天 3 次,连续6 天(或干甲状腺 60 mg,每天 3 次,连服 8 天),然后再测摄[131]I率。对比两次结果,正常人及单纯性甲状腺肿患者摄[131]I率下降 50% 以上;甲亢患者不被抑制,故摄[131]I的下降＜50%。伴有冠心病、甲亢性心脏病或严重甲亢者禁用本项试验,以免诱发心律失常、心绞痛或甲状腺危象。

(六)甲状腺自身抗体测定

未经治疗的 GD 患者血 TSAb 阳性检出率可达 80%～100%,有早期诊断意义,对判断病情活动、是否复发也有价值;还可以作为治疗后停药的重要指标。50%～90% 的 GD 患者血中可检出 TGAb 和(或)TPOAb,但滴度较低。如长期持续阳性且滴度较高,提示患者有进展为自身免疫性甲减的可能。

(七)影像学检查

超声、放射性核素扫描、CT、MRI 等可根据需要选用。

五、诊断及鉴别诊断

(一)诊断

根据临床表现三联症及实验室检查,诊断并不困难。但早期轻型、老年人、小儿表现不典型,尤其淡漠型甲亢应特别注意。

(二)鉴别诊断

1.单纯性甲状腺肿

无甲亢症状。摄^{131}I率虽也增高但高峰不前移。T_3抑制试验可被抑制。T_3正常或偏高，T_4正常或偏低，TSH正常或偏高。TRH兴奋试验正常。血TSAb、TGAb和TPOAb阴性。

2.神经官能症

神经、精神症状相似，但无高代谢症状群、突眼及甲状腺肿，甲状腺功能正常。

3.其他疾病

以消瘦、低热为主要表现者，应与结核、恶性肿瘤鉴别；腹泻者应与慢性结肠炎鉴别；心律失常应与冠心病、风湿性心脏病鉴别；淡漠型甲亢应与恶性肿瘤、消耗病鉴别；突眼应与眶内肿瘤、慢性肺心病等相鉴别。

六、治疗

一般治疗：解除精神紧张和负担、避免情绪波动。确诊后应适当卧床休息并给予对症、支持疗法。忌碘饮食，补充足够热量和营养如蛋白、糖类及各种维生素。有交感神经兴奋、心动过速者可用普萘洛尔（心得安）、利舍平等；如失眠可给地西泮（安定）、氯氮䓬（利眠宁）。

甲亢的治疗，常用方法如下。

(一)控制甲亢的基本方法

(1)抗甲状腺药物治疗。

(2)放射性碘治疗。

(3)手术治疗。

(二)抗甲状腺药物治疗

疗效较肯定；一般不引起永久性甲减；方便、安全、应用最广。

1.常用药物

(1)硫脲类：甲硫氧嘧啶和丙硫氧嘧啶(PTU)。

(2)咪唑类：甲巯咪唑(他巴唑，MMI)和卡比马唑(甲亢平)。

2.作用机制

通过抑制过氧化物酶活性，使无机碘氧化为活性碘而作用于碘化酪氨酸减少，阻止甲状腺激素合成，丙硫氧嘧啶还可以抑制T_4在周围组织中转化为T_3，故首选用于严重病例或甲状腺危象。

3.适应证

病情轻、甲状腺呈轻至中度肿大者；年龄在20岁以下，或孕妇、年迈体弱或合并严重心、肝、肾疾病等而不宜手术者；术前准备；作为放射性^{131}I治疗前后的辅助治疗；甲状腺次全切除后复发而不宜用^{131}I治疗者。

4.剂量用法与疗程

长程治疗分为初治期、减量期及维持期，按病情轻重决定剂量。

(1)初治期：丙硫氧嘧啶或甲硫氧嘧啶：300～450 mg/d，甲巯咪唑或卡比马唑：30～40 mg/d，分2～3次口服。至症状缓解或T_3、T_4恢复正常时即可减量。

(2)减量期：每2～4周减量1次，丙硫氧嘧啶或甲硫氧嘧啶每次减50～100 mg/d，甲巯咪唑或卡比马唑每次减 5～10 mg/d,待症状完全消除,体征明显好转后再减至最小维持量。

(3)维持期:丙硫氧嘧啶或甲硫氧嘧啶 50～100 mg/d,甲巯咪唑或卡比马唑 5～10 mg/d,维持1.5～2 年,必要时还可以在停药前将维持量减半。疗程中除非有较严重的反应,一般不宜中断,并定期随访疗效。

5.治疗中注意事项

(1)如经治疗症状缓解但甲状腺肿大及突眼却加重时,抗甲状腺药物应酌情减量,并加用甲状腺片,每天 30～60 mg。可能由于抗甲状腺药物过量,T_3、T_4 减少后对 TSH 反馈抑制减弱,故 TSH 分泌增多促使甲状腺增生、肥大。

(2)注意抗甲状腺药物不良反应:粒细胞减少与药疹甲巯咪唑较丙硫氧嘧啶常见,初治时每周化验白细胞总数、白细胞分类,以后每 2～4 周 1 次。常见于开始服药 2～3 个月。当白细胞低于 $4×10^9$/L 时应注意观察,试用升白细胞药物如维生素 B_4、利血生、鲨肝醇、脱氧核糖核酸,必要时可采用泼尼松。如出现突发的粒细胞缺乏症(对药物的变态反应),常表现咽痛、发热、乏力、关节酸痛等时,应紧急处理并停药。有些患者用抗甲状腺药物后单有药疹,一般不必停药,可给抗组胺药物,必要时可更换抗甲状腺药物种类,目前临床用药中丙硫氧嘧啶出现药疹者较少,但应该特别警惕出现剥脱性皮炎、中毒性肝炎等,一旦出现应停药抢救。

(3)停药问题:近年认为完成疗程后尚须观察,TRAb 或 TSI 免疫抗体明显下降者方可停药以免复发。

(三)放射性碘治疗

1.放射性碘治疗甲亢作用机制

利用甲状腺高度摄取和浓集碘的能力及 ^{131}I释放出 β 射线对甲状腺的毁损效应(β 射线在组织内的射程约 2 mm,电离辐射仅限于甲状腺局部而不累及毗邻组织),破坏滤泡上皮而减少 TH 分泌。另外,也抑制甲状腺内淋巴细胞的抗体生成,加强了治疗效果。

2.适应证

(1)中度甲亢、年龄在 25 岁以上者。

(2)对抗甲状腺药有过敏等反应而不能继用,或长期治疗无效,或治疗后复发者。

(3)合并心、肝、肾等疾病不宜手术,或术后复发,或不愿手术者。

(4)非自身免疫性家族性毒性甲状腺肿者。

(5)某些高功能结节者。

3.禁忌证

(1)妊娠、哺乳期妇女(^{131}I可透过胎盘和进入乳汁)。

(2)年龄在 25 岁以下者。

(3)严重心、肝、肾衰竭或活动性肺结核者。

(4)外周血白细胞在 $3×10^9$/L 以下或中性粒细胞低于 $1.5×10^9$/L 者。

(5)重症浸润性突眼症。

(6)甲状腺不能摄碘者。

(7)甲状腺危象。

4.方法与剂量

根据甲状腺估计重量和最高摄^{131}I率推算剂量。一般主张每克甲状腺组织一次给予^{131}I 70～100 μCi(1 Ci＝3.7×10^{10}Bq)放射量。甲状腺重量的估计有三种方法:①触诊法。②X射线检查。③甲状腺显像。

5.治疗前注意事项

不能机械采用公式计算剂量,应根据病情轻重、过去治疗情况、年龄、甲状腺有无结节、^{131}I 在甲状腺的有效半衰期长短等全面考虑;服^{131}I前 2～4 周应避免用碘剂及其他含碘食物或药物;服^{131}I前如病情严重,心率超过 120/min,血清 T$_3$、T$_4$ 明显升高者宜先用抗甲状腺药物及普萘洛尔治疗,待症状减轻方可用放射性^{131}I治疗。最好服抗甲状腺药物直到服^{131}I前 2～3 天再停,然后做摄^{131}I率测定,接着采用^{131}I治疗。

6.疗效

一般治疗后 2～4 周症状减轻,甲状腺缩小,体重增加,3～4 个月约 60％以上的患者可治愈。如半年后仍未缓解,可进行第二次治疗,且于治前先用抗甲状腺药物控制甲亢症状。

7.并发症

(1)甲状腺功能减退。分暂时性和永久性甲减两种。早期由于腺体破坏,后期由于自身免疫反应所致。一旦发生均需用 TH 替代治疗。

(2)突眼的变化不一。多数患者的突眼有改善,部分患者无明显变化,极少数患者的突眼恶化。

(3)放射性甲状腺炎。见于治疗后 7～10 天,个别可诱发危象。故必须在^{131}I治疗前先用抗甲状腺药物治疗。

(4)致癌问题。^{131}I治疗后癌发生率并不高于一般居民的自然发生率。但由于年轻患者对电离辐射敏感,有报道婴儿和儿童时期颈都接受过 X 线治疗者甲状腺癌的发生率高,故年龄在 25 岁以下者应选择其他治疗方法。

(5)遗传效应。经^{131}I治疗后有报道可引起染色体变异,但仍在探讨中,并须长期随访观察方能得出结论。为保证下一代及隔代子女的健康,将妊娠期列为^{131}I治疗的禁忌证是合理的。

(四)手术治疗

甲状腺次全切除术的治愈率可达 70％以上,但可引起多种并发症,有的病例于术后多年仍可复发,或出现甲状腺功能减退症。

1.适应证

(1)中、重度甲亢,长期服药无效,停药后复发,或不愿长期服药者。

(2)甲状腺巨大,有压迫症状者。

(3)胸骨后甲状腺肿伴甲亢者

(4)结节性甲状腺肿伴甲亢者。

2.禁忌证

(1)较重或发展较快的浸润性突眼者。

(2)合并较重的心、肝、肾、肺疾病,不能耐受手术者。

(3)妊娠早期(第 3 个月前)及晚期(第 6 个月后)。

（4）轻症可用药物治疗者。

3.术前准备

先抗甲状腺药物治疗达下列指标者方可进行术前服药：①症状减轻或消失。②心率恢复到80～90次/min以下。③T₃、T₄恢复正常。④BMR＜＋20％。达到上述指标者开始进行术前服用复方碘溶液。服法：3～5滴/次，每天服3次，逐日增加1滴直至10滴/次，维持2周。作用：减轻甲状腺充血、水肿，使甲状腺质地变韧，方便手术并减少出血。近年来使用普萘洛尔或普萘洛尔与碘化物联合使用作术前准备，疗效迅速，一般于术前及术后各服1周。

4.手术并发症

（1）出血。须警惕引起窒息，严重时须气管切开。

（2）局部伤口感染。

（3）喉上与喉返神经损伤，引起声音嘶哑。

（4）甲状旁腺损伤或切除，引起暂时性或永久性手足抽搐。

（5）突眼加重。

（6）甲状腺功能减退症。

（7）甲状腺危象。

（五）高压氧治疗

1.治疗机制

（1）高压氧治疗可以迅速增加各组织供氧，甲亢患者因甲状腺素增多，机体各组织代谢旺盛、耗氧量增加，要求心脏收缩力增强、心率加快，增加心排血量为组织运送更多氧气和营养物质。心率加快、血压升高结果增加心肌的耗氧量。患者进行高压氧治疗可以迅速增加各组织的氧气供应，减轻心脏负担；高压氧治疗可以减慢心率，降低心肌耗氧量。

（2）高压氧治疗可以减低机体的免疫能力，减少抗体的产生、减少淋巴细胞的数量。

（3）高压氧治疗可以改善大脑皮质的神经活动，改善自主神经功能，稳定患者情绪。调整机体免疫功能。

（4）有实验证明，高压氧治疗可以调整甲状腺素水平，不论甲状腺素水平高或低，经高压氧治疗均有恢复正常水平的趋势。

2.治疗方法

（1）治疗压力不宜过高1.8～2 ATA、每次吸氧60分钟、每天1次、连续1～2疗程。

（2）配合药物治疗。

（3）甲状腺危象患者可在舱内进行高压氧治疗同时配合药物治疗。

（4）甲状腺手术前准备，行高压氧治疗可减少甲状腺血流量。

第二节　腺垂体功能减退症

腺垂体功能减退症是一种或数种腺垂体激素分泌不足或缺失所导致的综合征。垂体分为2个部分：前叶和后叶。后叶为神经垂体，本身不合成激素，但是分泌由下丘脑合成的2种激素——血管升压素和缩宫素。前叶即腺垂体,分泌促甲状腺激素(TSH)、卵泡刺激素(FSH)、黄体生成素(LH)、生长激素(GH)、促肾上腺皮质激素(ACTH)、泌乳素(PRL),作为沟通下丘脑和靶腺的桥梁,受下丘脑调控并影响全身内分泌腺体功能。

典型的腺垂体功能减退症不难诊断,症状和体征在轻症时不明显或没有特征,很容易被忽略,多以疲乏无力或异常的精神状态就医。垂体功能减退也可能是无法解释的异常检验数据和生命体征危险的原因。

一、病因

腺垂体功能减退的病因主要是下丘脑病变和垂体本身病变。由下丘脑损伤所致,则为继发性腺垂体功能减退;如病变发生在垂体,则属原发性腺垂体功能减退。此外,若垂体柄损伤,切断了两者间的联系,也导致该症发生。

(一)肿瘤

垂体肿瘤是造成该症最常见的原因,约占该病的50%。体积较大的腺瘤压迫周围正常垂体组织,垂体前叶分泌激素的细胞遭到破坏,发生功能失调。破坏可殃及部分或全部垂体激素。若肿瘤向上生长,下丘脑因受压迫或损伤可造成继发性功能减退。此时,下丘脑的调节激素不足或缺失,干扰了垂体前叶激素的正常分泌。此外,若压迫到垂体柄,也可造成腺垂体功能减退。虽然尸检和磁共振检查表明垂体腺瘤的患病率高达10%~20%,但是表现出临床症状者极为罕见。

下丘脑及其邻近区域的肿瘤如颅咽管瘤等,可压迫下丘脑,引起腺垂体激素释放激素分泌减少,导致腺垂体功能减退。

(二)腺垂体缺血坏死

缺血性损伤很早即被认为是腺垂体功能减退症的原因之一。最典型的例子即为希恩综合征。怀孕期间,由于泌乳素细胞增生和肥大,使得垂体体积增加。当血容量减少时,向垂体供血的血管收缩,继而发生痉挛,导致垂体坏死。坏死的程度取决于出血的多少。30%经历过产后出血的女性会患上不同程度的垂体功能减退。这些患者还可能患有肾上腺功能不足、甲状腺功能减退、闭经、尿崩症和哺乳障碍(缺少乳汁)。

(三)外伤

严重头颅外伤可导致垂体前叶功能不足和尿崩症。有闭合性头部外伤史者应给予重视。脑外伤者在损伤后3个月乃至12个月内会伴有一定程度的垂体功能减退。几乎所有由此造成的垂体功能不足患者都曾在创伤后出现过意识丧失,且大约半数患者伴随颅骨骨折。

其他原因还包括自身免疫性疾病、浸润性疾病、放射治疗损伤、感染等。此外,生理或心理状态会扰乱调节激素的合成和分泌,从而影响下丘脑-垂体轴。

二、临床表现

临床表现与垂体激素原发性缺乏或靶腺体功能不足密切相关。症状出现与否及严重程度取决于激素缺乏的程度和速度。垂体功能减退通常会合并数种激素缺乏,但很少累及全部垂体激素。而终末腺体激素分泌不足可认为是靶器官继发性功能缺乏。临床表现依激素缺乏的种类,表现为下丘脑-垂体-肾上腺轴、下丘脑-垂体-甲状腺轴、下丘脑-垂体-性腺轴功能减退,并涉及生长发育及乳汁分泌。不仅如此,原发病灶,如垂体肿瘤,会引起头痛、视神经受压、眼球运动障碍等,进一步侵犯下丘脑可出现类似下丘脑综合征反应。

(一)促性腺激素缺乏

由促性腺激素缺乏引起的性功能异常远较其他激素缺乏常见。绝经前女性促性腺激素缺乏可表现为月经紊乱,可从规律的无排卵月经直到绝经。此外,可见潮热、乳房萎缩、性欲减退、阴道干燥和性交困难、阴毛和腋毛脱落、外阴及子宫萎缩,尤以希恩综合征表现明显。绝经后女性通常表现为头痛或视觉异常,原因在于激素缺乏或肿瘤损伤。男性患者常表现为性欲减退、不同程度的勃起障碍、精液减少、肌肉无力和疲乏倦怠。长期性腺功能减退的男性患者出现头发稀疏、睾丸变软、乳房女性化。青春期前发病的患者依激素缺乏的程度可表现为青春期发育延迟或发育不全。此外,低 FSH、LH 和雌激素水平致骨密度降低,增加了罹患骨质疏松的风险,应引起注意。

(二)ACTH 不足

ACTH 不足的特征在于皮质醇的分泌下降。醛固酮分泌不受影响,因其分泌不受 ACTH 调节,而取决于肾素-血管紧张素系统。ACTH 缺乏的症状和体征严重时很可能是致命的,具体包括肌痛、关节痛、疲劳、头痛、体重下降、食欲缺乏、恶心、呕吐、腹痛、精神或意识状态改变、皮肤皱缩、腋毛和阴毛稀疏、慢性贫血、稀释性低钠血症、低血糖、低血压乃至休克。该症的症状和原发性肾上腺功能不全几乎相似,但该症无色素沉着且多无低血钠、高血钾发生。

(三)TSH 缺乏

由 TSH 分泌减少所致的继发性甲状腺激素缺乏,表现出与原发性甲状腺功能减退相似的症状,仅病情较轻微。TSH 缺乏的症状和体征包括疲劳、虚弱、体重增加、皮下组织增厚、便秘、怕冷、精神状态改变、记忆力衰退及贫血等,偶可有幻觉、躁狂等精神症状。体格检查可能会发现心动过缓、深肌腱反射延缓及眶周水肿。先天性患者类似克汀病,身材矮小、智力低下,发育不全。

(四)GH 缺乏

单纯性生长激素缺乏,以儿童期最为常见,可引发侏儒症,但体型比例均匀;在成人,则不会造成明显改变,多不易觉察。表现为虚弱、伤口不愈、运动耐力下降和不愿交际。此外,GH 缺乏亦导致肌肉减少和脂肪增加,由于发展缓慢,也不易发觉。由于缺乏 GH 的糖异生作用,拮抗胰岛素的效应下降,患者可能会出现空腹低血糖。

(五)PRL 缺乏

PRL 缺乏非常罕见。肿瘤生长致使 PRL 合成下降,继而影响乳汁分泌。这些肿瘤仅在产后才表现得明显。任何影响下丘脑、垂体柄的病变都会减弱由下丘脑分泌的多巴胺对垂体 PRL 的正常抑制作用,导致 PRL 反跳性增高,出现高泌乳素血症,表现为溢乳、月经紊乱、性功能减退。

值得警惕的是垂体功能减退危象。各种应激如感染、腹泻、寒冷、急性心肌梗死、脑血管意外、手术、外伤等,均可在全垂体功能减退的基础上诱发垂体危象。临床表现多样,可出现高热、循环衰竭、休克、呕吐、头痛、抽搐、昏迷等严重危急症状。

三、辅助检查

(一)实验室检查

为确认诊断和评价病情,实验室检查是必需的。许多检验可以采用,但何种方法最理想仍存在较大争议。急诊时由于许多特异的内分泌检查无法立即得到结果,垂体功能减退可能无法快速证实,通过病史采集和临床检查获取初步诊断,可能是揭示病因、指导随后诊治的唯一手段。但是,此时尽早评估 TSH 和 ACTH 缺乏程度还是非常必要,因为这两种疾病有可能威胁生命。

1.下丘脑-垂体-肾上腺轴功能评估

ACTH 缺乏患者通常检测发现 24 小时尿游离皮质醇下降,同时血 ACTH 缺乏。多次测定血皮质醇水平有一定的帮助作用。由垂体功能不足造成的继发性患者表现为面色较苍白,对醛固酮反应正常,ACTH 水平低下。原发性肾上腺功能不全表现与之相反。该症中,由于 ACTH 产生过多,同时伴有和 ACTH 共享同一前体的黑色素细胞刺激素产生过多,导致色素沉着过度。

用于评估下丘脑-垂体-肾上腺轴功能的 ACTH 兴奋试验可作为区分垂体功能减退和原发性肾上腺功能不全的良好手段。该动力试验需测定注射 ACTH 前后的血清皮质醇。在肾上腺功能正常时,注射 ACTH 后 30～60 分钟,皮质醇水平应至少升高 2 倍。注射 ACTH 后,未能升高的低皮质醇水平提示对皮质的反应异常低下,见于原发性肾上腺功能不全。然而,由于垂体功能减退患者的肾上腺发生萎缩,对 ACTH 反应常略微下降,即皮质醇水平可增加。

在评价 ACTH 缺乏程度时,对甲状腺功能的评估很重要。在甲状腺功能减退状态下,皮质醇清除率下降,导致血清皮质醇升高。如此时开始甲状腺素替代治疗,皮质醇水平急剧下降,导致肾上腺皮质功能减退危象。

2.下丘脑-垂体-甲状腺轴功能测定

应测定 TSH 和 FT_3、FT_4、T_3 和 T_4。正常 FT_4 水平可以排除甲状腺功能减退,相反这些激素均处在低水平。可通过 TRH 兴奋试验明确病变在下丘脑还是垂体。

3.下丘脑-垂体-性腺轴功能测定

LH、FSH、女性雌二醇、男性睾酮均处于低值,提示可能为继发性性腺功能减退。测定 LH、FSH 是可能的,但一日内其数值波动较大,故不可靠。确诊性腺激素缺乏前应测量多个标本并计算其均值。对于男性,测定血清睾酮水平是有帮助的。如垂体功能正常,睾酮减少应与 FSH、LH 水平升高相关。低下或正常的 FSH、LH 水平伴睾酮低下,提示垂体功能减退。精液分析也需进行。正常的精液可以排除原发性或继发性性腺功能减退。升高的 FSH、LH 水平可以区分原发性性腺功能减退和继发性性腺功能减退。

4.GH 轴功能测定

GH 缺乏可通过直接测定其血清浓度来确诊。考虑到 GH 的分泌呈脉冲样,单次测得的低 GH 水平必须再次重复以求确认。然而单次测得升高或正常的 GH 可排除 GH 缺乏。测定血清 IGF-1 水平也可反映机体 GH 分泌状态,其半衰期长,血清浓度稳定,可能较直接测定 GH 更加确切。

5.PRL 测定

PRL 缺乏也可以通过直接测定其血清水平来证实。相比其他大部分垂体激素，PRL 的分泌呈节段性，故为诊断必须多次采血以减小误差。

(二)影像学检查

腺垂体功能减退多由颅内占位病变所致，因此影像学检查在定位诊断中必不可少。尤其是病史和体格检查提示颅内损伤的患者，可进行头部检查(如 MRI、CT 扫描)。MRI 和 CT 都应该加做静脉增强对比以增加检查的敏感性。MRI 在定位和显示颅内损伤时占优，可作为首选的检查手段；而 CT 扫描更加快捷，用于不适合做 MRI 的患者。两者都可提供病灶定位、周围组织关系等信息，为治疗提供方案。

四、诊断

腺垂体功能减退症的诊断应包括评价内分泌状态的功能诊断和病因诊断。重视病史的采集，可以获得关键线索：产后大出血、产后泌乳减少、产后闭经、阴毛和腋毛脱落，多提示希恩综合征；头部外伤史、颅内感染、手术等提示腺垂体组织可能遭到破坏。完整的体格检查也是必需的，应包括甲状腺触诊、生殖器视诊，在神经和眼的检查中尤其应关注视力、眼球运动及双颞侧偏盲等。

五、鉴别诊断

垂体功能减退必须与其他疾病鉴别，包括神经性厌食症、慢性肝病、肌强直性营养不良、多内分泌腺体自身免疫病等。

六、治疗

诊断明确后，针对腺垂体功能减退的原因，采取适当的治疗。垂体腺瘤导致的垂体功能减退可以通过肿瘤切除而完全逆转，或采取药物、放射治疗的方式缩小肿瘤。垂体手术的取舍有赖于肿瘤的大小、邻近组织的破坏程度、神经外科医师的能力(确保切除肿瘤而不伤及正常垂体组织)。垂体放射治疗可作为肿瘤未完全切除的辅助治疗。若患者不适合手术，放射治疗可为初始选择。对于去除病因后内分泌仍然无法恢复正常的患者，以及下丘脑或垂体组织曾遭到放射线、手术(垂体全切)或出血而损伤，垂体功能几乎不可能恢复到基础水平的患者，激素替代治疗是缓解症状最简便的方法。在仔细地评估全部垂体激素后，有针对性地选择药物，避免使激素治疗复杂化。必须替代的激素包括糖皮质激素和甲状腺激素，从小剂量开始，逐步增加，直到合适的维持剂量。

甲状腺激素缺乏可通过每天服一次药轻松解决，但需要结合患者的年龄、伴发疾病、代谢水平等综合考量。通常可首次给予左甲状腺素初始剂量 25 μg，之后按需要递增到维持剂量。加量宜缓慢，以每两周增加 25 μg 为宜。需要注意的是，甲状腺功能减退可掩盖肾上腺皮质功能减退。开始甲状腺激素替代后，患者的皮质醇水平急剧下降，导致肾上腺皮质危象。在甲状腺激素替代前，如果可能存在肾上腺功能减退，应该凭经验给予糖皮质激素预防。

肾上腺功能不全的维持治疗为每天 10～20 mg 氢化可的松。通常，每天清晨服 10 mg，傍晚服 5 mg。相近的治疗可采取泼尼松(龙)，每天清晨给予 5 mg 泼尼松，傍晚给予 2.5 mg。为避免医源性高皮质醇血症，应给予患者最小有效剂量。当遇到疾病、手术或外伤等应激时，需要增加剂量。推荐增加至基础量的 2～3 倍，在应激消退后逐步减量。在抢救急性肾上腺功能不全时,首剂静脉给予 $100\sim250$ mg 氢化可的松,随后每 8 小时静脉输注 100 mg 氢化可的松,此治疗可维持患者度过感染、损伤等急性应激。该症与原发性肾上腺功能不全不同,往往不需要补充盐皮质激素。平时患者应随时佩戴标识病情的腕环,以保证能在紧急时刻得到及时救助。

绝经前妇女补充雌激素非常重要。恰当的雌激素替代可维持患者的第二性征,阻止骨质疏松,预防血管舒缩,明显改善患者感觉。多种雌激素制剂可供选择,但需配合孕激素周期性使用,以实现撤药出血,人工模拟月经周期,避免子宫内膜过度增生。亦可采取含雌激素、孕激素的口服避孕药。药片可模拟激素周期性释放,并刺激子宫内膜的正常生长和脱落。男性患者可每 $2\sim3$ 周口服睾酮的庚酸盐片剂 $200\sim300$ mg,或每 3 周肌内注射己酸睾酮 300 mg,有益于维持性欲、肌肉力量等。值得注意的是,男性应用雄激素替代可能会诱发或加重前列腺癌。

重组人 GH 对儿童有重大意义。在成人,人 GH 替代治疗的推荐初始剂量为 300 μg/d 或者更低,并根据 IGF-1 水平和对不良反应的耐受程度逐步增加剂量。但它不适宜于肿瘤患者。

PRL 缺乏很少表现出来,仅在产后哺乳妇女中明显。然而,当前没有对 PRL 缺乏有效的替代治疗。通常经过合理的激素替代后,患者愈后良好。

对于垂体危象的处理:首先静脉注射 50％ 葡萄糖液 $40\sim60$ mL,继而补充 10％ 葡萄糖氯化钠液,每 $500\sim1000$ mL 中加入氢化可的松 $50\sim100$ mg,以解除肾上腺功能减退危象。针对造成危象的诱因给予抗感染、抗休克治疗。体温过低者可给予小剂量甲状腺激素,并加强保温。有水中毒者需加强利尿,可给予泼尼松(龙)或氢化可的松。

第三节　高泌乳素血症

高泌乳素血症是各种原因引起的垂体泌乳素细胞分泌过多,导致血循环中泌乳素(PRL)升高为主要特点,表现为非妊娠期或非哺乳期溢乳,月经紊乱或闭经。高泌乳素血症在生殖功能失调中 9％～17％。

一、PRL 生理功能

泌乳素(PRL)是垂体前叶分泌的一种多肽激素,由于人泌乳素单体的糖基化及单体的聚合呈多样性,所以人泌乳素在体内以多种形式存在,包括小分子泌乳素、糖基化泌乳素、大分子泌乳素、大大分子泌乳素,其生物活性与免疫反应性由高至低以此类推。由于泌乳素在体内呈多样性,因此出现血泌乳素水平与临床表现不一致的现象。有些女性尽管体内血泌乳素水平升高,但却无溢乳、月经失调等症状;而部分女性尽管血泌乳素不升高,但出现溢乳、月经失调等症状。前者可能是大分子或大大分子泌乳素增加所致,后者可能是小分子泌乳素的分泌相对增加,而大分子或大大分子泌乳素分泌相对减少所致。

泌乳素的生理作用极为广泛复杂。在人类,主要是促进乳腺组织的发育和生长,启动和维持泌乳、使乳腺细胞合成蛋白增多。泌乳素能影响下丘脑-垂体-卵巢轴,正常水平的 PRL 对卵泡发育非常重要,然而过高水平 PRL 血症不仅对下丘脑 GnRH 及垂体 FSH、LH 的脉冲式分泌有抑制作用,而且还可直接抑制卵泡发育,导致排卵障碍,影响卵巢合成雌激素及孕激素,临床上表现为月经稀发或闭经。另外,PRL 和自身免疫相关。人类 B、T 细胞、脾细胞和 NK 细胞均有 PRL 受体,PRL 与受体结合调节细胞功能。PRL 在渗透压调节上也有重要作用。

二、PRL 生理变化

(一)昼夜变化

PRL 的分泌有昼夜节律,睡眠后逐渐升高,直到睡眠结束,因此,早晨睡醒前 PRL 可达到一天 24 小时峰值,醒后迅速下降,上午 10 点至下午 2 点降至一天中谷值。

(二)年龄和性别的变化

由于母体雌激素的影响,刚出生 1 周的婴儿血清 PRL 水平高达 $100\mu g/L$ 左右,4 周之后逐渐下降,3～12 个月时 PRL 降至正常水平。青春期 PRL 水平轻度上升至成人水平,可能与雌激素分泌相关。成年女性的血 PRL 水平始终比同龄男性高。妇女绝经后的 18 个月内,体内的 PRL 水平逐渐下降 50%,但接受雌激素补充治疗的妇女下降较缓慢。在高 PRL 血症的妇女中,应用雌激素替代疗法不引起 PRL 水平的改变。

(三)月经周期中的变化

在月经周期中 PRL 水平有昼夜波动,但周期性变化不明显,卵泡期与黄体期相仿,没有明显排卵前高峰,正常 PRL 值$<25\mu g/L$。

(四)妊娠期的变化

孕 8 周血中 PRL 值仍为 $20\mu g/L$,随着孕周的增加,雌激素水平升高刺激垂体 PRL 细胞增殖和肥大,导致垂体增大及 PRL 分泌增多。在妊娠末期血清 PRL 水平可上升 10 倍,超过 $200\mu g/L$。正常生理情况下,PRL 分泌细胞占腺垂体细胞的 15%～20%,妊娠末期可增加到 70%。

(五)产后泌乳过程中的变化

分娩后血 PRL 仍维持在较高水平,无哺乳女性产后 2 周增大的垂体恢复正常大小,血清 PRL 水平下降,产后 4 周血清 PRL 水平降至正常。哺乳者由于经常乳头吸吮刺激,触发垂体 PRL 快速释放,产后4～6 周内哺乳妇女基础血清 PRL 水平持续升高。6～12 周基础 PRL 水平逐渐降至正常,随着每次哺乳发生的 PRL 升高幅度逐渐减小。产后 3～6 个月基础和哺乳刺激情况下 PRL 水平的下降主要是由于添加辅食导致的哺乳减少。如果坚持哺乳,基础 PRL 水平会持续升高,并有产后闭经。

(六)应激导致 PRL 的变化

PRL 的分泌还与精神状态有关,激动或紧张时泌乳素明显增加。许多生理行为可影响体内泌乳素的水平。高蛋白饮食、性交、哺乳及应激等均可使泌乳素水平升高。情绪紧张、寒冷、运动时垂体释放的应激激素包括 PRL、促肾上腺皮质激素(ACTH)和生长激素(GH)。应激可以使得 PRL 水平升高数倍,通常持续时间不到 1 小时。

三、病因

(一)下丘脑疾患

下丘脑分泌的催乳素抑制因子(PIF)对催乳素分泌有抑制作用,PIF 主要是多巴胺。颅咽管瘤压迫第三脑室底部,影响 PIF 输送,导致催乳素过度分泌。其他肿瘤如胶质细胞瘤、脑膜炎症、颅外伤引起垂体柄被切断、脑部放疗治疗破坏、下丘脑功能失调性假孕等影响 PIF 的分泌和传递都可引起泌乳素的增高。

(二)垂体疾患

垂体疾患是高催乳素血症最常见的原因。垂体泌乳细胞肿瘤最多见,空蝶鞍综合征、肢端肥大症、垂体腺细胞增生都可致催乳素水平的异常增高。按肿瘤直径大小分微腺瘤(肿瘤直径<1 cm)和大腺瘤(肿瘤直径≥1 cm)。

(三)其他内分泌、全身疾患

原发性和(或)继发性甲状腺功能减退症,如假性甲状旁腺功能减退、桥本甲状腺炎、多囊卵巢综合征、肾上腺瘤、GH 腺瘤、ACTH 腺瘤等,以及异位 PRL 分泌增加如未分化支气管肺癌、胚胎癌、子宫内膜异位症、肾癌可能有 PRL 升高。肾功能不全、肝硬化影响到全身内分泌稳定时也会出现 PRL 升高。乳腺手术、乳腺假体手术后、长期乳头刺激、妇产科手术如人工流产、引产、死胎、子宫切除术、输卵管结扎术、卵巢切除术等 PRL 也可异常增高。

(四)药物影响

长期服用多巴胺受体拮抗剂如酚噻嗪类镇静药:(氯丙嗪、奋乃静)、儿茶酚胺耗竭剂抗高血压药:(利血平、甲基多巴)、甾体激素类:(口服避孕药、雌激素)、鸦片类药物:(吗啡)、抗胃酸药:[H_2-R 拮抗剂—西咪替丁(甲氰咪胍)、多潘立酮(吗丁啉)],均可抑制多巴胺转换,促进 PRL 释放。药物引起的高 PRL 血症多数血清 PRL 水平在 $100\mu g/L$ 以下,但也有报道长期服用一些药物使血清 PRL 水平升高达 $500\mu g/L$,而引起大量泌乳、闭经。

(五)胸部疾患

如胸壁的外伤、手术、烧伤、带状疱疹等也可能通过反射引起 PRL 升高。

(六)特发性高催乳激素血症

催乳素多为 $60\sim100\mu g/L$,无明确原因。此类患者与妊娠、服药、垂体肿瘤或其他器质性病变无关,多因患者的下丘脑-垂体功能紊乱,从而导致 PRL 分泌增加。其中大多数 PRL 轻度升高,长期观察可恢复正常。血清 PRL 水平明显升高而无症状的特发性高 PRL 血症患者中,部分患者可能是巨分子 PRL 血症,这种巨分子 PRL 有免疫活性而无生物活性。临床上当无病因可循时,包括 MRI 或 CT 等各种检查后未能明确泌乳素异常增高原因的患者可诊断为特发性高泌乳素血症,但应注意对其长期随访,对部分伴月经紊乱而 PRL 高于 $100\mu g/L$ 者,需警惕潜隐性垂体微腺瘤的可能,应密切随访,脑部 CT 检查发现许多此类疾病患者数年后常发展为垂体微腺瘤。

四、临床表现

(一)溢乳

患者在非妊娠和非哺乳期出现溢乳或挤出乳汁,或断奶数月仍有乳汁分泌,轻者挤压乳房才有乳液溢出,重者自觉内衣有乳渍。分泌的乳汁通常是乳白、微黄色或透明液体,非血性。仅出现溢乳的占27.9%,同时出现闭经及溢乳者占75.4%。这些患者血清 PRL 水平一般都显著升高。部分患者催乳素水平较高但无溢乳表现,可能与其分子结构有关。

(二)闭经或月经紊乱

高水平的泌乳素可影响下丘脑-垂体-卵巢轴的功能,导致黄体期缩短或无排卵性月经失调、月经稀发甚至闭经,后者与溢乳表现合称为闭经-溢乳综合征。

（三）不育或流产

卵巢功能异常、排卵障碍或黄体不健可导致不育或流产。

（四）头痛及视觉障碍

微腺瘤一般无明显症状；大腺瘤可压迫蝶鞍隔出现头痛、头胀等；当腺瘤向前侵犯或压迫视交叉或影响脑脊液回流时，也可出现头痛、呕吐和眼花，甚至视野缺损和动眼神经麻痹。肿瘤压迫下丘脑可以表现为肥胖、嗜睡、食欲异常等。

（五）性功能改变

部分患者因卵巢功能障碍，表现低雌激素状态，阴道壁变薄或萎缩，分泌物减少，性欲减低。

五、辅助检查

（一）血清学检查

血清 PRL 水平持续异常升高，>1.14nmol/L（25μg/L），需除外由于应激引起的 PRL 升高。FSH 及 LH 水平通常偏低。必要时测定 TSH、FT_3、FT_4、肝、肾功能。

（二）影像学检查

当血清 PRL 水平高于 4.55nmol/L（100μg/L）时，应注意是否存在垂体腺瘤，CT 和 MRI 可明确下丘脑、垂体及蝶鞍情况，是有效的诊断方法。其中 MRI 对软组织的显影较 CT 清晰，因此对诊断空蝶鞍症最为有效，也可使视神经、海绵窦及颈动脉清楚显影。

（三）眼底、视野检查

垂体肿瘤增大可侵犯和（或）压迫视交叉，引起视盘水肿；也可因肿瘤损伤视交叉不同部位而有不同类型视野缺损，因而眼底、视野检查有助于确定垂体腺瘤的部位和大小。

六、诊断

根据血清学检查 PRL 持续异常升高，同时出现溢乳、闭经及月经紊乱、不育、头痛、眼花、视觉障碍及性功能改变等临床表现，可诊断为高泌乳素血症。诊断时应注意某些生理状态如妊娠、哺乳、夜间睡眠、长期刺激乳头、性交、过饱或饥饿、运动和精神应激等，PRL 会有轻度升高。因此，临床测定 PRL 时应避免生理性影响，在 10～11 时取血测定较为合理。PRL 水平显著高于正常者一次检查即可确定，当 PRL 测定结果在正常上限 3 倍以下时至少检测 2 次，以确定有无高 PRL 血症。诊断高泌乳激素血症后必须根据需要做必要的辅助检查，以进一步明确发病原因及病变程度，便于治疗。

七、治疗

应该遵循对因治疗原则。控制高 PRL 血症、恢复女性正常月经和排卵功能、减少乳汁分泌及改善其他症状（如头痛和视功能障碍等）。

（一）随访

对特发性高泌乳素血症、泌乳素轻微升高、月经规律、卵巢功能未受影响、无溢乳且未影响正常生活时，可不必治疗，应定期复查，观察临床表现和 PRL 的变化。

（二）药物治疗

垂体 PRL 大腺瘤及伴有闭经、泌乳、不孕不育、头痛、骨质疏松等表现的微腺瘤都需要治疗，首选多巴胺激动剂治疗。

1.溴隐亭

为麦角类衍生物,为非特异性多巴胺受体激动剂,可直接作用于垂体催乳素细胞,与多巴胺受体结合,抑制肿瘤增殖,从而抑制 PRL 的合成分泌,是治疗高泌乳素血症最常用的药物。为了减少药物不良反应,溴隐亭治疗从小剂量开始渐次增加,即从睡前 1.25 mg 开始,递增到需要的治疗剂量。如果反应不大,可在几天内增加到治疗量。常用剂量为每天 2.5～10 mg,分 2～3 次服用,大多数病例每天 5～7.5 mg 已显效。剂量的调整依据是血 PRL 水平。达到疗效后可分次减量到维持量,通常每天1.25～2.50 mg。溴隐亭治疗可以使 70%～90% 的患者获得较好疗效,表现为血 PRL 降至正常、泌乳消失或减少、垂体腺瘤缩小、恢复规则月经和生育。若 PRL 大腺瘤在多巴胺激动剂治疗后血 PRL 正常而垂体大腺瘤不缩小,应重新审视诊断是否为非 PRL 腺瘤或混合性垂体腺瘤、是否需改用其他治疗(如手术治疗)。溴隐亭治疗高PRL 血症、垂体 PRL 腺瘤不论降低血 PRL 水平还是肿瘤体积缩小,都是可逆性的,只是使垂体 PRL 腺瘤可逆性缩小,长期治疗后肿瘤出现纤维化,但停止治疗后垂体 PRL 腺瘤会恢复生长,导致高 PRL 血症再现,因此需长期用药维持治疗。

溴隐亭不良反应主要有恶心、呕吐、眩晕、疲劳和直立性低血压等,故治疗应从小剂量开始,逐渐增加至有效维持剂量,如患者仍无法耐受其胃肠道反应,可改为阴道给药,经期则经肛门用药。阴道、直肠黏膜吸收可达到口服用药同样的治疗效果。约 10% 的患者对溴隐亭不敏感、疗效不满意,对于药物疗效欠佳,不能耐受药物不良反应及拒绝接受药物治疗的患者可以更换其他药物或手术治疗。

新型溴隐亭长效注射剂(ParlodelLAR)克服了因口服造成的胃肠道功能紊乱,用法是 50～100 mg,每 28 日一次,是治疗泌乳素大腺瘤安全有效的方法,可长期控制肿瘤的生长并使瘤体缩小,不良反应较少,用药方便。2.卡麦角林和喹高利特

若溴隐亭副反应无法耐受或无效时可改用具有高度选择性的多巴胺 D_2 受体激动剂卡麦角林和喹高利特,它们抑制 PRL 的作用更强大而不良反应相对减少,作用时间更长。对溴隐亭抵抗(每天 15 mg 溴隐亭效果不满意)或不耐受溴隐亭治疗的 PRL 腺瘤患者改用这些新型多巴胺激动剂仍有 50% 以上有效。喹高利特每天服用一次 75～300 μg;卡麦角林每周只需服用 1～2 次,常用剂量 0.5～2.0 mg,患者顺应性较溴隐亭更好。

3.维生素 B_6

作为辅酶在下丘脑中多巴向多巴胺转化时加强脱羧及氨基转移作用,与多巴胺受体激动剂起协同作用。临床用量可达 60～100 mg,每天 2～3 次。

(三)手术治疗

若溴隐亭等药物治疗效果欠佳者,有观点认为由于多巴胺激动剂能使肿瘤纤维化形成粘连,可能增加手术的困难和风险,一般建议用药 3 个月内实施手术治疗。经蝶窦手术是最为常用的方法,开颅手术少用。手术适应证包括以下几点。

(1)药物治疗无效或效果欠佳者。

(2)药物治疗反应较大不能耐受者。

(3)巨大垂体腺瘤伴有明显视力视野障碍,药物治疗一段时间后无明显改善者。

(4)侵袭性垂体腺瘤伴有脑脊液鼻漏者。

(5)拒绝长期服用药物治疗者。

(6)复发的垂体腺瘤也可以手术治疗。

手术后,需要进行全面的垂体功能评估,存在垂体功能低下的患者需要给予相应的内分泌激素替代治疗。

(四)放射治疗

分为传统放射治疗和立体定向放射外科治疗。传统放射治疗因照射野相对较大,易出现迟发性垂体功能低下等并发症,目前仅用于有广泛侵袭的肿瘤术后的治疗。立体定向放射外科治疗适用于边界清晰的中小型肿瘤。放射治疗主要适用于大的侵袭性肿瘤、术后残留或复发的肿瘤;药物治疗无效或不能坚持和耐受药物治疗不良反应的患者;有手术禁忌或拒绝手术的患者以及部分不愿长期服药的患者。放射治疗疗效评价应包括肿瘤局部控制以及异常增高的 PRL 下降的情况。通常肿瘤局部控制率较高,而 PRL 恢复至正常则较为缓慢。即使采用立体定向放射外科治疗后,2 年内也仅有 25%～29% 的患者 PRL 恢复正常,其余患者可能需要更长时间随访或需加用药物治疗。传统放射治疗后 2～10 年,有 12%～100% 的患者出现垂体功能低下;1%～2% 的患者可能出现视力障碍或放射性颞叶坏死。部分可能会影响瘤体周围的组织而影响垂体的其他功能,甚至诱发其他肿瘤,损伤周围神经等,因此,放射治疗一般不单独使用。

(五)其他治疗

由于甲状腺功能减退、肾衰竭、手术、外伤、药物等因素引起的高泌乳素血症,则对因进行治疗。

八、高泌乳素血症患者的妊娠相关处理

(一)基本的原则

基本的原则是将胎儿对药物的暴露限制在尽可能少的时间内。

(二)妊娠期间垂体肿瘤生长特点

妊娠期间 95% 微腺肿瘤患者、70%～80% 大腺瘤患者瘤体并不增大,虽然妊娠期泌乳素腺瘤增大情况少见,但仍应该加强监测,垂体腺瘤患者怀孕后未用药物治疗者,约 5% 的微腺瘤患者会发生视交叉压迫,而大腺瘤出现这种危险的可能性达 25% 以上,因此,于妊娠 20、28、38 周定期复查视野,若有异常,应该及时行 MRI 检查。

(三)垂体肿瘤妊娠后处理

在妊娠前有微腺瘤的患者应在明确妊娠后停用溴隐亭,因为肿瘤增大的风险较小。停药后应定期测定血 PRL 水平和视野检查。正常人怀孕后 PRL 水平可以升高 10 倍左右,患者血 PRL 水平显著超过治疗前的 PRL 水平时要密切监测血 PRL 及增加视野检查频度;对于有生育要求的大腺瘤妇女,需在溴隐亭治疗腺瘤缩小后再妊娠较为安全。目前认为溴隐亭对妊娠是安全的,但仍主张一旦妊娠,应考虑停药。所有患垂体 PRL 腺瘤的妊娠患者,在妊娠期需要每 2 个月评估一次。妊娠期间肿瘤再次增大者给予溴隐亭仍能抑制肿瘤生长,一旦发现视野缺损或海绵窦综合征,立即加用溴隐亭可望在 1 周内改善缓解,但整个孕期须持续用药直至分娩。对于药物不能控制者及视力视野进行性恶化时,应该经蝶鞍手术治疗需要并根据产科原则选择分娩方式。高 PRL 血症、垂体 PRL 腺瘤妇女应用溴隐亭治疗,怀孕后自发流产、胎死

宫内、胎儿畸形等发生率在14%左右,与正常妇女妊娠情况相似。

(四)垂体肿瘤哺乳期处理

没有证据支持哺乳会刺激肿瘤生长。对于有哺乳意愿的妇女,除非妊娠诱导的肿瘤生长需要治疗,一般要到患者想结束哺乳时再使用DA激动剂。

临床特殊情况的思考和建议如下。

(1)溴隐亭用药问题:在初始治疗时,血PRL水平正常、月经恢复后原剂量可维持不变3~6个月。微腺瘤患者即可开始减量;大腺瘤患者此时复查MRI,确认PRL肿瘤已明显缩小(通常肿瘤越大,缩小越明显),PRL正常后也可开始减量。减量应缓慢分次(2个月左右一次)进行,通常每次1.25 mg,用保持血PRL水平正常的最小剂量为维持量。每年至少2次血PRL随诊,以确认其正常。在维持治疗期间,一旦再次出现月经紊乱或PRL不能被控制,应查找原因,如药物的影响、怀孕等,必要时复查MRI,决定是否调整用药剂量。对小剂量溴隐亭维持治疗PRL水平保持正常、肿瘤基本消失的病例5年后可试行停药,若停药后血PRL水平又升高者,仍需长期用药,只有少数病例在长期治疗后达到临床治愈。

(2)视野异常治疗问题:治疗前有视野缺损的患者,治疗初期即复查视野,视野缺损严重的在初始治疗时可每周查2次视野(已有视神经萎缩的相应区域的视野会永久性缺损)。药物治疗满意,通常在2周内可改善视野;但是对药物反应的时间,存在个体差异,视力视野进行性恶化时应该经蝶鞍手术治疗。

(3)手术治疗后随访问题:手术后3个月应行影像学检查,结合内分泌学变化,了解肿瘤切除程度。视情况每半年或一年再复查一次。手术成功的关键取决于手术者的经验和肿瘤的大小,微腺瘤的手术效果较大腺瘤好,60%~90%的微腺瘤患者术后PRL水平可达到正常,而大腺瘤患者达到正常的比例则较低。手术后仍有肿瘤残余的患者,手术后PRL水平正常的患者中,长期观察有20%患者会出现复发,需要进一步采用药物或放射治疗。

第四节　多囊卵巢综合征

多囊卵巢综合征(PCOS)是一种生殖功能障碍与糖代谢异常并存的内分泌紊乱综合征。首先由Stein-Leventhal提出,故又称为Stein-Leventhal综合征。持续性无排卵、雄激素过多和胰岛素抵抗是其重要特征;PCOS是生育期妇女月经紊乱最常见的原因,其病因至今尚未阐明。国外文献报道的群体中发病率为5%~10%。

一、病因病理

(一)病因

病因不明,认为精神、药物以及某些疾病等多种因素的综合影响,使内分泌代谢功能紊乱,出现雄激素及雌酮过多,黄体生成素/促卵泡激素(LH/FSH)比值增大、胰岛素过多的内分泌特征。其可能机制如下。

1.下丘脑-垂体-卵巢轴调节功能紊乱

雄激素过多,其中的雄烯二酮在外周脂肪组织转化为雌酮(E_1),加之卵巢内多个小卵泡而无主导卵泡形成,持续分泌较低水平的雌二醇(E_2),因而 $E_1 > E_2$。外周循环这种失调的雌激素水平使下丘脑促性腺激素释放激素(GnRH)脉冲分泌亢进,垂体分泌过量 LH,雌激素对 FSH 的负反馈使 FSH 相对不足,升高的 LH 刺激卵泡膜细胞和间质细胞产生过量的雄激素,进一步升高雄激素水平,形成"恶性循环"。低水平 FSH 持续刺激,使卵泡发育至一定时期即停滞,无优势卵泡形成,导致卵巢多囊样改变。

2.胰岛素抵抗即高胰岛素血症

胰岛素促进器官、组织和细胞吸收、利用葡萄糖的效能下降时,称为胰岛素抵抗(IR)。约 50% 患者存在胰岛素抵抗及代偿性高胰岛素血症。过量的胰岛素作用于垂体的胰岛素受体,增强 LH 释放并促进卵巢及肾上腺分泌雄激素,抑制肝脏性激素结合球蛋白合成,使游离睾酮增加。

3.肾上腺功能异常

50% 患者合并脱氢表雄酮(DHEA)及脱氢表雄酮硫酸盐(DHEA-S)升高,其原因可能与肾上腺皮质网状带 P450c17α 酶活性增强以及肾上腺细胞对促肾上腺皮质激素(ATCH)敏感性增加和功能亢进有关。

(二)病理

1.卵巢变化

双侧卵巢较正常增大 2~5 倍,呈灰白色,包膜增厚、坚韧。镜下见卵巢白膜均匀性增厚、硬化,较正常厚 2~4 倍,皮质表层纤维化,细胞少,血管显著存在。白膜下可见大小不等、≥12 个囊性卵泡,直径多 <1 cm。无成熟卵泡生成及排卵迹象。

2.子宫内膜变化

因持续无排卵,子宫内膜长期受雌激素刺激,呈现不同程度增殖性改变,如单纯型增生、复杂型增生、不典型增生,甚至有可能导致子宫内膜癌。

二、临床表现

(一)症状

1.月经失调

常表现为月经稀发或闭经。月经以稀发居多数,闭经次之,偶见无排卵性功能失调性子宫出血。月经稀发是指月经周期超过 35 天及每年超过 3 个月不排卵;闭经是指停经时间超过 3 个既往月经周期或月经周期超过 6 个月。

2.不孕

虽然 PCOS 患者可以妊娠,但多数不易妊娠,无排卵是不孕的主要原因。

(二)体征

1.多毛、痤疮

多毛、痤疮是高雄激素血症最常见表现。出现不同程度的多毛,多毛几乎达 80%,是逐渐进展的,多发生在上唇和下颌,其次常累及的部位为胸和会阴部。特别是黑粗毛的男性型过度生长。痤疮也是高雄激素的一个敏感的临床表现,早秃的存在也可作为高雄激素血症的一个不太敏感的表现。70% 以上的患者有唇上、下颌、乳晕、脐下正中线等部位的多毛,额面部和胸背部多发的痤疮。

2.黑棘皮症

50％～70％以上的 PCOS 患者超重或肥胖,并伴有高胰岛素血症在皮肤的表现,如颈部、腋下和腹股沟部位的明显黑棘皮症。3.肥胖

WHO 肥胖顾问委员会推荐将体重指数(BMI)≥25 kg/m^2 称为超重,≥30 kg/m^2 即属肥胖。WHO、IASO 及 IOTF 共同制订了"亚太地区肥胖及防治的重新定义",将超重与肥胖的切点分别定义为 BMI 为 23 kg/m^2 和 25 kg/m^2,PCOS 患者肥胖发生率约 50％。

(三)常见并发症

1.冠心病

肥胖和高胰岛素血症容易使 PCOS 患者发生冠心病。

2.高血压及高脂血症

PCOS 患者的高血压发病率为 39％,相同年龄的对照组仅有 6％。有研究将年龄调整后发现,高血压发生率在 PCOS 组和正常月经组之间无差异。PCOS 组总胆固醇、低密度脂蛋白、TG 升高,高密度脂蛋白下降。

3.2 型糖尿病

PCOS 患者与年龄及体重相似的人群相比,其 2 型糖尿病的发病风险增加 5～10 倍,同时糖耐量受损(IGT)的风险也增加。PCOS 妇女 IGT 的患病率为 31％～35％,2 型糖尿病的患病率为 7.5％～10％。

4.妊娠并发症

PCOS 患者排卵困难,一旦受孕,流产概率增加,妊娠糖尿病和妊娠高血压发生率均高于正常妊娠组,但与相同体重和年龄组比较无差别。

5.肿瘤

PCOS 患者肿瘤发生率明显升高,尤其是子宫、乳腺和卵巢癌。去除肥胖因素,PCOS 患者子宫内膜癌发生率是对照组的 2 倍,可能与高水平内源性雌激素有关。实验证明外源性雌激素刺激可引起子宫内膜癌,高胰岛素血症也可以引起子宫内膜癌。乳腺癌和 PCOS 关系报道不一致,有报道不排卵或高雄激素与乳腺癌相关,但有研究不支持乳腺癌与 PCOS 的关系。调整年龄、生育史、口服避孕药和教育水平后,卵巢癌仍然与 PCOS 既往史相关。

三、实验室和其他辅助检查

(一)基础体温测定

表现为单相型基础体温曲线。

(二)内分泌测定

1.高 LH/FSH 比值检测

LH 水平升高,并较恒定地维持在正常妇女月经周期中卵泡期水平,而 FSH 相当于早期卵泡期水平,形成 LH/FSH＞3。

2.雄激素测定

血睾酮(T)和(或)雄烯二酮(A)水平升高,少数患者脱氢表雄酮(DHEA)及脱氢表雄酮硫酸盐(DHEA-S)水平也升高。

3.雌激素测定

雌酮(E_1)水平明显增高,雌二醇(E_2)水平相当于早、中卵泡期的水平,雌酮除了与雌二醇之间相互转化外,大部分来自雄烯二酮在外周组织局部芳香化酶作用下的转化,无周期性变化。$E_1/E_2>1$。

4.催乳素测定

血催乳素水平升高,10%~15%的 PCOS 患者表现为轻或中度的高催乳素血症,其可能为雌激素持续刺激所致。

5.胰岛素及胰岛素抵抗(IR)

50%~60%的 PCOS 患者呈现为高胰岛素分泌和胰岛素抵抗状态,有发展为非胰岛素依赖性糖尿病的危险。IR 是指外周组织对胰岛素的敏感性降低,使胰岛素的生物作用低于正常,形成代偿性高胰岛素血症。IR 尚无统一的诊断标准。目前临床上常用空腹葡萄糖和空腹胰岛素的关系作评价。正常血糖钳夹试验显示,非肥胖 PCOS 患者与肥胖型 PCOS 患者均存在胰岛素抵抗,肥胖只是进一步加重了 PCOS 患者胰岛素抵抗的程度。

(三)B 超

见卵巢增大,包膜回声增强,轮廓较光滑,间质增生回声增强,一侧或两侧卵巢各有 10 个以上直径为 2~9 mm 的无回声区,呈车轮状排列,称为项链征。连续监测未见主导卵泡发育及排卵迹象。

(四)诊断性刮宫

应选在月经前数天或月经来潮 6 小时内进行,刮出内膜病理提示呈不同程度增殖改变,无分泌期变化。对于年龄>35 岁,子宫内膜增厚的患者,建议行诊断性刮宫,以排除子宫内膜不典型增生或子宫内膜癌。

(五)腹腔镜检查

见卵巢增大,包膜增厚,表面光滑,呈灰白色,有新生血管。包膜下显露多个卵泡,无排卵征象。镜下取卵巢活组织检查可确诊。

四、诊断要点

PCOS 的诊断标准一直备受争议,世界各地的研究中心均有不同的标准。

(一)鹿特丹标准

在荷兰鹿特丹,由欧洲人类生殖与胚胎学协会(ESHRE)和美国生殖医学协会(ASRM)联合提出了 PCOS 诊断标准,即鹿特丹标准:在排除其他已知疾病(如先天性肾上腺皮质增生、分泌雄激素的肿瘤和 Cushing 综合征等)后,符合以下 3 项中任意 2 项,则可确诊为 PCOS:①稀发排卵和(或)无排卵。②有高雄激素血症的临床表现和(或)实验室检测结果改变。③超声检查发现 PCO(即一侧卵巢体积>10 mL 和(或)直径 2~9 mm 的小卵泡数≥12 个)。但该标准一提出就引起人们普遍争议,部分学者认为这一标准过于宽泛。我国妇产科学分会认为这一标准并不符合我国实际情况的 PCOS 诊断标准。

(二)中国 PCOS 诊断和治疗专家共识

中华医学会妇产科分会内分泌学组修订了多囊卵巢综合征诊断标准,并经中华人民共和国卫生部批准发布。该标准及分型如下。

1.疑似 PCOS

(1)月经稀发或闭经或不规则子宫出血是诊断必须条件。

(2)符合下列 2 项中的一项,即可诊断为疑似 PCOS:①高雄激素的临床表现或高雄激素血症。②超声表现为 PCO。

2.确定诊断

(1)具备上述疑似 PCOS 诊断条件后,必须逐一排除其他可能引起高雄激素的疾病和引起排卵异常的疾病才能确定诊断。

(2)排除疾病。①甲状腺功能异常:根据甲状腺功能测定和抗甲状腺抗体测定排除。②高PRL 血症:根据血清 PRL 测定升高诊断。垂体 MRI 检查有无占位性病变,同时要排除药物性、甲状腺功能低下等引起的高 PRL 血症。③迟发型肾上腺皮质增生,21-羟化酶缺乏症:根据血基础 17-羟黄体酮水平和促肾上腺皮质激素刺激60 分钟后 17-羟黄体酮反应鉴别。④Cushing综合征:根据测定血皮质醇浓度的昼夜节律,24 小时尿游离皮质醇,小剂量地塞米松抑制试验确诊。⑤原发性卵巢功能不全或卵巢早衰:根据血 FSH 水平升高,E_2 低下鉴别。⑥卵巢或肾上腺分泌雄激素的肿瘤:根据临床有男性化表现,进展迅速,血 T 水平达 5.2~6.9 nmol/L(150~200 ng/dL)以上,以及影像学检查显示卵巢或肾上腺存在占位病变。⑦功能性下丘脑性闭经:根据血清 FSH、LH 正常或低下,E_2 相当于或低于早卵泡期水平,无高雄激素血症进行诊断。⑧其他:药物性高雄激素血症须有服药历史,特发性多毛有阳性家族史,血 T 浓度及卵巢超声检查皆正常。

3.PCOS 分型

(1)有无肥胖及中心型肥胖。

(2)有无糖耐量受损、糖尿病、代谢综合征(MS)。

(3)PCOS 可分为经典的 PCOS 患者(月经异常和高雄激素血症,有或无 PCO)和无高雄激素血症PCOS(只有月经异常和 PCO)。经典 PCOS 患者代谢障碍表现较重,无高雄激素血症的 PCOS 患者代谢障碍则较轻。

五、鉴别诊断

(一)Cushing 综合征

肾上腺皮质功能亢进导致的皮质醇及其中间产物雄激素的过量分泌。典型表现有满月脸、水牛背、向心性肥胖。其血浆皮质醇正常的昼夜节律消失,尿游离皮质醇增高,过夜小剂量地塞米松抑制试验是筛选本病的简单方法。试验前 1 周内禁用促皮质素(ACTH)及其他肾上腺皮质激素类药物和避孕药、女性激素、中枢兴奋药、中枢抑制药和抗癫痫药等,给药当日晨采血测基础皮质醇水平,晚 0 时服地塞米松 1 mg,翌晨 8 时复查皮质醇。如用药后皮质醇下降＞50％(＜195 nmol/L),可排除库欣综合征,如皮质醇＞390 nmol/L,又无引起假阳性的因素存在,则可能是库欣综合征。

(二)先天性肾上腺皮质增生

为常染色体隐性遗传病,多见为先天性 21-羟化酶及 11β-羟化酶缺乏症。其肾上腺不能合成糖皮质激素,ACTH 失去抑制而刺激肾上腺皮质增生,造成酶前代谢产物 I7α-羟黄体酮、17α-羟孕烯醇酮及其代谢产物孕三醇堆积,雄激素分泌增多。其染色体 46 XX,性腺为卵巢,内生殖器正常,但在过多雄激素的作用下外生殖器和第二性征有不同程度的男性化表现,因胎儿期已受过多雄激素影响,故出生时已出现外生殖器发育异常。少数为迟发性肾上腺皮质增生,临床表现多延迟到青春期后出现,缓慢性进行性多毛、月经稀发、无明显生殖器畸形。其血清 T 和水平升高,血清皮质醇水平多正常,17α-羟黄体酮升高(>9.1 nmol/L),迟发性患者 17α-羟黄体酮的基础水平可在正常范围内,但 ACTH 兴奋试验异常。方法是在卵泡期静脉注射 0.25 mg ACTH,于注射前及注射后 30 及 60 分钟分别采血测 17α-羟黄体酮,如兴奋后 17α-羟黄体酮显著高于正常人(>318 nmol/L),提示为迟发性肾上腺皮质增生症。

(三)卵泡膜细胞增生症

本症系一种男性化综合征。卵巢间质中,于远离卵泡处见弥漫散在黄素化的增生的卵泡膜或间质细胞群,而与 PCOS 的区别在于 PCOS 的黄素化泡膜细胞一般皆局限于卵泡周围。两者之间的临床和卵巢组织学上有许多相仿之处,泡膜细胞增生症者比 PCOS 更肥胖、更男性化,睾酮水平高于 PCOS 患者,DHEA-S 则正常。卵巢的变化可能继发于增多的 LH,有人认为可能是同一病理生理过程中的不同程度。

(四)卵巢雄激素肿瘤

男性细胞瘤、门细胞瘤、肾上腺残迹瘤或癌都会产生大量雄激素,男性化征象较明显,也可能是进行性的,一般是单侧性的,可用 B 超、CT、MRI、^{131}I、甲基正胆固醇加以定位。只有血睾酮达男性水平时才可见阴蒂增大、肌肉发达和音调低沉等男性化征象。

(五)高催乳素血症

高催乳素血症常伴有高雄激素,临床出现类 PCOS 征象。鉴别:除较高水平的 PRL 外,DHEA 水平高,促性腺素正常或偏低,雌激素水平也偏低;另一特点为虽雄激素升高,但很少出现多毛和痤疮,可能与 DHEA 活性降低,PRL 使 5α 还原酶活性下降,DHT 不高有关。少数患者伴有垂体腺瘤。PCOS 患者中约有 1/3 伴有高催乳素血症,可能是由于高 E_1 水平或其他外来因素所引起的。若用溴隐亭治疗可使 DHEA 水平下降,单用外源性促性腺素治疗一般无效。

(六)甲状腺功能亢进或低落

甲状腺素的过多或减少能引起性激素结合球蛋白(SHBG)和性类固醇代谢、分泌明显异常。可导致部分患者不排卵,形成类似 PCOS 的征象。甲状腺功能亢进症使 SHBG 水平上升,雄激素和雌激素的清除率降低,血雄激素和雌激素水平上升,使外周转化率上升,导致 E_1 水平的增高。甲状腺功能低落使 SHBG 水平下降,睾酮的清除率增高而雄烯二酮正常,导致向睾酮转化,趋向于 E_3 水平的增高,E_1 和 E_3 的功效都比 E_2 差,造成对促性腺的反馈作用失常,引起类似 PCOS 的恶性循环。

(七)多卵泡卵巢

主要特征为卵泡增多,而卵巢内间质无增生。患者体重偏轻,用 GnRH 脉冲治疗或增加体重可诱发排卵,卵巢恢复正常。多属下丘脑功能不足型闭经。

(八)药物因素

雄激素、糖皮质激素或孕激素的长期或大量应用,可出现多毛。表现为女性出现胡须、体毛增多等男性化表现。非激素类药物如苯妥英钠、合成甾体类、达那唑等也可诱发,停药后症状逐渐消失。

(九)中枢神经性因素

某些脑炎、颅外伤、多发性脑脊髓硬化症或松果体肿瘤等疾病,可促使雄激素分泌增多,而出现多毛,通常无其他男性化表现。应激因素应激时,下丘脑的促肾上腺皮质激素释放激素(cRH)增加,使垂体分泌促肾上腺皮质激素(ACTH)增加,对肾上腺皮质产生过度刺激,可出现雄激素增加。

(十)异位促肾上腺皮质激素(ACTH)肿瘤

由于肾上腺以外的癌瘤产生有生物活性的 ACTH,刺激肾上腺皮质增生。最常见的是肺燕麦细胞癌(约占 50%),其次为胸腺瘤和胰腺瘤(各约占 10%),其他还有起源于神经嵴组织的瘤、甲状腺髓样癌等。

六、治疗

由中华医学会妇产科分会内分泌学组制订,并经中华人民共和国卫生部批准的多囊卵巢综合征治疗原则为:①PCOS 病因未明,难根治,应采取规范化和个体化的对症治疗。②PCOS 患者不同年龄和治疗需求不同,临床处理依据:患者主诉,治疗需求,代谢改变。

(一)一般治疗

PCOS 患者无论是否有生育要求,首先均应进行生活方式调整,戒烟、戒酒。减低体脂是肥胖型 PCOS 患者的一线治疗方案。肥胖患者通过低热量饮食和耗能锻炼,降低全部体重的 5% 或更多,减轻体重至正常范围,可以改善胰岛素抵抗,阻止 PCOS 长期发展的不良后果,如糖尿病、高血压、高血脂和心血管疾病等代谢综合征。适量耗能规律的体格锻炼(30 分钟/天,每周至少 5 次)是减重最有效的方法。

(二)调整月经周期,预防子宫内膜增生

1.适应证

适用于青春期、育龄期无生育要求、因排卵障碍引起月经紊乱的患者。对于有规律的排卵性月经患者,周期短于 2 个月的排卵型稀发月经患者,如无生育或避孕要求,可观察随诊。

2.主要治疗方法

(1)周期性孕激素治疗:PCOS 患者体内长期存在无对抗的雌激素的影响,周期性应用孕激素可对抗雌激素的作用,诱导人工月经,预防内膜增生。地屈黄体酮 10~20 mg/d,10 天;微粒化黄体酮 200 mg/d,10 天;醋酸甲羟黄体酮 6~10 mg/d,10 天。

(2)低剂量短效口服避孕药:适用于有避孕要求的患者,短效口服避孕药不仅可调整月经周期,预防子宫内膜增生,还可使高雄激素症状减轻。用药方法为在用孕激素撤药出血第 5 天起服用,每天 1 片,共服21 天;停药后撤退性出血的第 5 天起或停药第 8 天起重复。应用前须对 PCOS 患者的代谢情况进行评估。

(3)雌孕激素周期序贯治疗:少数 PCOS 患者血总睾酮水平升高较重,往往伴有严重的胰岛素抵抗,且雌激素水平较低,使子宫内膜对单一孕激素无撤药出血反应,对此类患者为诱导人工月经,应选用雌孕激素周期序贯治疗。

（三）降低血雄激素水平

1.抗雄激素

（1）醋酸环丙黄体酮（CPA）：可竞争双氢睾酮受体，抑制 5α 还原酶活性，并抑制促性腺激素分泌而减少卵巢雄激素的生成。自子宫出血第 5 天起每天口服 1 片，共 21 天。治疗痤疮，一般用药 3～6 个月可见效，治疗性毛过多，服药至少须 6 个月后才显效。停药后可能复发。

（2）螺内酯（安体舒通）：为醛固酮拮抗剂，通过保钾排钠而起利尿作用；同时抑制 5α 还原酶而阻断双氢睾酮的合成，在皮肤毛囊竞争结合雄激素受体而阻断雄激素的外周作用。每天口服 50～100 mg，共2～6 个月，继以日剂量 25～50 mg 维持。也可在子宫出血第 5～21 天每天口服 40 mg。

（3）氟硝丁酰胺：直接阻断雄激素受体，每次 250 mg，每天 3 次，效果优于螺内酯。

2.抑制雄激素

（1）抑制卵巢雄激素生成：①口服避孕药。周期性服用小剂量的雌、孕激素（月经第 5～21 天），连用6～12 个月。除抑制 LH 分泌和卵巢雄激素生成外，还可抑制双氢睾酮与其受体的结合。②GnRH-a。通过抑制促性激素分泌达到抑制卵巢来源的雄激素。皮下注射或喷鼻，每天 1 次，500～1000 μg，持续 6 个月，或长效制剂 3.75 mg，每月 1 次。应用于严重卵巢性高雄激素血症合并高胰岛素血症者。

（2）抑制肾上腺雄激素生成：对合并血皮质醇、硫酸脱氢表雄酮（DHEA-S）或 17 α-羟黄体酮水平过高者，地塞米松 0.25～0.5 mg/d，如血皮质醇水平<55.8 nmol/L 时应减小剂量或停用。

（四）改善胰岛素抵抗

1.二甲双胍

降低肝内葡萄糖产量，以提高胰岛素敏感性。

（1）适应证：PCOS 伴胰岛素抵抗的临床特征者；PCOS 不育、耐 CC 患者促性腺激素促排卵前的预治疗。

（2）禁忌证：心、肝、肾功能不全，酗酒。

（3）用法：为减少胃肠道反应，可选择渐进式。0.5 g 晚餐中服，持续 1 周；0.5 g 早晚餐中各1 次，持续1 周；0.5 g 早餐中、1.0 g 晚餐中，持续服用。每 3～6 个月随诊 1 次，记录月经，定期监测肝肾功能，血胰岛素，睾酮，必要时测 BBT 或血清黄体酮值观测排卵。二甲双胍可长期服用。

（4）不良反应：胃肠道症状（10%～25%），轻微短暂；可适当补充维生素和叶酸；乳酸中毒发生率3/10 万人，仅见于老年心、肝、肾病者；妊娠 B 类药，孕期原则上应停药。

2.曲格列酮

减少肝脏葡萄糖输出，改善胰岛β细胞功能和糖耐量，调控糖类和脂类代谢。起始剂量每天 200 mg，连用4～12周；如效果欠佳可每天 400 mg，最大剂量每天 600 mg，连用 3 个月。应注意药物对肝脏功能的影响。

(五)诱发排卵,促进生育

1.枸橼酸氯米芬(CC)

CC是PCOS促排卵的一线药物,通过竞争雌激素受体,减弱雌激素对下丘脑的负反馈,使FSH上升,调节FSH与LH的比值,增加GnRH脉冲频率。在子宫出血第3～5天起每天口服50 mg,共5天。如用药后仍无排卵,可按情况作以下改变。①增加枸橼酸氯米芬剂量至100 mg/d,共5天,如仍无效可服药7～9天。②加绒毛膜促性腺激素(HCG):卵泡直径≥18 mm,宫颈评分≥8分,提示卵泡已成熟,可肌内注射HCG 5000～10000 U以促发排卵。

2.促性腺激素(Gn)

有尿人绝经期促性腺激素(HMG)、尿FSH、基因重组FSH、HCG等制剂。低剂量FSH缓增方案是治疗耐CC的PCOS无排卵不孕症有效而安全的促排卵治疗。Gn应用的主要不良反应是高周期取消率、多胎妊娠和卵泡过度刺激综合征(OHSS)风险,因此作为第二线治疗。推荐的起始剂量为37.5～50 IU/d,坚持起始剂量持续的时间至少为14天,递增剂量不大于起始剂量的50%,Gn的促排卵周期通常不应超过6个。使用该方案时必须严密监测卵巢反应,以降低并发症。

3.手术治疗

腹腔镜下卵巢打孔为PCOS的二线治疗,目前使用的方法多用单纯电凝打孔,电流量30～40 W,每次电凝时间为2～4秒,每侧卵巢打孔4～5个。

4.辅助生殖技术

体外受精联合胚胎移植技术(IVF)是PCOS不孕患者的三线治疗,对PCOS或非PCOS患者,IVF治疗的妊娠率相似。

(六)常见并发症治疗

PCOS患者因长期无排卵,子宫内膜持续受到雌激素的刺激,无孕激素的影响,内膜癌的发生率比正常人群高。有文献报道,PCOS患者内膜癌的发生率是正常人群的10倍。不仅年龄偏大的PCOS患者易发展为子宫内膜癌,而且年轻的患者也有发展为子宫内膜癌的可能。因此,即使是不需要妊娠的青春期、生殖年龄和围绝经期的PCOS患者,也要注意防止内膜癌的发生。

1.口服避孕药

对于青春期和生育年龄的女性可以应用短效口服避孕药使定期来月经,有效防止内膜的增生。常用的有复方左旋甲基炔诺酮和去氧孕烯炔雌醇片,每天1片,每月21～22天。用3～4个月可以停用数月,一般会有规律月经几个月,如月经出现稀发或闭经,应再次应用。

2.孕激素

定期应用孕激素,让子宫内膜规则剥脱,也是防止子宫内膜癌的有效手段。安宫黄体酮每次4 mg,每天3次,每月连用5天;黄体酮针,每次20 mg,肌内注射,每日1次,每月连用3天,于停药后3～5天月经来潮。对于年龄偏大、子宫内膜偏厚的患者,应适当延长孕激素的应用天数,每月连用12～14天。

七、预后与转归

除了不孕,多囊卵巢综合征还合并其他病理改变,常由于不排卵,子宫内膜单纯受雌激素刺激,致使内膜癌发病率较正常人群高,并常有高胰岛素血症,合并代谢改变,血中低密度脂蛋白及 TG 增高,高密度脂蛋白降低,导致动脉粥样硬化、冠心病、糖尿病的发生率也正常妇女升高。

八、预防与调护

(一)预防

(1)加强锻炼,改变不良饮食习惯,控制体重。

(2)调节情绪,保持精神愉快,避免情志过激或闷闷不乐。

(二)调护

1.生活调护

培养良好的生活习惯,制订合理的作息表,坚持有氧运动,以增加体内能量消耗和降低血黏度。

2.饮食调养

合理饮食,使能量负平衡,使机体消耗多余的脂肪而达到减肥的目的。具体来说,就是限制食物中的脂肪、糖类的含量,多进纤维素类食物,延长进餐时间,鼓励餐后散步。

3.精神调理

多囊卵巢综合征患者可表现为不孕、月经不调,并常伴有肥胖、多毛、黑棘皮症现象,必然给患者带来精神上的痛苦,患者常有焦虑、自卑等心理反应。而这些不良的心理因素可直接或间接加重病情,影响治疗效果。因此要减轻患者心理负担,向其交待病情,讲述保持良好的心理状态的重要性,避免情志过激或闷闷不乐、忧郁寡欢,保持精神愉快以带来身体健康。

第八章　肾内科疾病

第一节　急性肾小球肾炎

急性肾小球肾炎简称急性肾炎，是一种常见的原发性肾小球疾病。本病大多呈急性起病，临床表现为血尿、蛋白尿、高血压、水肿、少尿及氮质血症。因其表现为一组临床综合征，为此又称为"急性肾炎综合征"。急性肾小球肾炎常见于多种致病微生物感染之后发病，尤其是链球菌感染，但也有部分患者由其他微生物感染所致，如葡萄球菌、肺炎链球菌、伤寒杆菌、梅毒、病毒、原虫及真菌等引起。通常临床所指的急性肾小球肾炎即指链球菌感染后肾小球肾炎，本节也以此为重点阐述。

一、急性肾小球肾炎发病机制与临床表现

（一）发病因素机制

本病发病与抗原抗体介导的免疫损伤密切相关。当机体被链球菌感染后，其菌体内某些有关抗原与相应的特异抗体于循环中形成抗原-抗体复合物，随血流抵达肾脏，沉积于肾小球而致病。但也可能是链球菌抗原中某些带有阳电荷的成分通过与肾小球基底膜（GBM）上带有阴电荷的硫酸类肝素残基作用，先植于 GBM，然后通过原位复合物方式而致病。当补体被激活后，炎症细胞浸润，导致肾小球免疫病理损伤而致疾病。肾小球毛细血管的免疫性炎症使毛细血管腔变窄，甚至闭塞，并损害肾小球滤过膜。可出现血尿、蛋白尿及管型尿等，并使肾小球滤过率下降。因而对水钠各种溶质（包括含氮代谢产物、无机盐）的排泄减少，而发生水钠潴留，继而引起细胞外液容量增加。因此，临床上有水肿、尿少、全身循环充血状态、呼吸困难、肝大、静脉压增高等表现。本病引发的高血压目前认为是由于血容量增加所致，同时，也可能与肾素-血管紧张素-醛固酮系统活力增强有关。

本病急性期表现为弥漫性毛细血管内增生性肾小球肾炎、肾小球增大，并含有细胞成分，内皮细胞肿胀，系膜细胞浸润。电镜下可见上皮下沉淀物呈驼峰状。免疫荧光检查可见弥漫的呈颗粒状的毛细血管襻或系膜区的 IgG、C_3 和备解素的免疫沉着，偶有少量 IgM 和 C_4。

（二）临床表现

急性肾小球肾炎可发生于各年龄组，但以儿童及青少年多见。本证起病较急，病情轻重不一，多数病例患病前有链球菌感染史。感染灶以上呼吸道及皮肤为主，如扁桃体炎、咽炎、气管炎、鼻窦炎等。在上述前驱感染后，有 1~3 周无症状的间歇期。间歇期后，即急性起病，首发症状多为水肿和血尿，是典型性急性肾炎综合征。重症者可发生急性肾衰竭。

1.全身症状

发病时症状轻重不一，患者常有头痛、食欲减退、恶心、呕吐、腰困、疲乏无力，部分患者先驱感染没有控制，可有发热、咽喉疼痛、咳嗽、体温一般在 38 ℃上下，发热以儿童多见。

2.水肿、少尿

水肿、少尿常为本病的首发症状,占患者的 80%～90%,在发生水肿之前,患者都有少尿。轻者仅晨起眼睑水肿,或伴有双下肢轻度可凹性水肿,面色较苍白。重者可延及全身,体重增加。水肿出现的部位主要取决于两个因素,即重力作用和局部组织张力。儿童皮肤及皮下组织较紧密,则水肿的凹陷性不十分明显。另外,水肿的程度还与钠盐的食入量有密切关系。钠盐入量多则水肿加重,严重者可有胸腔积液、腹水。

3.血尿

几乎全部患者均有肾小球源性血尿,是本病常见的初起症状。尿是浑浊棕红色、洗肉水样色。一般在数天内消失,也可持续 1～2 周转为镜下血尿。经治疗后一般镜下血尿多在 6 个月内完全消失。也可因劳累、紧张、感染后反复出现镜下血尿,也有持续 1～2 年才完全消失。

4.蛋白尿

多数患者有不同程度的蛋白尿,以清蛋白为主。极少数患者表现为肾病综合征。蛋白尿持续存在提示病情迁延或有转为慢性肾炎的可能。

5.高血压

大部分患者可出现一过性轻、中度高血压。收缩压、舒张压均增高,往往与血尿、水肿同时存在。一般持续 2～3 周,多随水肿消退而降至正常。产生原因主要与水钠潴留、血容量扩张有关。经利尿消肿后血压随之下降,少数患者可出现重度高血压,并可并发高血压脑病、心力衰竭或视网膜病变,出现充血性心力衰竭、肺水肿等。

6.肾功能异常

少数患者可出现少尿(<400 mL/24 h)、肾功能一过性受损,表现为轻度氮质血症。于 2周后尿量增加,肾功能于利尿后数天内可逐渐恢复,仅有极少数患者可表现为急性肾衰竭。

二、急性肾小球肾炎的诊断与鉴别诊断

(一)诊断

1.前驱感染史

一般起病前有呼吸道或皮肤感染,也可能有其他部位感染。

2.尿常规及沉渣检查

(1)血尿:为急性肾炎重要表现,肉眼血尿或镜下血尿,尿中红细胞多为严重变形红细胞,这是由于红细胞通过病变毛细血管壁和流经肾小管过程中,因渗透压改变而变形。此外,还可见红细胞管型,表示肾小球有出血渗出性炎症,是急性肾炎的重要特点。

(2)管型尿:尿沉渣中常见有肾小管上皮细胞、白细胞,偶有白细胞管型及大量透明和颗粒管型,一般无蜡样管型及宽大管型,如果出现此类管型,提示原肾炎急性加重,或全身系统性疾病,如红斑狼疮或血管炎。

(3)尿蛋白:通常为(+)～(++),24 小时蛋白总量<3.0 g,尿蛋白多属非选择性。

(4)尿少与水肿:本病急性发作期 24 小时尿量一般在 1 000 mL 以下,并伴有面部及下肢轻度水肿。

3.血常规检查

白细胞计数可正常或增加,此与原感染性是否仍继续存在有关。急性期血沉常增快,一般

在 30～60 mm/h,常见轻度贫血,此与血容量增大、血液稀释有关,于利尿消肿后即可恢复,但也有少数患者有微血管溶血性贫血。

4.肾功能及血生化检查

急性期肾小球滤过率(GFR)呈不同程度下降,但肾血浆流量常可正常。因此滤过分数常下降。与肾小球功能受累相比,肾小管功能相对良好,肾浓缩功能仍多保持正常。临床常见一过性氮质血症,血中尿素氮、肌酐轻度增高,尿钠和尿钙排出减少,不限进水的患者可有轻度稀释性低钠血症。此外,还可出现高血钾和代谢性酸中毒症。

5.有关链球菌感染的细胞学和血清学检查

链球菌感染后,机体对菌体成分及其产物相应的抗体,如抗链球菌溶血素 O 抗体(ASO),其阳性率可达 50%～80%,常借助检测此抗体以证实前期的链球菌感染。通常在链球菌感染后 2～3 周出现,3～5 周滴度达高峰,半年内可恢复正常,75% 的患者 1 年内转阴。在判断所测结果时应注意,ASO 滴度升高仅表示近期内曾有链球菌感染,与急性肾炎发病的可能性及病情严重性不直接相关。经有效抗生素治疗者其阳性率降低,皮肤感染灶患者阳性率也低。另外,部分患者起病早期循环免疫复合物及血清冷球蛋白可呈阳性,但应注意病毒所致急性肾炎者可能前驱期短,一般为 3～5 天,以血尿为主要表现,C_3 不降低,ASO 不增高,预后好。

血浆补体测定除个别病例外,肾炎病程早期,血总补体及 C_3 均明显下降,6 周后可恢复正常,此规律性变化为急性肾炎的典型表现。血清补体下降程度与急性肾炎病情轻重无明显相关,但低补体血症持续 8 周以上者,应考虑有其他类型肾炎的可能,如膜增生性肾炎、冷球蛋白血症或狼疮性肾炎等。

6.血浆蛋白和脂质测定

本症患者有少数清蛋白常轻度降低,这是由于水钠潴留的血容量增加和血液稀释造成,并不是由尿蛋白丢失而致,经利尿消肿后可恢复正常。有少数患者伴有 α_2、β 脂蛋白增高。

7.其他检查

如少尿一周以上或进行性尿量减少伴肾功能恶化者、病程超过两个月而无好转趋势者、急性肾炎综合征伴肾病综合征者,应考虑进行肾活检以明确诊断,指导治疗。

8.非典型病例的临床诊断

最轻的亚临床病例可全无水肿、高血压和肉眼血尿,仅于链球菌感染后或急性肾炎紧密相接触者,行尿常规检查而发现镜下血尿,甚或尿检也正常,仅血中 C_3 呈典型的规律性改变,即急性期明显降低,而 6～8 周恢复正常。此类患者如行肾活检可呈典型的毛细血管内增生及特征性驼峰病变。

(二)鉴别诊断

1.发热性尿蛋白

急性感染发热患者可出现蛋白尿、管型及镜下血尿,极易与不典型或轻度急性肾炎患者相混淆,但前者无潜伏期,无水肿和高血压,热退后尿常规迅速恢复正常。

2.急进性肾炎

起病初与急性肾炎很难鉴别,本病在数天或数周内出现进行性肾功能不全、少尿或无尿,可帮助鉴别,必要时需采用肾穿刺病理检查,如表现为新月体肾炎可资鉴别诊断。

3.慢性肾炎急性发作

大多数慢性肾炎往往起病隐匿,急性发作常继发感染后,前驱期往往较短,1～2天即出现水肿、少尿、氮质血症等,严重者伴有贫血、高血压,肾功能持续损害常常可伴有夜尿增多,尿比重常低。

4.IgA 肾病

IgA 肾病主要以反复发作性血尿为主要表现,ASO、C_3 往往正常,肾活检可以明确诊断。

5.膜性肾炎

膜性肾炎常以急性肾炎样起病,但常常蛋白尿明显,血清补体持续下降＞8周,本病恢复不及急性肾炎明显,必要时行肾穿活检明确诊断。

6.急性肾盂肾炎或尿路感染

尿常规检查常有白细胞和脓细胞、红细胞,患者并有明显的尿路刺激症状和畏寒发热,补体正常,中段尿培养可确诊。

7.继发性肾炎

继发性肾炎如过敏性紫癜性肾炎、狼疮性肾炎、乙型肝炎病毒相关性肾炎等。本类肾炎原发病症状明显,不难诊断。

8.并发症

(1)循环充血状态:因水钠潴留,血容量扩大,循环负荷过重,乃至表现循环充血性心力衰竭甚至肺水肿,此与病情轻重和治疗情况相关,临床表现为气急,不能平卧,胸闷,咳嗽,肺底湿啰音,肝大压痛,心率快,奔马律等左、右心衰竭症状。其是因为血容量扩大所致,而与真正心肌泵衰竭不同,且强心剂效果不佳,利尿剂的应用常助其缓解。

(2)高血压脑病:是指血压急剧增高时(尤其是舒张压)伴发的中枢神经系统症状而言,一般儿童较成年人多见。一般认为此症是在高血压的基础上,脑部小血管痉挛,导致脑缺氧、脑水肿而致。但也有人认为当血压急剧升高时,脑血管原具备的自动舒缩功能失调或失控,脑血管高度充血脑水肿而致。此外,急性肾炎时,水钠潴留也在发病中起一定作用。此并发症多发生在急性肾炎起病后1～2周内。起病较急,临床表现为剧烈头痛,频繁恶心、呕吐,继之视力障碍,眼花,复视,暂时性黑蒙,并有嗜睡或烦躁。如不及时治疗则发生惊厥、昏迷,少数暂时偏瘫失语,严重时发生脑疝。神经系统多无局限性体征,浅反射及腱反射可减弱或消失,眼底检查常见视网膜小动脉痉挛,有时可见视盘水肿,脑脊液清亮,压力和蛋白正常或略高。当高血压伴视力障碍、惊厥、昏迷中的任一项,即可诊断。

(3)急性肾衰竭:急性肾炎患者中,有相当一部分病例有程度不一的氮质血症,但真正进展为急性肾衰竭者仅为极少数。由于防治及时,前两类并发症已大为减少,但合并急性肾衰竭尚无有效防止措施,已成为急性肾炎死亡的主要原因。临床表现为少尿或无尿,血尿素氮、肌酐升高,高血钾,代谢性酸中毒等尿毒症改变。在此情况下应及时行血液透析、肾替代疗法(按急性肾衰竭治疗)。如经治疗少尿或无尿3～5天或1周者,此后尿量逐渐增加,症状消失,肾功能可逐渐恢复。

(三)诊断标准

(1)起病较急,病情轻重不一,青少年儿童发病多见。

（2）前驱有上呼吸道及皮肤等感染史，多在感染后1～4周发病。

（3）多见血尿（肉眼或镜下血尿）、蛋白尿、管型（颗粒管型和细胞管型）。

（4）水肿，轻者晨起双眼睑水肿，重者可有双下肢及全身水肿。

（5）有短暂氮质血症，轻中度高血压，B超示双肾形态大小正常。

三、急性肾小球肾炎的治疗

本病的治疗以休息及对症治疗为主，纠正水钠潴留，纠正血循环容量负荷重，抗高血压，防治急性期并发症，保护肾功能，如急性肾衰竭可行透析治疗。因本病属自限性疾病，一般不适宜应用糖皮质激素及细胞毒类药物。

（一）一般治疗

急性期应卧床休息2～3周，待肉眼血尿消失，水肿消退及血压恢复正常，然后逐渐增加室内活动量，3～6个月内应避免较重的体力活动。如活动后尿改变加重者应再次卧床休息。急性期低钠饮食，每天摄入食盐3 g以下，保证充足热量。肾功能正常者不需限制蛋白质入量，适当补充优质蛋白质，对有氮质血症者，应限制蛋白质入量，以减轻肾脏负担。水肿重尿少者，除限盐外还应限制水的入量。

（二）感染灶的治疗

对有咽部、牙周、鼻窦、气管、皮肤感染灶者应给予青霉素1～2周治疗。对青霉素过敏者可用大环内酯类抗生素。对于反复发作的慢性扁桃体炎，病证迁延2～6个月以上者，尿中仍有异常且考虑与扁桃体病灶有关时，待病情稳定后（尿蛋白少于＋），尿沉渣计数少于10个/HP者，可考虑做扁桃体切除术，术前术后需用2～3周青霉素。

（三）抗凝治疗

根据发病机制，且有肾小球内凝血的主要病理改变，主要为纤维素沉积及血小板聚集，因此，在临床治疗时并用抗凝降纤疗法，有助于肾炎的缓解和恢复，具体方法如下。

1.肝素

按成人每天总量5 000～10 000 U加入5％葡萄糖注射液250 mL静脉滴注，每天1次，10～14天为1个疗程，间隔3～5天，再行下1个疗程，共用2～3个疗程。

2.丹红注射液

成人用量为20～40 mL，加入5％葡萄糖注射液中，用法疗程同肝素，小儿酌减。或选择其他活血化瘀中成药注射剂，如血塞通、舒血通、川芎、丹参注射剂等。

3.尿激酶

成人每天总量5 000～10 000 U，加入5％葡萄糖250 mL中，用法疗程如丹红注射液，小儿酌减。注意肝素与尿激酶不要同时应用。

4.双嘧达莫（潘生丁）

成人50～100 mg，每天3次口服，可连服8～12周，小儿酌情服用。

（四）利尿消肿

急性肾炎的主要生理病理变化为钠潴留，细胞外液量增加导致临床上水肿、高血压、循环负荷过重及致心肾功能不全等并发症。应用利尿药不仅能达到消肿利尿作用，且有助于防治并发症。

1.轻度水肿

颜面部及双下肢轻度水肿(无胸腔积液、腹水者),常用噻嗪类利尿药。如氢氯噻嗪,成人25～50 mg,1～2 次/天,口服,此类利尿药作用于远端肾小管。当 GFR 为 25 mL/min 时,常不能产生利尿效果,此时可用襻利尿剂。

2.中度水肿

伴有肾功能损害及少量胸腔积液或腹水者,先用噻嗪类利尿药,氢氯噻嗪 25～50 mg,1～2 次/天。但当 GFR 为 25 mL/min 时,可加用襻利尿剂,如呋塞米(速尿)每次 20～40 mg,1～3 次/天,如口服效差,可肌内注射或静脉给药,30 分钟起效,但作用短暂,仅 4～6 小时,可重复应用。此两种药在肾小球滤过功能严重受损,肌酐清除率为 5～10 mL/min 时,仍有利尿作用,应注意大剂量时可致听力及肾脏严重损害。急性肾炎一般不用汞利尿剂、保钾利尿剂及渗透性利尿剂。

3.重度水肿

当每天尿量<400 mL,并有大量胸腔积液、腹水,伴肾功能不全,甚至急性肾衰竭、高血压、心力衰竭并发症时,立即应用大剂量强利尿剂,如呋塞米(速尿)60～120 mg,缓慢静脉推注,但剂量不能>400 mg/d。因剂量过大,并不能增强利尿效果,反而会使不良反应明显增加,导致不可逆性耳聋。应用后如利尿效果仍不理想,则应考虑血液净化学治疗(以下简称化疗)法,如血液透析、腹膜透析等,而不应冒风险应用过大剂量的利尿药。此外,还可应用血管解痉药,如多巴胺以达利尿目的。

注意:其他利尿药不宜应用,如汞利尿药对肾实质有损害;渗透性利尿药如甘露醇可增加血容量,加重心脑血管负荷而发生意外,还有诱发急性肾衰竭的潜在危险;保钾利尿剂可致血钾升高,尿少时不宜使用。对高尿酸血症患者,应慎用利尿药。

(五)降压治疗

血压不超过 18.7/12.0 kPa(140/90 mmHg)者可暂缓治疗,严密观察。若经休息、限水、限盐、利尿治疗后,血压仍高者,应给予降压药,可根据高血压的程度、起病缓急,首选一种品种和小剂量使用。

1.钙通道阻滞剂

如硝苯地平(硝苯吡啶)、尼群地平类。此类药品可通过阻断钙离子进入细胞内而干扰血管平滑肌的兴奋-收缩偶联,降低外阻血管阻力而使血压下降,并能较好地维持心、脑、肾血流量。口服或舌下含服均吸收良好,每次 10 mg,2～3 次/天,用药后 20 分钟血压下降,1～2 小时作用达高峰,持续 4～6 小时。控释片、缓释片按说明服用,与 β 受体阻滞剂合用可提高疗效,并可减轻硝苯地平引起的心率加快。

2.血管紧张素转化酶抑制剂

通过抑制血管紧张素转换酶的活性,而抑制血管紧张素扩张小动脉,适用于肾素-血管紧张素-醛固酮介导的高血压,也可应用于合并心力衰竭的患者,常用药物如卡托普利(巯甲丙脯酸)口服 25 mg,15 分钟起效,服用盐酸贝那普利(洛丁新)5～10 mg,每天 1 次服用,对肾素依赖性高血压效果更好。

3.α_1受体阻滞剂

如哌唑嗪,具有血管扩张作用,能减轻心脏前后负荷,宜从小剂量开始逐渐加量,不良反应有直立性低血压、眩晕或乏力等。

4.硝普钠

硝普钠用于严重高血压者,用量为 $1\sim3~\mu g/(kg\cdot min)$,速度持续静脉滴注,数秒内即起作用。其常溶于 $200\sim500~mL$ 的 5% 葡萄糖注射液中静脉滴注,先从小剂量开始,依血压调整滴数。此药物的优点是作用快、疗效高、毒性小,既作用于小动脉阻力血管,又作用于静脉的血容量血管,能降低外周阻力,而不引起静脉回流增加,故尤适应于心力衰竭患者。

(六)严重并发症的治疗

1.急性循环充血性状态和急性充血性心力衰竭的治疗

当急性肾炎出现胸闷、心悸、肺底啰音、心界扩大等症状时,心排血量并不降低,射血指数并不减少,与心力衰竭的病理生理基础不同,而是水钠潴留,血容量增加所致淤血状态。此时首先要绝对卧床休息,严格限制钠、水入量,同时应用强利尿药。硝普钠或酚妥拉明药物多能使症状缓解,发生心力衰竭时,可适当应用地高辛或毒毛花苷 K。危重患者可采用轮流束缚上下肢或静脉放血,每次 $150\sim300~mL$,以减轻心脏负荷和肺淤血。当保守治疗无效时,可采用血透脱水治疗。

2.高血压脑病治疗

出现高血压脑病时,应首选硝普钠,剂量为 5 mg 加入 10% 葡萄糖注射液 100 mL 中静脉滴注,4 滴/分开始。用药时应监测血压,每 $5\sim10$ 分钟测血压 1 次。根据血压变化情况调节滴数,最大15 滴/分,为 $1\sim2~\mu g/(kg\cdot min)$,每天总剂量 $<100~\mu g/kg$。用药后如患者高血压脑病缓解,神志好转,停止抽搐,则应改用其他降压药维持血压。因高血压脑病可致生命危险,故应快速降压,争分夺秒。硝普钠起效快,半衰期短,$1\sim2$ 分钟可显效,停药 $1\sim10$ 分钟作用可消失,无药物依赖性。但应注意硝普钠可产生硫氰酸盐代谢产物,故静脉用药浓度应低,滴速应慢,应用时间要短(<48 小时),并应严密监测血压,如降压过度,可使有效循环血容量过低,而致肾血流量降低,灌注不足引起肾功能损害。应用硝普钠抢救急性肾炎高血压危象,疗效可靠、安全,而且不良反应小。

当高血压伴有脑水肿时,宜采用强利尿药及脱水药以降低颅脑压力。降颅压和脱水治疗可应用20% 甘露醇,每次 5 mL/kg,静脉注射或静脉快速滴注,视病情 $4\sim8$ 小时 1 次。呋塞米(速尿)每次 1 mg/kg 静脉滴注,每 $6\sim8$ 小时 1 次。地塞米松 $0.3\sim0.5$ mg/kg(或每次 $5\sim10$ mg,每 $6\sim8$ 小时 1 次)。如有惊厥应注意对症止痉。持续抽搐者,成人可用地西泮(安定)每次0.3 mg/kg,总量不超过 $10\sim15$ mg 静脉给药,并可辅助吸氧等。

3.透析治疗

本病有以下两种情况时可采用透析治疗。

(1)少尿性急性肾衰竭,特别是有高血钾存在时。

(2)严重水钠潴留引起急性左心衰竭者,应及时给予透析治疗,以帮助患者度过急性期。由于本病具有自愈倾向,肾功能多可逐渐恢复,一般不需要长期维持透析。

临床应注意在治疗本病时,不宜应用糖皮质激素、非甾体抗炎药和山莨菪碱类药物治疗。

本病大多预后良好,部分病例可在数月内自愈。老年患者有持续性高血压,大量蛋白尿,或肾功能损害者预后较差,肾组织增生病变重,伴有较多新月体形成者预后较差。

第二节　慢性肾小球肾炎

慢性肾小球肾炎简称慢性肾炎(CGN),指尿蛋白、血尿、高血压、水肿为基本临床特点的一组肾小球疾病。起病方式各有不同,病理类型及病程不一,临床表现多样化。大部分患者病情隐匿迁延,病变缓慢进展,可有不同程度的肾功能损害,最终将发展为慢性肾衰竭。部分患者病变可呈急性加重和进展。由于本组疾病的病理类型及病期不同,主要临床表现各不相同,疾病表现呈多样化,治疗较困难,预后也相对较差。

一、慢性肾小球肾炎的病因病机与临床表现

(一)病因病机

1.发病原因

慢性肾炎是一组多病因的慢性肾小球病变为主的肾小球疾病,大多数患者的病因不十分明确。但经临床免疫病理和实验室的资料说明,慢性肾炎的发病原因与免疫机制关系密切,与链球菌感染无明确关系,15%～20%是从急性肾小球肾炎转变而来,大部分慢性肾炎患者无急性肾炎病史,可能是由于各种细菌、病毒、原虫、感染等因素通过免疫机制、炎症介质因子及非免疫机制等引起本病,而并非直接的免疫反应病因。感染因素及其后的刺激导致免疫复合物在肾小球内沉积,提示体液免疫反应是慢性肾小球肾炎损伤的主要原因。单核巨噬细胞在诱发疾病中具有重要作用。

2.病理机制

(1)免疫机制的反应:主要发生在肾小球内,有较多的组织损伤介质被激活,有生长因子及补体产生趋化因子,引起白细胞募集。C_{5b-9}对肾小球细胞的攻击,使纤维素沉积,甚至形成新月体。炎症介质的刺激使肾炎进入慢性期,随着许多氧化物及蛋白酶的产生,发生细胞增殖、表型转化,细胞外基质积聚,引起肾小球硬化和永久性肾功能损害。

(2)非免疫机制的参与:主要参与肾小球肾炎的慢性进展,如有效过滤面积减少,残余肾小球滤过率升高,肾缺血,各种因子细胞释放,以及肾小管中蛋白质成分增高造成的毒性作用,均可加重肾小球硬化和慢性肾间质纤维化。

(3)慢性肾炎的病理特点:是由两侧肾脏弥漫性肾小球病变和多种病理类型引起的,因长期的反复发作,呈慢性肾炎过程,肾小球毛细血管逐渐破坏,纤维组织增生,肾小球纤维化,淋巴细胞浸润,玻璃样变,随之可导致肾小管肾间质继发性病变。后期肾皮质变薄,肾脏体积缩小,形成终末期固缩肾。在肾硬化的肾小球间有时可见肥大的肾小球。病理类型可见几种:系膜增生性肾炎、膜性肾病、系膜毛细血管性肾炎、局灶性节段性肾小球硬化、增生硬化型肾小球肾炎。

(二)临床表现

慢性肾炎可发生于任何年龄和性别,多数起病缓慢隐匿,临床以蛋白尿、血尿、高血压、水

肿为基本特征,常有不同程度的肾功能损害。由于各种因素影响,病情时轻时重,反复发作,逐渐地发展为慢性肾衰竭。

发病初、早期,患者可表现乏力、劳倦、腰部隐痛、刺痛,或困重、食欲减退,水肿可有可无,有水肿也不严重,部分患者可无明显的临床症状。尿检验蛋白尿持续存在,通常在非肾病综合征范围,并有不同程度的肾小球源性血尿及管型,多呈镜下血尿,肉眼血尿少见。血压可正常或轻度升高。肾功能正常或轻度损伤,肌酐清除率下降,或轻度氮质血症表现,可持续数年或数十年。肾功能逐渐恶化并出现相应的临床表现,如贫血、血压升高、酸中毒等,最终进展为尿毒症。

有部分慢性肾炎患者,可以高血压为突出或首先发现,特别是舒张压持续性中等以上的程度上升,可有眼底出血、渗血,甚则视盘水肿。如果未有控制使血压持续稳定,肾功能恶化较快。未经治疗,多数患者肾功能呈慢性渐进性损害,预后较差。当患者因感染、过度疲劳、精神压力过大,或使用肾毒性药物等因素,常可使病情呈急性发作或急骤恶化,经及时治疗或驱除病因后病情可有一定程度的缓解,但也可能因此而进入不可逆的肾衰竭。肾功能损害程度和发展快慢主要与病理类型相关,同时也与合理治疗和认真的调护等因素关系密切。

二、慢性肾小球肾炎的分类与辅助检查

(一)分类

慢性肾炎临床表现多样,个体差异较大,中青年发病率高,易误诊。有蛋白尿(一般在 1~3 g/24 h)、血尿、管型尿、水肿及高血压,以及病史 1 年以上者,无论有无肾损害,均应考虑此病。在除外继发性肾小球肾炎及遗传性肾小球肾病后,临床上可诊断为慢性肾炎。根据临床表现分为以下 5 型。

1.普通型

该类型较为常见,病程迁延,病情相对稳定,多表现为轻度至中度水肿,高血压和肾功能损害。尿蛋白定性(+)~(+++),镜下呈肾小球源性血尿和管型尿等。病理改变以 IgA 肾病、非 IgA 系膜增生性肾炎即局灶系膜增生性较常见,也可见于局灶性节段性肾小球硬化早期和膜增生性肾炎等。

2.肾病性大量蛋白尿型

除具有普通型的表现外,部分患者可表现肾病性大量蛋白尿,病理分型以微小病变型肾病、膜增生性肾炎、局灶性肾小球硬化等多见。

3.高血压型

除上述表现外,以持续性中度血压增高为主,特别是舒张压持续增高,常伴有眼底视网膜动脉细窄、迂曲和动静脉交叉压迫现象,少数可有絮状物或出血,病理常以局灶节段性肾小球硬化和弥漫性增生为多见,或晚期多有肾小球硬化表现。

4.混合型

临床上既有肾病型表现,同时又有高血压型表现,多伴有不同程度肾功能减退征象,病理改变可为局灶节段性肾小球硬化和晚期弥漫性增生性肾小球肾炎等。

5.急性发作型

在病情相对稳定或持续进展过程中,由于各种微生物感染,过度疲劳或精神打击等因素,

经过较短的潜伏期(一般 2～7 天)后,而出现类似急性肾炎的临床表现,经治疗和休息等调治后,可恢复原先水平,或病情恶化逐渐发展至尿毒症,或者是反复发作多次后,肾功能急剧减退而出现尿毒症一系列临床表现。病理改变为弥漫性增生,肾小球硬化基础上出现新月体和/或明显间质性肾炎。

(二)辅助检查

1.尿液检查

尿异常是慢性肾炎的基本特点和标志,蛋白尿是诊断慢性肾炎的主要依据。尿蛋白一般在 1～3 g/24 h,尿沉渣可见颗粒管型和透明管型,多数可有肾小球源性镜下血尿,少数患者可有间发性肉眼血尿。

2.肾功能检查

多数慢性肾炎患者可有不同程度的肾小球滤过率(GFR)下降,早期表现为肌酐清除率下降,其后血肌酐、尿素氮升高,可伴不同程度的肾小管功能减退,如近端肾小管尿浓缩功能减退和/或近端肾小管重吸收功能下降。

3.影像学检查

B 超检查早期可显示肾实质回声粗乱,晚期可有肾体积缩小等改变。

4.病理检查

肾活检有助于明确诊断,如无特殊禁忌证和有条件的医院,应强调所有慢性肾炎患者进行肾活检,肾活检有助于与继发性肾小球疾病的鉴别诊断。另外,可以明确肾小球病变的组织学类型和病理损害程度及活动性,从而指导合理的治疗,延缓慢性肾损害的进展。

三、慢性肾小球肾炎的鉴别诊断与诊断标准

(一)鉴别诊断

1.继发性肾小球疾病

如狼疮性肾炎、过敏性紫癜性肾炎、乙型肝炎相关性肾损害,以上可依据相应的系统表现及特异性实验室检查进行鉴别。

2.遗传性肾病

Alport 综合征常起病于青少年儿童,多在 10 岁之前起病,患者有眼(圆锥形或球形晶状体)、耳(神经性耳聋)、肾形态异常,并有阳性家族史(多为性连锁显性遗传、常染色体显性遗传及常染色体隐性遗传)。

3.其他原发性肾小球疾病

(1)隐匿性肾小球肾炎:主要表现为无症状性血尿和/或蛋白尿,无水肿、高血压和肾功能减退。

(2)感染后急性肾炎:有前驱感染,以急性发作起病的慢性肾炎需与此病鉴别,二者的潜伏期不同,血清 C_3 的动态变化有助于鉴别。另外,疾病的转归不同,慢性肾炎无自愈倾向,呈慢性进展,可资鉴别。

4.原发性高血压肾损害

先有较长期的高血压,然后出现肾损害,临床上近端肾小管功能损伤较肾小球功能损伤早,尿改变轻微,仅少量蛋白尿,常有高血压的其他靶器官并发症。

(二)诊断标准

(1)起病缓慢,病情迁延,临床表现可轻可重,或时轻时重,随着病情发展,可有肾功能减退、贫血、电解质紊乱等情况出现。

(2)可有水肿、高血压、蛋白尿、血尿及管型尿等表现中的一种或数种,临床表现多种多样,有时伴有肾病综合征或重度高血压。

(3)病程中可有急性发作,常因呼吸道及其他感染诱发,发作时有时类似急性肾炎的表现,有些病例可自动缓解,有些病例则出现病情加重。

四、慢性肾小球肾炎的治疗

慢性肾小球肾炎早期应该针对病理类型给予治疗,抑制免疫介导炎症,抑制细胞增生,减轻肾脏硬化;并应以防止或延缓肾功能进行性损害及恶化;以改善临床症状及防治并发症为主要目的。强调综合整体调治,可采取下列综合措施。

(一)一般治疗

1.动静结合,以静和休息为主

避免劳累及精神压力过大。因上列因素可加重肾功能负荷,加重高血压、水肿和尿检异常,故动静结合在治疗恢复过程中非常重要。

2.饮食调节

(1)蛋白质的摄入:慢性肾炎患者应根据肾功能减退程度决定蛋白质的入量。轻度肾功能减退者,蛋白食入量应为 0.6 g/(kg·d),以优质蛋白为主,适当辅以 α-酮酸或必需氨基酸,可适当增加碳水化合物的摄入,以满足机体能量需要,防止负氮平衡。如患者肾功能正常,可适当放宽蛋白入量,一般不易超过 1.0 g/(kg·d),以免加重肾小球高滤过等所致的肾小球硬化。慢性肾炎、肾功能损害患者,如长期限制蛋白质入量,势必导致必需氨基酸的缺乏。因此,补充 α-酮酸是必要的。α-酮酸含有多种必需氨基酸,摄入后经过转氨基作用形成相应的氨基酸,可使机体既获取必需氨基酸,减少了不必要的氨基,还提供了一定量的钙。对肾性高磷酸盐血症和继发性甲状旁腺功能亢进起到良好的作用。

(2)盐的摄入:有高血压和水肿的慢性肾炎,盐的摄入一般控制在 3 g/d 以下。

(3)脂肪的摄入:高脂血症是促进肾脏病变加重的独立的危险因素,尤其是慢性肾炎大量蛋白尿的患者脂质代谢紊乱而出现的高脂血症。应限制脂肪摄入,限制含有大量饱和酸和脂肪酸的动物脂肪更为重要。

(二)药物治疗

1.积极控制高血压

高血压是加速肾小球硬化,促进肾功能恶化的重要危险因素,为此积极控制高血压是十分重要的环节。控制高血压可防止肾功能减退,或使已经受损的肾功能有所改善,并可防止心血管的并发症,改善近期预后,具体治疗原则如下。

(1)力争达到目标值,如尿蛋白 < 1 g/d 的患者,血压控制在 17.3/10.7 kPa(130/80 mmHg)左右;如尿蛋白 ≥ 1.0 g/d 的患者,血压应控制在 16.7 kPa/10.0 kPa(125/75 mmHg)以下水平。

(2)降压速度不能过低、过快,应使血压平稳下降。

（3）先以一种药物小剂量开始，必要时联合用药，直至血压控制满意。

（4）优选具有肾保护作用、能减缓肾功能恶化的降压药物。

（5）降压药物的选择：首选血管紧张素转换酶抑制剂（ACEI）、血管紧张素Ⅱ受体阻滞剂（ARB）；其次选择长效钙通道阻滞剂（CCB）、β受体阻滞剂、血管扩张剂、利尿剂等。由于ACEI与ARB除具有降压作用外，还能减少尿蛋白和延缓肾功能恶化，保护肾的功能效应，应优先选用。

在肾功能不全患者应用ACEI或ARB时，应注意防止高血钾和血肌酐升高发生。但血肌酐＞264 μmol/L时，务必在严密检测下谨慎应用，尤其注意监测肾功能和血钾。

2.严密控制蛋白尿

蛋白尿是慢性肾损害进程中独立危险因素，是肾功能渐进性恶化不利条件，控制蛋白尿可延缓疾病的进展。尿蛋白导致肾损害的机制有以下几点。

（1）导致肾小管上皮细胞重吸收蛋白过多而致细胞溶酶体破裂，释放溶酶体酶和补体引起组织损伤。

（2）肾小管上皮细胞摄取过多的清蛋白和脂肪酸，导致脂质合成和释放，引起细胞浸润，并释放组织因子造成组织损伤。

（3）肾小管本身产生的Tamm-Horsfall蛋白与滤液中蛋白相互作用阻塞肾小管。

（4）尿中补体成分增加，特别是C_{5b-9}膜攻击复合物激活近曲小管上皮的补体替代途径。

（5）肾小管蛋白质产氨增多，以及活化的氨基化C_3的相应产生。

（6）尿中转铁蛋白释放铁离子，产生游离氢氧根离子损伤肾小管。

以上因素导致肾小管分泌内皮素引起间质缺氧，产生致纤维因子。

控制蛋白尿药物的选择：ACEI与ARB具有降低尿蛋白的作用，这种减少尿蛋白的作用并不依赖其降压的作用。因此，对于非肾病综合征范围内的蛋白尿可使用ACEI和/或ARB控制蛋白尿治疗。因用这类药物减少蛋白尿与剂量相关，所以其用药剂量，常需要高于降压所需剂量，但应预防低血压的发生。如选用依那普利20～30 mg/d和/或氯沙坦100～150 mg/d，才可发挥较好的降低蛋白尿和肾脏保护作用。

3.糖皮质激素和细胞毒类药物的应用

由于慢性肾炎是因多种因素引起的综合征表现，其病因、病理类型、病情变化和临床表现、肾功能损害程度等差异很大，故是否应用皮质激素、细胞毒类药物，应根据临床表现和病理类型的不同，综合分析，再确立是否应用。

（1）有大量蛋白尿伴或不伴肾功能轻度损害者，可考虑应用糖皮质激素，一般应用泼尼松1 mg/(kg·d)，治疗过程中严密观察血压和肾功能，一旦有肾功能损害应酌情撤减。

（2）肾功能进行性减退者，不宜继续使用常规的口服糖皮质激素治疗。

（3）根据病理检查结果应用：如果病理检查结果以活动性病变为主，伴有细胞增生、炎症细胞浸润、大量蛋白尿等，则应用激素及细胞毒类积极治疗。如泼尼松1 mg/(kg·d)，环磷酰胺2 mg/(kg·d)。若病理检查结果为慢性病变为主（肾小管萎缩、间质纤维化），则不考虑皮质激素等免疫抑制剂治疗。如果病理检查结果表现为活动性病变和慢性病变并存，肾功能已有轻度损害（肌酐＜256 μmol/L），伴有大量蛋白尿，这类患者也可考虑皮质激素与细胞毒类药物的治疗(剂量同上),并可加用雷公藤总苷 60 mg/d,分 3 次服用。需密切观察肾功能的变化。

4.抗凝和血小板解聚药物治疗

抗凝药和血小板解聚药有一定的稳定肾功能、减轻肾脏病理损伤、延缓肾病进展的作用。即使无高凝状态和各种病理类型表现者,也可常规较长时间的配合激素及细胞毒类,或单独应用此类药物。常用药物如下。

(1)低分子肝素:该药的抗凝活性在于与抗凝血酶Ⅲ的结合后肝素链上的五聚糖抑制剂凝血酶和凝血因子Ⅹa,结果抗栓效果优于抗凝作用,生物利用度高,出血倾向少,半衰期比普通肝素长 2～4 倍,常用剂量为 5 000 U/d,腹壁皮下注射或静脉滴注,一般 7～10 天为 1 个疗程。根据临床表现和检验凝血系列,无出血倾向者,可连续应用 2～3 个疗程。

(2)双嘧达莫:此为血小板解聚药,用量为 200～300 mg/d,分 3 次口服,每月为 1 个疗程,可连续服用3～6 个月。

(3)阿司匹林:50～150 mg/d,每天 1 次,无出血倾向者可连续服用 6 个月以上。

(4)盐酸噻氯匹定(抵克立得)250～500 mg/d;西洛他唑 50～200 mg/d。

(5)华法林:4～20 mg/d,分 2 次服用,根据凝血酶原时间以 1 mg 为阶梯调整剂量。药物使用期间应定期检验凝血酶原时间(至少 3～4 周 1 次),防止出血,应严密观察。

以上的抗凝、溶栓、解聚血小板、扩张血管的中药和西药制剂,在应用时可选择 1～4 种,应注意有出血倾向者,或有过敏等不良反应者忌用或慎用,并要随时观察凝血酶时间。

5.降脂药物治疗

肾病并发脂质代谢紊乱,可加重肾功能的损害,并引起细胞凋亡,导致组织损伤。因此,当肾病并发脂质异常时,特别是低密度脂蛋白异常,应引起重视进而调节。他汀类药物不仅可以降血脂,更重要的是可以与肾脏纤维化有关分子的活性可逆性抑制系膜细胞、平滑肌细胞和小管上皮细胞对胰岛素样生长因子(PDGF)的增生反应;抑制单核细胞化学趋化蛋白和黏附因子的产生,减轻肾组织的损伤和纤维化。

6.避免加重肾损害的因素

在慢性肾炎的治疗恢复过程中,应积极预防感染、低血容量、腹水、水和电解质及酸碱平衡紊乱。避免过度劳累、妊娠和应用肾毒性药物,解除心理压力,如有血尿酸升高应积极治疗等。

第三节　IgA 肾病

IgA 肾病是一组以系膜区 IgA 沉积为特征的肾小球肾炎,1968 年由法国病理学家 Berger 和 Hinglais 最先报道,目前已成为全球最常见的原发性肾小球疾病。我国最早于 1984 年由北京协和医院与北京医科大学第一医院联合报道了一组 40 例 IgA 肾病。此后,国内各中心对该病的报道日益增多,研究百花齐放。本节将针对 IgA 肾病的一些重要而值得探索的问题加以讨论。

一、IgA 肾病的流行病学特点与发病机制

（一）流行病学特点

1.广泛性与异质性

IgA 肾病为全世界范围内最常见的原发肾小球疾病。各个年龄段都能发病,但高峰在 20～40 岁。北美和西欧的调查显示男女比例为 2：1,而亚太地区比例为 1：1。IgA 肾病的发病率存在着明显的地域差异,亚洲地区明显高于其他地区。美国的人口调查显示 IgA 肾病年发病率为 1/100 000,儿童人群年发病率为 0.5/100 000,而这个数字仅为日本的 1/10。中国的一项 13 519 例肾活检资料显示,IgA 肾病在原发肾小球疾病中所占比例高达 45%。此外,在无肾病临床表现的人群中,于肾小球系膜区能发现 IgA 沉积者也占 3%～16%。

以上数据提示了 IgA 肾病的广泛性与异质性特点。首先,IgA 肾病发病的地域性及发病人群的构成存在明显差异。这些差异可能与遗传、环境因素相关,也可能与各地选择肾活检的指征不同有关。日本和新加坡选择尿检异常(如镜下血尿)的患者常规进行肾穿刺病理检查,为此 IgA 肾病发生率即可能偏高;而美国主要选择蛋白尿＞1.0 g/d 的患者进行肾穿刺,则其 IgA 肾病发生率即可能偏低。其次,IgA 肾病的发病存在明显的个体差异性。肾脏病理检查发现系膜区 IgA 沉积却无肾炎表现的个体并不少。同样为系膜区 IgA 沉积,有的患者出现肾炎,有的患者却无症状,原因并不清楚。欲回答这个问题必须对发病机制有更透彻理解,IgA 于肾小球沉积的过程与免疫复合物造成的肾损伤过程可能是分别独立调控的环节,同时,基因多态性的研究或许能解释这些表型差异。最后,不同地域患者、不同个体的临床表现及治疗反应的差异势必会影响治疗决策,为此目前国际上尚无统一的治疗指南。KDIGO 发表的《肾小球肾炎临床实践指南》,其中对 IgA 肾病治疗的建议几乎都来自较低级别证据。

2.病程迁延,认识过程曲折

早期观点认为 IgA 肾病是一良性过程疾病,预后良好。随着研究深入及随访期延长,现已明确其中相当一部分患者的病程呈进展性,高达 50% 的患者能在 20～25 年内逐渐进入终末期肾脏病(ESRD),这就提示对 IgA 肾病积极进行治疗、控制疾病进展很重要。

（二）发病机制

1.免疫介导炎症的发病机制

(1)黏膜免疫反应与异常 IgA1 产生:大量研究表明 IgA 肾病的启动与血清中出现过量的异常 IgA1(铰链区 O-糖链末端半乳糖缺失,对肾小球系膜组织有特殊亲和力)密切相关。这些异常 IgA1 在循环中蓄积到一定程度,并沉积于肾小球系膜区,才可能引发 IgA 肾病。目前关于致病性 IgA1 的来源主要有两种观点,均与黏膜免疫反应相关。其一,从临床表现来看,肉眼血尿往往发生于黏膜感染(如上呼吸道、胃肠道或泌尿系统感染)之后,提示 IgA1 的发生与黏膜免疫相关,推测肾小球系膜区沉积的 IgA1 可能来源于黏膜免疫系统。其二,IgA 肾病患者过多的 IgA1 可能来源于骨髓免疫活性细胞。Julian 等提出“黏膜-骨髓轴”观点,认为血清异常升高的 IgA 并非由黏膜产生,而是由黏膜内抗原特定的淋巴细胞或抗原递呈细胞进入骨髓腔,诱导骨髓 B 细胞增加 IgG1 分泌所致。所以,血中异常 IgA1 的来源目前尚未明确,有可能来源于免疫系统的某一个部位,也可能是整个免疫系统失调的结果。

以上发病机制的认识开阔了治疗思路,即减少黏膜感染,控制黏膜免疫反应,有可能减少

IgA 肾病的发病及复发。对患有慢性扁桃体炎并反复发作的患者,现在认为择机摘除扁桃体有可能减少黏膜免疫反应,降低血中异常 IgA1 和循环免疫复合物水平,从而减少肉眼血尿发作和尿蛋白。

(2)免疫复合物形成与异常 IgA1 的致病性:异常 IgA1 沉积于肾小球系膜区的具体机制尚未完全清楚,可能通过与系膜细胞抗原(包括种植的外源性抗原)或细胞上受体结合而沉积。大量研究证实免疫复合物中的异常 IgA1 与系膜细胞结合后,即能激活系膜细胞,促其增殖、释放细胞因子和合成系膜基质,诱发肾小球肾炎;而非免疫复合物状态的异常 IgA1 并不能触发上述致肾炎反应。上述含异常 IgA1 的免疫复合物形成过程能被多种因素调控,包括补体成分 C_{3b} 及巨噬细胞和中性粒细胞上的 IgA Fc 受体(CD89)的可溶形式。

以上过程说明系膜区的异常 IgA1 沉积与肾炎发病并无必然相关性,其致肾炎作用在一定程度上取决于免疫复合物形成及其后续效应。此观点可能也解释了为何有人系膜区有 IgA 沉积却无肾炎表现的原因。

(3)受体缺陷与异常 IgA1 清除障碍:现在认为肝脏可能是清除异常 IgA 的主要场所。研究发现,与清除异常 IgA1 免疫复合物相关的受体有肝细胞上的去唾液酸糖蛋白受体(ASGPR)及肝脏 Kupffer 细胞上的 IgA Fc 受体(FcαRI,即 CD89),如果这些受体数量减少或功能异常,就能导致异常 IgA1 免疫复合物清除受阻,这也与 IgA 肾病发病相关。

肝硬化患者能产生一种病理表现与 IgA 肾病十分相似的肾小球疾病,被称为"肝硬化性肾小球疾病",其发病机制之一即可能与异常 IgA1 清除障碍相关。

(4)多种途径级联反应致肾脏损伤:正如前述,含有异常 IgA1 的免疫复合物沉积于系膜,将触发炎症反应致肾脏损害。从系膜细胞活化、增殖,释放前炎症及前纤维化细胞因子,合成及分泌细胞外基质开始,通过多种途径的级联放大反应使肾损害逐渐加重。受累细胞从系膜细胞扩展到足细胞、肾小管上皮细胞、肾间质成纤维细胞等肾脏固有细胞及循环炎症细胞;病变性质从炎症反应逐渐进展成肾小球硬化及肾间质纤维化等不可逆病变,最终患者进入 ESRD。

免疫-炎症损伤的级联反应概念能为治疗理念提出新思路。Coppo 等人认为应该对 IgA 肾病早期进行免疫抑制治疗,这可能会改善肾病的长期预后。他们认为 IgAN 治疗存在"遗产效应",若在疾病早期阻断一些免疫发病机制的级联放大反应,即可能留下持久记忆,获得长时期疗效。这一观点大大强调了早期免疫抑制治疗的重要性。

综上所述,随着基础研究的逐步深入,IgA 肾病的发病机制已越来越趋清晰,但是遗憾的是,至今仍无基于 IgA 肾病发病机制的特异性治疗问世,当前治疗多在减轻免疫病理损伤的下游环节,今后应力争改变这一现状。

2.基因相关的遗传发病机制

遗传因素一定程度上影响着 IgA 肾病的发生。在不同的种族群体中,血清糖基化异常的 IgA1 水平显现出不同的遗传特性。约 75% 的 IgA 肾病患者血清异常 IgA1 水平超过正常对照的第 90 百分位,而其一级亲属中也有 30%~40% 的成员血清异常 IgA1 水平升高,不过,这些亲属多数并不发病,提示还有其他决定发病的关键因素存在。

家族性 IgA 肾病的病例支持发病的遗传机制及基因相关性。多数病例来自美国和欧洲的高加索人群,少数来自日本,中国香港也有相关报道。北京大学第一医院曾对 777 例 IgA 肾病患者进行了家族调查,发现 8.7% 的患者具有阳性家族史,其中 1.3% 已肯定为家族性 IgA 肾病,而另外 7.4% 为可疑家族性 IgA 肾病,为此有学者认为在中国 IgA 肾病也并不少见。

目前,对于 IgA 肾病发病的遗传因素的研究主要集中于 *HLA* 基因多态性、T 细胞受体基因多态性、肾素-血管紧张素系统基因多态性、细胞因子基因多态性及子宫珠蛋白基因多态性。IgA 肾病可能是个复杂的多基因性疾病,遗传因素在其发生发展中起了多大作用,尚有待进一步的研究。

二、IgA 肾病的临床表现、病理表现与诊断

(一)IgA 肾病的临床表现分类

1.无症状性血尿、伴或不伴轻度蛋白尿

患者表现为无症状性血尿,伴或不伴轻度蛋白尿(少于 1 g/d),肾功能正常。我国一项试验对表现为单纯镜下血尿的 IgA 肾病患者随访 12 年,结果显示 14% 的镜下血尿消失,但是约 1/3 的患者出现蛋白尿(超过 1 g/d)或者肾小球滤过率(GFR)下降。这个结果也提示对表现无症状性血尿伴或不伴轻度蛋白尿的 IgA 肾病患者,一定要长期随访,因为其中部分患者随后可能出现病变进展。

2.反复发作肉眼血尿

反复发作肉眼血尿多于上呼吸道感染(细菌性扁桃体炎或病毒性上呼吸道感染)后 3 天内发病,出现全程肉眼血尿,儿童和青少年(80%～90%)较成人(30%～40%)多见,多无伴随症状,少数患者有排尿不适或胁腹痛等表现。一般认为肉眼血尿程度与疾病严重程度无关。患者在肉眼血尿消失后,常遗留下无症状性血尿、伴或不伴轻度蛋白尿。

3.慢性肾炎综合征

慢性肾炎综合征常表现为镜下血尿、不同程度的蛋白尿(常＞1.0 g/d,但少于大量蛋白尿),而且随病情进展常出现高血压、轻度水肿及肾功能损害。这组 IgA 肾病患者的疾病具有慢性进展性质。

4.肾病综合征

表现为肾病综合征的 IgA 肾病患者并不少见。对这类患者首先要做肾组织的电镜检查,看 IgA 肾病是否合并微小病变病,如果是,则疾病治疗及转归均与微小病变病相似。但是,另一部分肾病综合征患者,常伴高血压和/或肾功能减退,肾脏病理常为 Lee 氏分级Ⅲ～Ⅴ级,这类 IgA 肾病治疗较困难,预后较差。

5.急性肾损伤

IgA 肾病在以下几种情况下可以出现急性肾损害(AKI)。

(1)急进性肾炎:临床呈现血尿、蛋白尿、水肿及高血压等表现,肾功能迅速恶化,很快出现少尿或无尿,肾组织病理检查为新月体肾炎。IgA 肾病导致的急进性肾炎还经常伴随肾病综合征。

(2)急性肾小管损害:这往往由肉眼血尿引起,可能与红细胞管型阻塞肾小管及红细胞破裂释放二价铁离子致氧化应激反应损伤肾小管相关。常为一过性轻度 AKI。

(3)恶性高血压:IgA 肾病患者的高血压控制不佳时,较容易转换成恶性高血压,伴随出现

AKI，严重时出现急性肾衰竭（ARF）。

上述各种类型 IgA 肾病患者的血尿，均为变形红细胞血尿或变形红细胞为主的混合型血尿。

（二）IgA 肾病的病理特点、病理分级及对其评价

1.IgA 肾病的病理特点

（1）免疫荧光（或免疫组化）表现：免疫病理检查可发现明显的 IgA 和 C_3 于系膜区或系膜及毛细血管壁沉积，也可合并较弱的 IgG 和/或 IgM 沉积，但 C_{1q} 和 C_4 的沉积少见。有时小血管壁可以见到 C_3 颗粒沉积，此多见于合并高血压的患者。

（2）光学显微镜表现：光镜下 IgA 肾病最常见的病理改变是局灶或弥漫性系膜细胞增生及系膜基质增多，因此最常见的病理类型是局灶增生性肾炎及系膜增生性肾炎，有时也能见到新月体肾炎或膜增生性肾炎，可以伴或不伴节段性肾小球硬化。肾小球病变重者常伴肾小管间质病变，包括不同程度的肾间质炎症细胞浸润，肾间质纤维化及肾小管萎缩。IgA 肾病的肾脏小动脉壁常增厚（不伴高血压也增厚）。

（3）电子显微镜表现：电镜下可见不同程度的系膜细胞增生和系膜基质增多，常见大块高密度电子致密物于系膜区或系膜区及内皮下沉积。这些电子致密物的沉积部位与免疫荧光下免疫沉积物的沉积部位一致。肾小球基底膜正常。

所以，对于 IgA 肾病诊断来说，免疫荧光（或免疫组化）表现是特征性表现，不做此检查即无法诊断 IgA 肾病；电镜检查若能在系膜区（或系膜区及内皮下）见到大块高密度电子致密物，对诊断也有提示意义。而光镜检查无特异表现。

2.IgA 肾病的病理分级

（1）Lee 氏和 Hass 氏分级：目前临床常用的 IgA 肾病病理分级为 Lee 氏和 Hass 氏分级。这两个分级系统简便实用，对判断疾病预后具有较好作用。

（2）牛津分型：国际 IgA 肾病组织与肾脏病理学会联合建立的国际协作组织，提出了一项具有良好重复性和预后预测作用的新型 IgA 肾病病理分型——牛津分型。

牛津分型应用了 4 个能独立影响疾病预后的病理指标，并详细制订了评分标准。这些指标包括系膜细胞增生（评分 M0 及 M1）、节段性硬化或粘连（评分 S0 及 S1）、内皮细胞增生（评分 E0 及 E1）及肾小管萎缩/肾间质纤维化（评分 T0、T1 及 T2）。牛津分型的最终病理报告，除需详细给出上述 4 个指标的评分外，还要用附加报告形式给出肾小球个数及一些其他定量病理指标（如细胞及纤维新月体比例、纤维素样坏死比例、肾小球球性硬化比例等），以更好地了解肾脏急性和慢性病变情况。

牛津分型的制定过程比以往任何分级标准都严谨及科学，而且聚集了国际肾脏病学家及病理学家的共同智慧。但是，牛津分型也存在一定的局限性，例如，新月体病变对肾病预后的影响分析较少，且其研究设计没有考虑到不同地区治疗方案的差异性，亚洲的治疗总体较积极（用激素及免疫抑制剂治疗者较多），因此牛津分型在亚洲的应用尚待进一步验证。

综上可见，病理分级（或分型）的提出需要兼顾指标全面、可重复性好及临床实用（包括操作简便、指导治疗及判断预后效力强）多方面因素，任何病理分级（或分型）的可行性都需要经过大量临床实践予以检验。

（三）诊断方法、诊断标准及鉴别诊断

1.肾活检指征及意义

IgA 肾病是一种依赖于免疫病理学检查才可确诊的肾小球疾病。但是目前国内外进行肾活检的指征差别很大，欧美国家大多主张对持续性蛋白尿＞1.0 g/d 的患者进行肾活检，而在日本对于尿检异常（包括单纯性镜下血尿）的患者均建议常规做肾活检。有学者认为，掌握肾活检指征太紧有可能漏掉一些需要积极治疗的患者，而且目前肾穿刺活检技术十分成熟，安全性高，故肾活检指征不宜掌握过紧。确有这样一部分 IgA 肾病患者，临床表现很轻，尿蛋白＜1.0 g/d，但是病理检查却显示中度以上肾损害（Lee 氏分级Ⅲ级以上），通过肾活检及时发现这些患者并给予干预治疗很重要。所以，正确掌握肾活检指征，正确分析和评价肾组织病理检查结果，对指导临床合理治疗具有重要意义。

2.IgA 肾病的诊断标准

IgA 肾病的诊断是一个肾小球疾病的免疫病理诊断。免疫荧光（或免疫组化）检查见 IgA 或 IgA 为主的免疫球蛋白伴补体 C_3 呈颗粒状于肾小球系膜区或系膜及毛细血管壁沉积，并能从临床除外过敏性紫癜肾炎、肝硬化性肾小球疾病、强直性脊柱炎肾损害及银屑病肾损害等继发性 IgA 肾病，诊断即能成立。

3.鉴别诊断

IgA 肾病应注意与以下疾病鉴别。

（1）以血尿为主要表现者：需要与薄基底膜肾小球病及 Alport 综合征等遗传性肾小球疾病鉴别。前者常呈单纯性镜下血尿，肾功能长期保持正常；后者除血尿及蛋白尿外，肾功能常随年龄增长而逐渐减退直至进入 ESRD，而且还常伴眼、耳病变。肾活检病理检查是鉴别的关键，薄基底膜肾小球病及 Alport 综合征均无 IgA 肾病的免疫病理表现，而电镜检查却能见到各自特殊的肾小球基底膜病变。

（2）以肾病综合征为主要表现者：需要与非 IgA 肾病的系膜增生性肾炎鉴别。两者都常见于青少年，肾病综合征表现相似。假若患者血清 IgA 增高和/或血尿显著（包括肉眼血尿），则较支持 IgA 肾病。鉴别的关键是肾活检免疫病理检查，IgA 肾病以 IgA 沉积为主，而非 IgA 肾病常以 IgM 或 IgG 沉积为主，沉积于系膜区或系膜及毛细血管壁。

（3）以急进性肾炎为主要表现者：少数 IgA 肾病患者临床呈现急进性肾炎综合征，病理呈现新月体性肾炎，他们实为 IgA 肾病导致的Ⅱ型急进性肾炎。这种急进性肾炎应与抗肾小球基底膜抗体或抗中性粒细胞胞质抗体致成的Ⅰ型或Ⅲ型急进性肾炎鉴别。血清抗体检验及肾组织免疫病理检查是准确进行鉴别的关键。

三、IgA 肾病的预后评估及治疗选择
（一）疾病活动性及预后的评估指标及其意义

1.疾病预后评价指标

（1）蛋白尿及血压控制：蛋白尿和高血压的控制好坏会影响肾功能的减退速率及肾病预后。Le 等通过多变量分析显示，与肾衰竭关系最密切的因素为时间平均尿蛋白水平及时间平均动脉压水平。计算方法为：求 6 个月内每次随访时的尿蛋白量及血压的算术平均值，再计算整个随访期间所有算术平均值的均值。

（2）肾功能状态：与起病或病程中出现的肾功能异常与不良预后相关，表现为 GFR 下降，血清肌酐水平上升。日本一项针对 2 270 名 IgA 肾病患者 7 年随访的研究发现，起病时血清肌酐水平与达到 ESRD 的比例成正相关。

（3）病理学参数：病理分级的预后评价意义已被许多研究证实。系膜增生、内皮增生、新月体形成、肾小球硬化、肾小管萎缩及间质纤维化的程度与肾功能下降速率及肾脏存活率密切相关。重度病理分级患者预后不良。

（4）其他因素：肥胖 IgA 肾病患者肾脏预后更差，体重指数（BMI）超过25 kg/m² 的患者，蛋白尿、病理严重度及 ESRD 风险均显著增加。此外，低蛋白血症、高尿酸血症也是肾脏不良结局的独立危险因素。

2.治疗方案选择的依据

只有对疾病病情及预后进行全面评估才可能制定合理治疗方案。应根据患者年龄、临床表现（如尿蛋白、血压、肾功能及其下降速率）及病理分级来综合评估病情，分析各种治疗的可能疗效及不良反应，最后选定治疗方案。而且，在治疗过程中还应根据疗效及不良反应来实时对治疗进行调整。

（二）治疗方案选择的共识及争议

1.非免疫抑制治疗

（1）拮抗血管紧张素 Ⅱ 药物：目前 ACEI 或 ARB 已被用作 IgA 肾病治疗的第一线药物。研究表明，ACEI/ARB 不仅具有降血压作用，而且还有减少蛋白尿及延缓肾损害进展的肾脏保护效应。由于 ACEI/ARB 类药物的肾脏保护效应并不完全依赖于血压降低，因此 ACEI/ARB 类药物也能用于血压正常的 IgA 肾病蛋白尿患者治疗。KDIGO 制定的《肾小球肾炎临床实践指南》，推荐对尿蛋白＞1 g/d 的 IgA 肾病患者长期服用 ACEI/ARB 治疗（证据强度1B）；并建议对尿蛋白 0.5～1.0 g/d 的 IgA 肾病患者也用 ACEI/ARB 治疗（证据强度 2D）。指南还建议，只要患者能耐受，ACEI/ARB 的剂量可逐渐增加，以使尿蛋白降至 1 g/d 以下（证据强度 2C）。

ACEI/ARB 类药物用于肾功能不全患者需慎重，应评估患者的药物耐受性并密切监测药物不良反应。服用 ACEI/ARB 类药物之初，患者血清肌酐可能出现轻度上升（较基线水平上升＜30%），这是由药物扩张出球小动脉引起。长远来看，出球小动脉扩张使肾小球内高压、高灌注及高滤过降低，对肾脏是起保护效应，因此不应停药。但是，用药后如果出现血清肌酐明显上升（超过了基线水平的 30%～35%），则必须马上停药。多数情况下，血清肌酐异常升高是由于肾脏有效血容量不足引起，故应及时评估患者血容量状态，寻找肾脏有效血容量不足的原因，加以纠正。除急性肾损害外，高钾血症也是应用 ACEI/ARB 类药物治疗的另一严重不良反应，尤易发生在肾功能不全时，需要高度警惕。

这里还需要强调，根据大量随机对照临床试验的观察结果，近年国内外的高血压治疗指南均不提倡 ACEI 和 ARB 两药联合应用。指南明确指出：在治疗高血压方面两药联用不能肯定增强疗效，却能增加严重不良反应；而在肾脏保护效应上，也无足够证据支持两药联合治疗。西班牙 PRONEDI 试验及美国 VANEPHRON-D 试验均显示，ACEI 和 ARB 联用，与单药治疗相比，在减少 2 型糖尿病肾损害患者的尿蛋白排泄及延缓肾功能损害进展上并无任何优势。

而在 VANEPHRON-D 试验中,两药联用组的高钾血症及急性肾损害不良反应却显著增加,以致试验被迫提前终止。

(2)深海鱼油:深海鱼油富含的 n-3(ω-3)多聚不饱和脂肪酸,理论上讲可通过竞争性抑制花生四烯酸,减少前列腺素、血栓素和白三烯的产生,从而减少肾小球和肾间质的炎症反应,发挥肾脏保护作用。几项大型随机对照试验显示,深海鱼油治疗对 IgA 肾病患者具有肾功能保护作用,但是荟萃分析却未获得治疗有益的结论。因此,深海鱼油的肾脏保护效应还需要进一步研究验证。鉴于深海鱼油治疗十分安全,而且对防治心血管疾病肯定有益,所以 KDIGO 制定的《肾小球肾炎临床实践指南》建议,给尿蛋白持续>1 g/d 的 IgA 肾病患者予以深海鱼油治疗(证据强度 2D)。

(3)扁桃体切除:扁桃体是产生异常 IgA1 的主要部位之一。很多 IgA 肾病患者都伴有慢性扁桃体炎,而且扁桃体感染可导致肉眼血尿发作,所以择机进行扁桃体切除就被部分学者推荐作为治疗 IgA 肾病的一个手段,认为可以降低患者血清 IgA 水平和循环免疫复合物水平,使肉眼血尿发作及尿蛋白排泄减少,甚至对肾功能可能具有长期保护作用。

近期日本一项针对肾移植后复发 IgA 肾病患者的小规模研究表明,扁桃体切除术组降低尿蛋白作用显著(从 880 mg/d 降到 280 mg/d),而未行手术组则无明显变化。日本另外一项针对原发性 IgA 肾病的研究也同样显示,扁桃体切除联合免疫抑制剂治疗,在诱导蛋白尿缓解和/或血尿减轻上效果均较单用免疫抑制治疗优越。不过上面两个研究均为非随机研究,且样本量较小,因此存在一定局限性。有研究认为,扁桃体切除术联合激素和肾素-血管紧张素系统(RAS)阻断治疗,至少对轻中度蛋白尿且肾功能尚佳的 IgA 肾病患者具有肾功能的长远保护效应。

但是,KDIGO 制定的《肾小球肾炎临床实践指南》认为,扁桃体切除术常与其他治疗(特别是免疫抑制剂)联合应用,所以疗效中扁桃体切除术的具体作用难以判断,而且也有临床研究并未发现扁桃体切除术对改善 IgA 肾病病情有益。所以,该指南不建议用扁桃体切除术治疗 IgA 肾病(证据强度 2C),认为还需要更多的随机对照试验进行验证。不过,有学者认为如果扁桃体炎与肉眼血尿发作具有明确关系时,仍可考虑择机进行扁桃体切除。

(4)抗血小板药物:抗血小板药物曾被广泛应用于 IgA 肾病治疗,并有小样本临床试验显示双嘧达莫(潘生丁)治疗 IgA 肾病有益,但是许多抗血小板治疗都联用了激素和免疫抑制治疗,故其确切作用难以判断。KDIGO 制定的《肾小球肾炎临床实践指南》不建议使用抗血小板药物治疗 IgA 肾病(证据强度 2C)。

2.免疫抑制治疗

(1)单用糖皮质激素治疗:KDIGO 的《肾小球肾炎临床实践指南》建议,IgA 肾病患者用 ACEI/ARB 充分治疗 3~6 个月,尿蛋白仍未降达 1 g/d 以下,而患者肾功能仍相对良好(GFR>50 mL/min)时,应考虑给予 6 个月的激素治疗(证据强度 2C)。多数随机试验证实,6 个月的激素治疗确能减少尿蛋白排泄及降低肾衰竭风险。

不过,Hogg 等人进行的试验,是采用非足量激素相对长疗程治疗,随访2年,未见获益。另一项 Katafuchi 等人开展的低剂量激素治疗,虽然治疗后患者尿蛋白有所减少,但是最终进入 ESRD 的患者比例并无改善。这两项试验结果均提示中小剂量的激素治疗对 IgA 肾病可能无效。Lv 等进行的文献回顾分析也发现,在肾脏保护效应上,相对大剂量短疗程的激素治疗方案比小剂量长疗程治疗方案效果更优。

在以上研究中,激素相关的不良反应较少,即使是采用激素冲击治疗,3 月内使用甲泼尼龙达到 9 g,不良反应报道也较少。但是,既往的骨科文献认为使用甲泼尼龙超过 2 g,无菌性骨坏死发生率就会上升;Lv 等进行的文献复习也认为激素治疗会增加不良反应(如糖尿病或糖耐量异常、高血压、消化道出血、Cushing 样体貌、头痛、体重增加、失眠等)发生,因此仍应注意。

(2)激素联合环磷酰胺或硫唑嘌呤治疗:许多回顾性研究和病例总结(多数来自亚洲)报道,给蛋白尿>1 g/d 和/或 GFR 下降和/或具有高血压的 IgA 肾病高危患者,采用激素联合环磷酰胺或硫唑嘌呤治疗,病情能明显获益。但是,其中不少研究存在选择病例及观察的偏倚,因此说服力牵强。

近年有几篇联合应用激素及上述免疫抑制剂治疗 IgA 肾病的前瞻随机对照试验结果发表,多数试验都显示此联合治疗有效。两项来自日本同一组人员的研究显示,给肾脏病理改变较重和/或蛋白尿显著而 GFR 正常的 IgA 肾病患儿,进行激素、硫唑嘌呤、抗凝剂及抗血小板制剂的联合治疗,结果均显示此联合治疗能获得较高的蛋白尿缓解率,并且延缓了肾小球硬化进展,因此在改善疾病长期预后上具有优势 Ballardie 等人报道的一项小型随机临床试验,用激素联合环磷酰胺续以硫唑嘌呤进行治疗,结果肾脏的 5 年存活率联合治疗组为 72%,而对照组仅为 6%。但是,Pozzi 等发表了一项随机对照试验却获得了阴性结果。此试验入组患者为血清肌酐水平低于 176.8 μmol/L(2 mg/dL)、蛋白尿水平高于 1 g/d 的 IgA 肾病病例,分别接受激素或激素联合硫唑嘌呤治疗,经过平均 4.9 年的随访,两组结局无显著性差异。

总的来说,联合治疗组的不良反应较单药治疗组高,包括激素的不良反应及免疫抑制剂的不良反应(骨髓抑制等),而且两者联用时更容易出现严重感染(各种微生物感染,包括卡氏肺孢菌及病毒感染等),这必须高度重视。因此,在治疗 IgA 肾病时,一定要认真评估疗效与风险,权衡利弊后再作出决策。

KDIGO 制定的《肾小球肾炎临床实践指南》建议,除非 IgA 肾病为新月体肾炎肾功能迅速减退,否则不应用激素联合环磷酰胺或硫唑嘌呤治疗(证据强度 2D);IgA 肾病患者 GFR<30 mL/(min·1.73 m²)时,若非新月体肾炎肾功能迅速减退,不用免疫抑制剂治疗(证据强度 2C)。多数试验及其他一些临床试验,激素联合环磷酰胺或硫唑嘌呤治疗的对象均非 IgA 肾病新月体肾炎患者,可是治疗结果对改善病情均有效,所以将此激素联合免疫抑制剂治疗仅限于 IgA 肾病新月体肾炎肾功能迅速减退患者,是否有必要很值得研究。

(3)吗替麦考酚酯:分别来自中国、比利时及美国的几项随机对照试验研究了高危 IgA 肾病患者使用吗替麦考酚酯(MMF)治疗的疗效。来自中国的研究指出,在 ACEI 的基础上使用 MMF(2 g/d),有明确降低尿蛋白及稳定肾功能的作用。另外一项中文发表的研究也显示 MMF 治疗能够降低尿蛋白,12 个月内尿蛋白量由 1.0～1.5 g/d 降至 0.50～0.75 g/d,比大剂量口服泼尼松更有益。与此相反,比利时和美国在白种人群中所做的研究(与前述中国研究设计相似)均认为 MMF 治疗对尿蛋白无效。此外,Xu 等进行的荟萃分析也认为,MMF 在降尿蛋白方面并没有显著效益。所以 MMF 治疗 IgA 肾病的疗效目前仍无定论,造成这种结果差异的原因可能与种族、MMF 剂量或者其他尚未认识到的影响因素相关,基于此,KDIGO 制定的《肾小球肾炎临床实践指南》并不建议应用 MMF 治疗 IgA 肾病(证据强度 2C)。认为需要进一步研究观察。

值得注意的是,如果将 MMF 用于肾功能不全的 IgA 肾病患者的治疗,必须高度警惕肺孢子虫病等严重感染,以前国内已有使用 MMF 治疗 IgA 肾病导致肺孢子虫病死亡的案例。

(4)雷公藤多苷:雷公藤作为传统中医药曾长期用于治疗自身免疫性疾病,其免疫抑制作用已得到大量临床试验证实。雷公藤多苷是从雷公藤中提取出来的有效成分。Chen 等的荟萃分析认为,应用雷公藤多苷治疗 IgA 肾病,其降低尿蛋白的作用肯定。但是国内多数临床研究的证据级别都较低,因此推广雷公藤多苷的临床应用受到限制。此外,还需注意此药的毒性作用,如性腺抑制(男性不育及女性月经紊乱、闭经等)、骨髓抑制、肝损害及胃肠道反应。

(5)其他药物:环孢素 A 用于 IgA 肾病治疗的相关试验很少,而且它具有较大的肾毒性,有可能加重肾间质纤维化,目前不推荐它在 IgA 肾病治疗中应用。来氟米特能通过抑制酪氨酸激酶和二氢乳清酸脱氢酶而抑制 T 细胞和 B 细胞的活化增殖,发挥免疫抑制作用,临床已用其治疗类风湿关节炎及系统性红斑狼疮。国内也有少数用其治疗 IgA 肾病的报道,但是证据级别均较低,其确切疗效尚待观察。

3.对 IgA 肾病慢性肾功能不全患者进行免疫抑制治疗的争议

几乎所有的随机对照研究均未纳入 GFR<30 mL/min 的患者,GFR 在 30～50 mL/min 的患者也只有少数入组。对这部分人群来说,免疫抑制治疗是用或者不用,若用应该何时用,如何用,均存在争议。

有观点认为,即使 IgA 肾病已出现慢性肾功能不全,一些依然活跃的免疫或非免疫因素仍可能作为促疾病进展因素发挥不良效应,所以可以应用激素及免疫抑制剂进行干预治疗。一项病例分析报道,对平均 GFR 为 22 mL/min 的 IgA 肾病患者,用大剂量环磷酰胺或激素冲击续以 MMF 治疗,患者仍有获益。另外,Takahito 等的研究显示,给 GFR<60 mL/min 的 IgA 肾病患者予以激素治疗,在改善临床指标上较单纯支持治疗效果好,但是对改善肾病长期预后无效。

对于进展性 IgA 肾病患者,如果血清肌酐水平>221 μmol/L(2.5 mg/dL)时,至今无足够证据表明免疫抑制治疗仍然有效。有时这种血肌酐阈值被称为"一去不返的拐点",因此选择合适的治疗时机相当关键。但是该拐点的具体范围仍有待进一步研究证实。

综上所述,对于 GFR 在 30～50 mL/min 范围的 IgA 肾病患者,是否仍能用免疫抑制治疗,目前尚无定论;但是对 GFR<30 mL/min 的患者,一般认为不宜进行免疫抑制治疗。

参考文献

[1] 金琦.内科临床诊断与治疗要点[M].北京:中国纺织出版社,2020.

[2] 刘春辉.常见内科疾病诊疗[M].北京:中国纺织出版社,2020.

[3] 焉鹏,等.消化内科疑难病例解析[M].济南:山东科学技术出版社,2022.

[4] 魏红,等.现代实用内科疾病诊疗[M].北京:科学技术文献出版社,2020.

[5] 冯念苹.常见内科疾病治疗与用药指导[M].北京:中国纺织出版社,2022.

[6] 赵粤,等.现代临床内科疾病诊疗[M].北京:科学技术文献出版社,2020.

[7] 周光耀,等.实用内科疾病诊疗技术[M].天津:天津科学技术出版社,2020.

[8] 王桥霞,等.临床内科疾病诊疗[M].北京:科学技术文献出版社,2020.

[9] 付蓉,王邦茂.内科疾病疑难病例精解[M].上海:上海科学技术献出版社,2021.

[10] 徐玮,张磊,孙丽君,等.现代内科疾病诊疗精要[M].青岛:中国海洋大学出版社,2020.

[11] 曾湘良,等.神经内科疾病诊疗指南[M].天津:天津科学技术出版社,2020.

[12] 王佳宏,等.内科疾病诊疗与临床检验[M].天津:天津科学技术出版社,2020.

[13] 胡春荣.神经内科常见疾病诊疗要点[M].北京:中国纺织出版社,2022.

[14] 刘兵,等.临床内科疾病诊断与治疗[M].北京:科学技术文献出版社,2020.

[15] 黄峰,任平,张俊,等.实用内科诊断治疗学[M].济南:山东大学出版社,2021.

[16] 王军燕,等.新编临床内科疾病诊疗学[M].天津:天津科学技术出版社,2020.

[17] 王晓彦,马睿,刘强,等.内科常见病诊治指南[M].济南:山东大学出版社,2022.

[18] 马路,温权,钟玉霞,等.实用内科疾病诊疗[M].济南:山东大学出版社,2021.

[19] 詹庆元.内科重症监护病房工作手册[M].北京:人民卫生出版社,2022.

[20] 陈云,等.现代临床内科疾病诊疗学[M].长沙:湖南科学技术出版社,2020.

[21] 李海霞,等.临床内科疾病诊治与康复[M].长春:吉林科学技术出版社,2020.

[22] 王为光.现代内科疾病临床诊疗[M].北京:中国纺织出版社,2021.

[23] 黄忠,周利,邢玉龙,等.现代内科诊疗新进展[M].济南:山东大学出版社,2021.